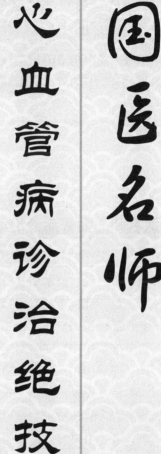

国医名师

心血管病诊治绝技

主编 袁敬柏

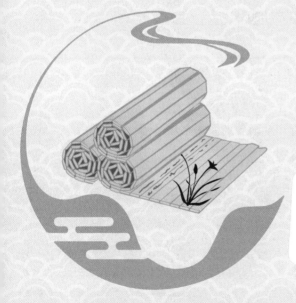

U0301953

科学技术文献出版社
SCIENTIFIC AND TECHNICAL DOCUMENTATION PRESS

·北京·

图书在版编目（CIP）数据

国医名师心血管病诊治绝技 / 衷敬柏主编. —北京：科学技术文献出版社，2022.4

ISBN 978-7-5189-8600-2

Ⅰ.①国… Ⅱ.①衷… Ⅲ.①心脏血管疾病—中医治疗法 Ⅳ.① R259.4

中国版本图书馆 CIP 数据核字（2021）第 230460 号

国医名师心血管病诊治绝技

策划编辑: 薛士滨　责任编辑: 钟志霞　郭 蓉　责任校对: 张永霞　责任出版: 张志平

出 版 者	科学技术文献出版社
地　　址	北京市复兴路15号　邮编　100038
编 务 部	（010）58882938，58882087（传真）
发 行 部	（010）58882868，58882870（传真）
邮 购 部	（010）58882873
官 方 网 址	www.stdp.com.cn
发 行 者	科学技术文献出版社发行　全国各地新华书店经销
印 刷 者	中煤（北京）印务有限公司
版　　次	2022 年 4 月第 1 版　2022 年 4 月第 1 次印刷
开　　本	710×1000　1/16
字　　数	313千
印　　张	19.25
书　　号	ISBN 978-7-5189-8600-2
定　　价	49.80元

《国医名师心血管病诊治绝技》编委会

当前适逢中医药事业发展的大好时机，中医是以其临床疗效而生存下来的，读书、跟师和临证是中医医师提高学术水平和临床疗效的三大法宝。传承是中医药学术发展的重要途径，跟师临证学习作为中医传统的传承形式，已经证明是有效的师授方式。但受地域、时间等诸多因素限制，并不是人人都有机会。

科学技术文献出版社为适应中医药传承发展的需求，委托我来组织、整理全国中医名家的心血管病诊疗经验。我深感责任重大，因而约请并联合国内多位中年才俊成立了编委会，共同对国内中医名家心血管病诊疗经验进行梳理与挖掘。

由于名家或已经辞世，或年事已高，亲自撰写已难以执行，经过多次专家讨论，初步确定了本书编写的基本原则：由编委会邀请作者对入选名家的心血管病诊疗经验进行梳理，以文献作为名家经验的主要来源，重点采信名医本人亲自撰写或审核的文献资料。疾病范围为心血管疾病，以西医病名为主，兼顾中医病名，重点从已故名中医、国医大师、全国名中医、省级名中医中筛选。

本书分成五个片区，李飞泽教授负责上海、浙江、江苏、江西、安徽，李军、白瑞娜教授负责北京、天津、河北、山东、山西、西藏，庞敏教授负责辽宁、黑龙江、吉林、内蒙古、陕西、甘肃、宁夏，王永霞教授负责河南、四川、重庆、贵州、云南、新疆、青海，周迎春教授负责广东、湖南、湖北、福建、广西、海南。

初稿收集了100余位名中医的经验，经过编委会讨论，按照求精求简的原则，确定诊疗领域属于心血管疾病的91位中医专家为本专集梳理范围，包括国医大师、全国名中医、全国中医药专家经验指导老师、各省市名中医，其中部分中医名家已经辞世。每位医家的学术思想、临床诊疗绝技及经验效方是整理挖掘的重点，为便于按病检索，本书病种分为动脉粥样硬化及冠心病、高血压、充血性心力衰竭、心律失常、其他心血管疾病五个部分。本书适合于中医、西学中医生及中医爱好者学习，且是提高中医临床实践的床头书，同样也是从事心血管疾病中医药防治的重要资料。

名医大家经验整理工作，往往会办成一件留有遗憾的事。在我们收集有关专家心血管诊治经验时，就遇到许多的困难，特别是早年辞世的名家经验，如20世纪50年代奉召进京专家、各地名医，存世资料匮乏，整理十分困难，放弃收录，甚为遗憾。此书之成，感慨良多。另外，本书收录的医家诊治心血管病的临床经验来自于已经发表的公开文献。由于编者并非名家亲炙，对文字的理解难免存在误差，挂一漏万，也有可能不能准确传达专家经验精华，恳请读者指正。

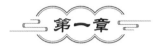

第一章

胸痹病、真心痛（动脉粥样硬化及冠心病）

王行宽"心肝同治法"治疗冠心病 1

王阶"痰瘀滞虚"话冠心病 4

毛德西以"阳微阴弦"定冠心病"本虚标实"病机的临床经验 7

方祝元从"瘀热论"入手治疗冠心病 11

邓铁涛"双五理论"辨治心血管疾病 14

邓悦治疗双心疾病临床经验 19

卢健棋诊治冠心病的经验 22

白长川"益气养心法"治疗冠心病（胸痹） 24

乔保钧从"活""宣""温""通"论治心绞痛经验 26

任继学治疗真心痛临床经验 30

刘志明"心肾同治法"治疗冠心病 32

阮士怡"益气养阴法"治疗冠心病 37

杜家经从"养心化痰通络"治疗冠心病 41

李七一从脾胃论治冠心病 44

李士懋"平脉辨证"治疗冠心病 48

李玉奇从肾论治冠心病 51

李延运用"祛痰消瘀法"治疗胸痹心痛 53

李应东从脾胃论治冠心病 56

杨学信治疗胸痹心痛临床经验 59

杨培君从"补肾祛痰化瘀法"治疗老年男性冠心病心绞痛 62

邱保国从血瘀论治冠心病 65

邹旭"益气活血法"治疗冠心病心肌梗死 68

沈宝藩从"虚""瘀"辨治 PCI 术后再狭窄 70

宋一亭冠心病治疗经验 73

张介眉"辛温通阳"论治冠心病 76

张伯礼"痰瘀并治"治疗冠心病 79

张伯臾治疗冠心病经验辑要 83

张学文治疗冠心病临床经验 90

张敏州病证结合治疗急性心肌梗死 94

张琪运用"益气活血法"治疗冠心病稳定型心绞痛 97

张静生善用药对、经方辨证治疗冠心病 100

张磊治疗冠心病的临床经验 102

张镜人膏方调治心血管疾病 105

陆曙从"郁"论治冠心病 110

陈可冀"三通两补法"治疗冠心病心绞痛 113

陈阳春从三焦论治胸痹痰湿证经验 ……………………………… 116

陈学忠从"肾虚""血瘀"辨治冠心病心绞痛 ………………… 119

陈宝贵从脾胃论治冠心病 …………………………………………… 122

陈镜合"心病治肝"辨治冠心病 …………………………………… 125

罗铨"益气活血法"治疗冠心病临床经验 ……………………… 128

周仲瑛从"病机辨治"诊疗冠心病 ………………………………… 130

周信有治疗冠心病临床经验 ……………………………………… 133

赵立城以"痰"论治冠心病 ………………………………………… 137

赵锡武从"扶阳抑阴"治疗冠心病 ………………………………… 139

胡翘武从脾胃论治冠心病经验 …………………………………… 142

钟坚以"气血失和论"辨证治疗冠心病 …………………………… 145

段富津运用"益气活血法"治疗胸痹心痛 ……………………… 148

秦伯未辨证论治冠心病心绞痛 …………………………………… 151

袁金声从"痰"论治胸痹 …………………………………………… 154

聂惠民善用合方治疗胸痹 ………………………………………… 157

郭士魁从"活血化瘀"治疗冠心病 ………………………………… 159

郭子光从"气虚血瘀"辨治冠心病 ………………………………… 164

郭振球从肝论治冠心病 …………………………………………… 167

唐蜀华以"滋阴清热活血法"治疗冠心病 ……………………… 171

黄永生"先天伏寒"病因理论治疗冠心病 ……………………… 174

梅国强活用经方诊治冠心病 ……………………………………… 176

韩明向辨治冠心病经验 179

程志清"疏肝气、通胸阳"辨治冠心病 181

雷忠义从"痰瘀毒风理论"调治冠心病 185

第二章

眩晕病（高血压）

王清海从"脉胀"论治高血压 188

李辅仁以"平肝潜阳法"治疗老年高血压 191

张西俭以"脉气、脉质"辨治高血压 194

陆家龙"平调肝肾阴阳理论"治疗老年高血压合并肾损伤 198

贺普仁针灸"引火归原"法治疗高血压 201

裘沛然以真武汤加减治疗高血压经验 205

潘智敏以"五积理论""理血求本"辨治高血压 208

第三章

心力衰竭（充血性心力衰竭）

孙建芝从"虚""瘀""水"辨治慢性心力衰竭 213

严世芸以"五脏同治法"论治心力衰竭 216

汪再舫辨病与辨证结合治疗心力衰竭 222

冼绍祥"双心理论"治疗慢性心力衰竭 225

祝光礼从"气—血—瘀"论治慢性心力衰竭 228

詹文涛"心肺同治"治疗慢性顽固性心力衰竭经验 232

第四章

心悸（心律失常）

方和谦"和解滋补法"治疗心悸 235

伍炳彩辨治心悸经验 238

李飞泽从"心—络—肾"论治迟脉证 241

袁海波"理脾三法"辨治心悸经验 245

徐经世辨治心律失常经验 247

翁维良"温阳益气活血法"治疗缓慢性心律失常 250

蒋健郁证性心悸病诊治经验 254

颜正华从"补虚泻实调气血法"治疗心悸 258

颜德馨心律失常治疗经验 261

火树华辨治高脂血症临床经验 265

第五章

其他心血管疾病

朱良春"脏腑辨证"同"八纲辨证"结合治疗心系病 267

刘亚娴从"大气理论"治疗心血管疾病 271

陈绍宏从"痰""气"辨治肺心病 ……………………………… 274

庞敏"五位一体"膏方治疗心肌桥 ………………………… 277

洪广祥辨治肺源性心脏病经验 …………………………… 280

衷敬柏从"气虚"及"气虚化毒"论治心血管疾病 ……… 283

黄春林诊治扩张型心肌病经验 …………………………… 287

崔金涛糖尿病性心肌病及肺源性心脏病诊治经验 ……… 289

蔡淦"脾统四脏"理论治疗心系疾病 …………………… 292

第一章 胸痹病、真心痛（动脉粥样硬化及冠心病）

王行宽"心肝同治法"治疗冠心病

【医家简介】

王行宽（1939—），男，江苏镇江人。湖南中医药大学第一附属医院教授，主任医师，博士研究生导师，省重点学科（中医内科）学术带头人，全国名老中医药专家学术经验继承工作指导老师。王行宽教授倡导治疗心病勿忘疏肝解郁之法，主张采用"心肝并治"的方法治疗心血管疾病，形成了自己独到的学术特色。

【诊疗思路】

（1）王行宽教授认为心之气营虚损是发病之根本，心悸发病与素体虚弱、禀赋不足或心病日久耗伤正气有关。心气亏虚，外邪乘虚扰乱心脉而生心悸。病后缠绵不愈，耗伤气血，血脉愈虚，心神失养而加重心悸。临床症见反复心慌心悸，劳累或紧张时加剧，胸闷气短，头晕乏力，畏寒怕冷，易汗出、口干等。

（2）心之气营虚损多与肝胆有关。现代社会生活节奏快，生存压力大，日久肝气郁结，一则气机不利，肝失疏泄，导致心血运行不畅，心神失养；一则气郁化火，上扰心神，二者皆可导致心悸。这类患者发病往往由情志因素引起，多无器质性病变，以围绝经期妇女多见。再者，肝胆互为表里，肝失疏泄则胆气不宁，临床可见心悸不安、善惊易恐、夜寐多梦易惊醒。王行宽教授治疗心悸往往在益气养心的同时注重疏肝利胆、清热化痰。

（3）心之病多与痰、瘀密不可分。心悸初期多见心气亏虚，病至中后期常伴痰饮、瘀血、火热之邪，临床多见本虚标实、虚实夹杂证。痰、瘀既是病理产物又是致病因素，常相互化生，相互兼夹。心病不愈，气血运行受阻，久而成瘀；"血不利则为水"，心脉瘀阻，脏腑气化不利，津停成痰，痰、瘀互结，酿热生火，内伤脏腑，痹阻脉络，循环往复，终致虚、痰、瘀、火胶结为患，使心络不宁，发为心悸。临床痰瘀互结症见心悸日久，胸闷胸痛，恶心纳呆，舌暗，有瘀斑、瘀点，苔白厚或黄厚等。痰火内盛症见心悸时作时止、心烦、失眠多梦、口干口苦等。

【治疗方法】

（1）益气养营，复脉定悸。以生脉散为基础方随证加减。肺主一身之气，司呼吸，朝百脉，主治节，助心行血。若肺气不足，致使血行动力不足，心脉失其流利则发为心悸。方中诸药合用，大补心、肺之气，敛阴生脉而止悸。在治疗心系疾病气营不足证时多用此方，并常配伍当归、白芍增强补血敛阴之功，使气血阴阳调和，临床效果极佳。

（2）疏肝利胆，清热定悸。常用柴芩温胆汤治疗，方中柴胡轻清升散，长于疏解少阳半表半里之邪，又能疏肝解郁，开气分之结；黄芩味苦性寒，善清肝胆气分之热，又可燥湿泻火解毒，两药疏清同用，相辅相成，而能调肝胆之枢机，理肝胆之阴阳。两药与温胆汤共同组成柴芩温胆汤，诸药共用，既可肝胆并治，又可清热化痰宁心。除此之外，常于此方中加入瓜蒌。瓜蒌为心肝同治的首选药物，用瓜蒌治疗心悸，在于祛痰之外，更含从肝治心之意。若肝郁甚者，"气有余则为火"，临证酌加甘松以理气开郁醒脾，加郁金、香附、佛手等疏肝解郁清火；伴高血压病肝阳偏亢者，加天麻、钩藤、白蒺藜等平肝息风。

（3）身心同调，安神定悸。心悸患者多心胆气虚，容易出现恐惧、烦躁的心理状态，而病后为之忧虑，更容易加重病情以致心神失养而易出现心烦、失眠多梦等神志方面病变，二者互为因果。根据心悸这一发病特点，宜在补虚祛邪基础上加入安神定悸之品兼顾患者神志，如用茯神、炙远志、柏子仁等养心安神定志，或紫石英、磁石、琥珀之类重镇宁心安神，如此使心定神安，动悸得止。

【治疗绝技】

心痛灵Ⅰ号由人参、川芎、姜黄、白芥子、公丁香、九香虫、熊胆7味药物组成，有行气豁痰、活血止痛、清热解毒之功。

心痛灵Ⅱ号系Ⅰ号原方加柴胡、丹参、郁金而成，增强疏肝解郁之功。

心痛灵Ⅲ号，结合湖湘地域、气候特点，以心痛灵Ⅱ号合小陷胸汤而成。

【医案】

患者，女，75岁，2011年6月29日初诊。症见：神疲乏力肢软，胸闷间痛，心忡气短，头昏痛，不咳无痰，夜寐早醒，纳食尚可，二便调，舌淡红、有裂纹，苔薄黄，脉弦细。诊断：胸痹；辨证：心气阴亏乏，肝木失疏，痰瘀互结，心络不畅。治则：拟肝心并治，益气阴，疏肝木，化痰瘀，通心络。处方：白参10克，黄芪20克，麦冬15克，五味子5克，柴胡10克，川连5克，法半夏10克，瓜蒌皮10克，丹参10克，杏仁10克，茯苓10克，炙甘草5克，郁金10克，天麻10克，葛根20克。10剂，水煎服。

二诊（2012年6月27日）：患者药后相安，目前胸闷痛、心忡气短不著，夜寐易醒，时发口腔溃疡，纳食不多，胃胀口苦，大便成形，舌淡红，苔黄，脉弦细。胸痹、口糜，再拟肝心并治。处方：参须10克，天麦冬各15克，五味子5克，柴胡10克，川连5克，黄芩10克，淡竹叶10克，生地15克，甘草3克，丹参10克，瓜蒌皮10克，杏仁10克，茯苓10克，莲心5克。10剂，水煎服。

按：肝胆疏泄失常，少阳气机不舒，可导致肝郁气滞，气滞日久必影响血行，从而痹阻心之脉络，通过少阳经络牵涉于心，心绞痛也随之发作。故采用肝心并治之法，标本同治。王行宽教授熟谙经典，旁涉诸家，中医理论底蕴深厚。在临床上精于辨证，遣方用药，特色鲜明，其丰富的学术特色值得我们进一步探究。

（黄　平　周迎春）

【参考文献】

［1］李国菁，刘小雨，陈劲云.王行宽教授应用补心平肝、和血化饮法治疗主动脉夹层1例经验介绍[J].中国中医急症，2005，14（1）：54-55.

［2］李国菁.初探王行宽教授用药之特色[J].湖南中医药大学学报，2010，30（8）：52-53.

［3］刘建和.王行宽教授宁心定悸汤治验[J].中医药导报，2011，17（9）：113-114.

［4］王鹿.王行宽教授"心肝并治"思想在冠心病辨治中的运用[J].中国当代医药，2012，19（33）：90-91.

［5］李金洋，范金茹，叶铭泉，等.名老中医王行宽肝心同治心系病遣方经验探讨[J].湖南中医药大学学报，2014，34（6）：19-22.

王阶"痰瘀滞虚"话冠心病

【医家简介】

王阶（1956—），主任医师，医学博士，全国名中医，岐黄工程首席科学家，第六批全国老中医药专家学术经验继承工作指导老师，欧亚科学院院士。曾任中华中医药学会副会长，中华中医药学会心血管病分会主任委员，中国中西医结合学会副会长。获国家科技进步一等奖1项、二等奖1项。早年跟随湖北中医药大学伤寒大家李培生教授学习经方，后师从陈可冀院士攻读中西医结合心血管病方向博士。在运用中医药治疗冠心病、高血压、心律失常、心肌炎、心肌病及急慢性心力衰竭等方面有独到经验。临床辨证，尤为精当，善以补法祛痼疾、起沉疴；遣方用药，颇具特色，重在补肾、益精血、调心神。

【诊疗思路】

王阶教授临证之时，中西并举，重视诊断，突出辨证，别立新宗，用"病证结合"思路诊断冠心病及其证候，认为冠心病主要病机为"痰瘀滞虚"，而"虚"的病机最为主要，贯穿了冠心病发生、发展的全程，其中包含了气虚、肾虚、神损等不同的方面和程度，故临证之时应以补法为核心。

【治疗方法】

（1）恒用补气通络之法，谨守病机。治疗冠心病要遵循补气通络的基本大法，当以补气扶正为本，兼以活血化瘀，通补结合。临床治疗常用黄芪、党参、白术、山药、黄精等补中益气，以丹参、赤芍、红花、当归、川芎、三七、降香等行气祛瘀；瓜蒌、薤白、半夏、陈皮、山楂等化痰通络。

（2）善用补肾益精之法，立足整体。冠心病具有"久病及肾"的特点，原因有四：一是肾为先天之本，五脏阴阳之根，久病正气耗伤，必将累及于肾。二是心肾相交，肾虚则心失于资助温养，血行失畅。三是久服西药，西药成分单纯，故能效专而力宏，也有较大的阴阳偏性，易伤肾阴肾阳。四是天癸渐衰。冠心病多发于40岁以上人群，女性绝经后发病也呈上升趋势。故王阶教授治疗冠心病时，补气之上尤重补肾。对肾阳虚衰、温煦失职者，用右归丸、补骨脂丸。肾阴亏损、内生虚热者，选左归丸、首乌延寿丹。习用补益肾精、同调阴阳之药，常用巴戟天、淫羊藿、枸杞子、肉苁蓉等。

（3）妙用调补心神之药，形神并治。冠心病患者常见心神亏损之证，如心悸怔忡、多梦难寐、抑郁不乐、惊惧不安等，故治疗冠心病时，更注重对神的调补，常用有温心安神、潜藏纳神、益智醒神三法。若见神疲乏力、胸闷气短、形寒肢冷者，则用桂枝汤类方调卫和营，温通心脉，温养心神；或用炙甘草汤，以阴中求阳，治心阳虚不化神。若见心悸怔忡、目眩耳鸣、乱梦纷纭者，用桂枝龙骨牡蛎汤，收敛固涩，摄纳阴阳；若病势较深，则加味琥珀以镇心安神。若见胸闷不舒、纳呆食少、精神抑郁、神情淡漠、反应迟钝、困乏健忘等痰浊痹阻之证，宜用益智醒神之法，方用导痰汤燥湿健脾，行气开郁，加石菖蒲、远志、郁金等化浊和胃，开窍豁痰，醒神益智。

（4）酌用血肉有情之品，王道缓图。王阶教授认为，虚损之人患冠心病，其病因多为年高体弱，形体皆极；或先天不足，脉极精枯，加之劳心耗神，积损成疾；或经手术，气血大伤。此时寻常补剂难获寸功，盖因人身精血为有形之物，以草木补益其气必不能相应，需适当使用血肉有情之品，益精补髓，栽培一身精血。与其他草本中药相比，血肉有情之品直入肝、肾二经，且不如草本中药效力峻烈，故临床使用时，应长期调理，徐徐图之，以久建功。老年患者兼心力衰竭、咳喘、眩晕、二便不固等，责之五脏俱损；或搭桥术后，胸痛反复发作；或体质羸弱、虚不受补者则可酌用此法，常用龟板、鹿角胶、阿胶、蛤蚧等药。

【医案】

患者，女，73岁，2019年1月30日初诊。主诉：胸闷、心悸、胸痛反复发作十余年，加重伴气短、乏力 1 周余。病史：患者十余年前因劳累出现胸闷痛、心慌等症状，休息后缓解，其后上述症状时有反复，曾于外院诊断为冠心病心绞痛。1 周前患者劳累后症状加重，并自觉气短、乏力明显，故来门诊求诊。刻下诊见：胸闷心慌、短气乏力，遇劳则发，腰膝酸软，食纳尚可，夜寐不安，小便可，大便干。舌质暗、有瘀点，舌尖红，苔白腻，脉弱。心电图示窦性心律，偶有室早发生，V_2-V_5 导联 ST 段下移 0.1 mV。既往有 2 型糖尿病病史。西医诊断：冠心病，心律失常，2 型糖尿病。中医诊断：胸痹，气虚血瘀证。治法：治当补气活血，补肾益精，兼以化瘀止痛。处方：党参 20 克，黄芪 30 克，瓜蒌 15 克，薤白 15 克，法半夏 10 克，延胡索 20 克，生蒲黄 10 克，赤芍 30 克，川芎 10 克，柴胡 15 克，秦艽 15 克，炙淫羊藿 10 克，粉葛 30 克，仙茅 20 克，独活 10 克，续断 10 克，桑寄生 10 克，甘草 6 克，丹参 30 克，连翘 15 克。每日 1 剂，水煎，分温再服，服药 14 剂。

二诊（2019 年 2 月 13 日）：患者诉胸闷、气短乏力明显减轻，睡眠稍有改善，仍有腰膝酸软，纳可，二便可，苔腻减。易方温通血脉，补肾填精。处方：党参 20 克，黄芪 30 克，炒白术 10 克，桂枝 10 克，赤芍 30 克，生姜 10 克，大枣 30 克，黄连 6 克，吴茱萸 4 克，木香 10 克，肉苁蓉 20 克，巴戟天 15 克，独活 10 克，桑寄生 15 克，细辛 3 克，秦艽 15 克，川芎 10 克，红花 10 克，杜仲 10 克，牛膝 20 克，甘草 6 克，丹参 30 克，三七 4 克。再服药 14 剂。

三诊（2019 年 2 月 27 日）：患者自觉精神清爽，余症皆有所改善，继用补肾益精、温通血脉之法，守上方加减治疗 1 个月，复查心电图示窦性心律，属正常心电图。

按：本例患者症见胸痛、气短，遇劳而发，乏力，舌暗、有瘀点，脉弱等，是气虚血瘀之象；胸闷，舌苔白腻，为兼有痰浊，痹阻胸阳。《金匮要略·胸痹心痛短气病脉证治第九》云："胸痹，不得卧，心痛彻背者，瓜蒌薤白半夏汤主之。"故以瓜蒌薤白半夏汤合补阳还五汤加减，以通阳散结，益气活血。痰瘀互结久而化热，则见心烦失眠，舌尖红，加粉葛、连翘等，透散郁热。患者为老年女性，已停经，加之病久体虚，腰膝酸软，考虑久病及肾，肾精不足，故用炙淫羊藿、仙茅、续断、桑寄生等补肾益精。

二诊患者诉胸闷、气短乏力减轻，说明补气活血、补肾益精之法奏效。苔腻减，说明痰浊已去，唯睡眠及腰膝酸软改善不甚明显，故当责之心肾不交，故易方温通血脉，补肾填精。以黄芪桂枝五物汤为主方加吴茱萸、细辛、独活增强温通之力，加木香、三七、丹参理气化瘀，加肉苁蓉、巴戟天、桑寄生、杜仲、牛膝以补益肾精，加黄连交通心肾，全方虚实兼顾，标本兼治，故能起效。

（胡　骏　何浩强　李　军）

【参考文献】

[1] 王阶，姚魁武，李军，等．冠心病"痰瘀滞虚"病机及临床研究 [J]．中国中西医结合杂志，2019，39（8）：1015–1019．

[2] 王阶，邢雁伟，姚魁武，等．冠心病"痰瘀滞虚"理论内涵与外延 [J]．中医杂志，2019，60（4）：280–284．

[3] 王阶，熊兴江，董艳，等．冠心病病证结合中医康复治疗思路与实践 [J]．中医杂志，2019，60（21）：1806–1811．

毛德西以"阳微阴弦"定冠心病"本虚标实"病机的临床经验

【医家简介】

毛德西（1940—），河南省中医院中医内科主任医师、教授，硕士研究生导师，全国名老中医药专家传承工作室建设项目专家。获河南省中医事业终身成就奖、河南省科学技术奖。

【诊疗思路】

《素问·藏气法时论》曰："心病者，胸中痛，胁支满，胁下痛，膺背肩胛间痛，两臂内痛。"《金匮要略·胸痹心痛短气病脉证治》曰："夫脉当取太过不及，阳微阴弦，即胸痹而痛，所以然者，责其极虚也。今阳虚知在上焦，所以胸痹、心痛者，以其阴弦故也。"后世把"阳微阴弦"作为胸痹心痛的病机依据。

毛德西教授以"阳微阴弦"定冠心病"本虚标实"病机，认为冠心病多虚实夹杂证候，"阳微阴弦"非单纯虚，亦非单纯实。虚为心气、心阳、心阴、心血亏虚，而以心气亏虚为主。心气亏虚乃是导致心阳不振、瘀血等病理现象的基础。在心气虚的基础上，可产生心脾气虚、心肾阳虚等其他虚证。所以从理论上讲，所有冠心病的虚证都可从"阳微"发挥，实则是对胸痹心痛实证的概括，包括血瘀、痰浊、寒凝、气滞等因素，这些都是有形或相对静止之物，总属"阴邪"，阴乘阳位、胸阳不展、心脉痹阻而发胸痹心痛，即"所以胸痹心痛者，以其阴弦故也"。毛教授在临床上选方用药有自己的独到见解，遵古而有突破，如根据心气亏虚程度的不同选用不同参类，以宽胸丸治疗胸痹寒凝心脉证，以真武汤治疗心阳不振胸痹，以消瘰丸治疗三高引起的冠心病。

根据冠心病的病机、历代医家的认识，结合自己的临床经验，毛教授创立了五参顺脉方治疗冠心病，该方以益气养阴为基础，兼有活血、理气、化湿、安神等功效，以原方或加减方治疗各证型冠心病效果显著。

【治疗方法】

毛德西教授临床中根据本病的病机及当代社会的特点，从单味药的应用及组方都体现了他对冠心病的不同领会及独特见解。

1. 虚有参差不同

毛德西教授临床常用生脉散合冠心Ⅱ号方治疗冠心病，但对于心气亏虚程度的不同选药亦有差别。普通心气亏虚常用党参，气阴亏虚多用太子参、西洋参、黄精等，而对心气衰者用红参，对心气欲脱之重症则用移山参。党参适用于广大普通气虚患者；红参性味甘温，能大补元气、复脉固脱，具有火大、劲足、功效强之特点，适用于气虚较重者；移山参甘温，具有补虚救脱、大补元气之功效，为气虚欲脱之重症首选之药；太子参、西洋参等性味甘平，无大寒大热之痹，补气生津，适用于气阴亏虚者。

2. 多方化裁组新方

痰浊痹阻胸阳之证，毛德西教授化裁瓜蒌薤白白酒汤、瓜蒌薤白半夏汤、枳实薤白桂枝汤，组合瓜蒌薤白合剂（全瓜蒌、薤白头、清半夏、嫩桂枝、炒枳实）化痰降浊、宣痹通阳，实则体现了痰浊从温化、气化祛水湿的理论。

3. 心阳不振用真武

肾阳为一身阳气之本，胸痹病心阳不振必以心肾阳气不足为主。心阳温运血脉，肾阳温化阴精，心阳虚则血脉滞而不流，肾阳虚则阴精凝而不化，均可使血脉痹阻形成胸痹。以真武汤扶阳抑阴，温通经脉，方中附子为温阳之要药，用量可随证增损，因人而异，用至30克者要先煎2小时，一般用量也要先煎30分钟以上，但不可不用，舍此心肾之阳难以复原。

4.古方新用消瘰丸

毛德西教授临床还以消瘰丸治疗三高引起的冠心病。《医学心悟·瘰疬》言："瘰疬者肝病也，肝主筋，肝经血燥有火，则筋急而生瘰。"毛教授认为三高引起的血管狭窄，临床表现如舌质紫暗，舌下脉络迂曲、粗张与"筋急"颇为相似。消瘰丸主治痰火凝结之瘰疬，痰火凝结与现代高脂饮食、高盐饮食、高糖饮食、压力过大、肥胖等血管狭窄之病因病机相似。血管狭窄基础为动脉粥样硬化，中医亦可归痰核、结块等，与消瘰丸主治相似。故可以用消瘰丸治疗动脉粥样硬化之血管狭窄，取贝母化痰散结、玄参凉血散结、牡蛎软坚散结之用。

【治疗绝技】

五参顺脉方：由西洋参、丹参、三七参、沙参、苦参、赤芍、山楂等药物组成。该方具有益气养阴、活血化瘀、理气止痛、利湿化痰、安神定悸、调整阴阳等功效，系孙思邈《千金翼方》中"五参丸"（由人参、沙参、苦参、玄参、丹参）化裁，临床胸闷甚者加薤白，汗多者加地骨皮、五味子，畏寒肢冷者加桂枝、附子，便秘者加生白术、全瓜蒌，睡眠欠佳者加黄连、肉桂，舌质紫暗甚者加桃仁、红花。

【医案】

患者，男，47岁，2019年1月9日初诊。主诉：间断胸闷、心悸3年余，再发加重1周。刻诊：胸闷，自觉胸部发凉，心悸，咽干痛，喑哑，纳眠可，二便调，舌质暗，苔黄腻，脉沉涩。病史：患者于3年前无明显诱因出现胸闷、心悸，于某医院就诊，冠脉造影提示多支病变，先后植入支架4只，后行内科对症治疗，好转后出院。1周前，患者活动后再次出现胸闷、心悸，持续时间延长。西医诊断：冠心病。中医诊断：胸痹。辨证：痰浊痹阻证。治则：通阳散结，豁痰宣痹。给予方以瓜蒌薤白剂加减。处方：瓜蒌10克，薤白15克，桂枝10克，清半夏10克，枳实10克，厚朴10克，红景天10克，茶树根15克，石菖蒲10克，北沙参30克，生山楂20克，细辛3

克，甘草片 10 克。7 剂，每日 1 剂，水煎，分早晚 2 次温服。加用五参顺脉胶囊同服。

二诊（2019 年 1 月 16 日）：胸闷、心悸症状明显好转，时有胃脘不适，纳少、眠可，大便干，1 日 1 次。依据脉证，方药做以下调整。处方：瓜蒌 15 克，薤白 10 克，清半夏 10 克，生白术 30 克，火麻仁 15 克，石斛 10 克，炒杏仁 10 克，麦冬 30 克，降香 15 克，佛手 15 克，甘草片 10 克。共 14 剂，每日 1 剂，水煎，分早晚 2 次温服。

三诊（2019 年 1 月 31 日）：诸症好转，经查有胆囊结石，纳眠可，脉弦细，舌质淡，苔黄腻，大便头干，小便可。给予中药汤剂巩固。处方：瓜蒌 10 克，薤白 15 克，桂枝 10 克，清半夏 10 克，枳实 10 克，厚朴 10 克，黄连 10 克，竹茹 12 克，枳实 6 克，橘红 6 克，甘草片 10 克，茯苓 10 克，火麻仁 10 克，石斛 10 克，槐花 15 克，地龙 10 克，生姜 6 克，大枣 6 克。共 14 剂，每日 1 剂，水煎，分早晚 2 次温服。

2 个月后随访，诸症减轻，无明显不适。

按：毛德西教授治疗痰浊痹阻证之胸痹常用瓜蒌薤白剂（瓜蒌、薤白、半夏、桂枝、厚朴、枳实、白酒），此方为《金匮要略·胸痹心痛短气病》中的瓜蒌薤白白酒汤、瓜蒌薤白半夏汤与枳实薤白桂枝汤 3 方糅合而成，是目前毛教授治疗胸痹心痛的主要方药。患者间断胸闷、心悸 3 年余，再发加重 1 周，舌苔黄腻，脉沉涩，辨证为痰浊痹阻证，治宜宽胸散结，通阳除痹，用瓜蒌薤白剂加减。方中瓜蒌、薤白、清半夏、石菖蒲、细辛行气解郁，通阳散结，祛痰宽胸；枳实、厚朴开痞散结，下气除满；桂枝上通胸阳，下温二焦；红景天、茶树根为抗心肌缺血缺氧常用药对；生山楂活血化瘀，健胃消食；兼有咽干痛，以北沙参养阴生津，润肺清咽；甘草片调节诸药。二诊症状好转，诉纳少，便干，予以健脾润肠，活血通脉。三诊未再有心前区不适，继守首诊基础方。患者舌质淡，苔黄腻，提示内生湿热，阻滞气机，胆腑通降失常，久则胆汁藏泄障碍，瘀滞成石，遂以黄连温胆汤清热燥湿，和胃利胆。《本草纲目》中有述，地龙具有通经活络、活血化瘀的作用。

（王新陆　樊根豪　王永霞）

【参考文献】

［1］曾垂义，毛德西.毛德西辨治冠心病经验 [J]. 中国中医基础医学杂志，2017，23
　　（10）：1408-1409.

［2］随志化，曹克强.运用毛德西主任医师五参顺脉方治疗冠心病心绞痛 240 例 [J]. 中医
　　研究，2008，21（4）：34-36.

［3］索红亮，张文宗.五参顺脉疗胸痹益气养阴活血脉 [N]. 中国中医药报，2014-04-
　　03（5）.

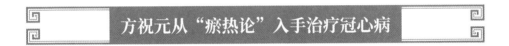

方祝元从"瘀热论"入手治疗冠心病

【医家简介】

方祝元（1964—），江苏兴化人，医学博士，主任中医师，教授，博士研究生导师，"岐黄学者"。中华中医药学会理事，江苏省中医学会心血管专业委员会主任委员，国家重点专科学术带头人，江苏省重点学科学术带头人，江苏省中医药领军人才、江苏省"333 高层次人才培养工程"中青年科学技术带头人、江苏省"六大人才高峰"第四批高层人才。曾任南京中医药大学附属医院（江苏省中医院）院长，现任南京中医药大学副校长。

【诊疗思路】

冠心病患者可见冠状动脉内粥样斑块，多伴高脂血症及血液黏稠度升高，中医考虑为污秽之血、浊毒之血、病理之血充斥血脉，也就是"瘀"。方祝元教授在冠心病"阳微阴弦"理论基础上，对其病机进一步阐述，认为"心脉痹阻"是冠心病的基本病机，主要病位在心，同时与肝、脾、肾关系密切，多为本虚标实。

方祝元教授认为冠心病的病机包括胸阳不振、寒凝心脉、瘀热搏结、耗气伤阴等，在辨证治疗冠心病过程中，通常以"瘀热论"为根本，在清代叶天士"凉血散血"法基础上，配合"化瘀"法，旨在清血分之热，兼散血中之瘀，针对冠心病患者多见气阴两虚、痰瘀互结的病机特点，治疗上侧重于

益气养阴、凉血散瘀。

【治疗方法】

方祝元教授常用以下方法。

（1）理气解郁清热，宁心安神。方祝元教授认为当前"虚""痰""火""瘀"是冠心病发生的重要因素，治疗上应当抓主证。

（2）活血化瘀通络，血脉调和。冠心病患者多为中老年人，从体质上来看，多存在气阴不足、痰瘀互结、瘀热相搏。从病机来看，多为由热致瘀、由瘀致热。无论血瘀与血热何者为先，"热附血而愈觉缠绵，血得热而愈形胶固"，瘀热不断发展，导致疾病发生发展。

（3）益气养阴敛阴，培补正气。常选黄芪、党参、黄精、麦冬、五味子以气养阴，根据"热"和"瘀"的程度和关系，选用药物有所侧重。根据患者的临床表现及舌苔脉象，如口干、汗出、便秘、手足心热、面红、舌红、苔黄等辨瘀热程度，分别选择清热泻火、清热凉血、清退虚热。药物主要选用桃仁、丹皮、生地、龟板、赤芍、白薇等。"瘀"主要考虑患者的胸痛部位、持续时间、程度、舌是否有瘀斑、舌质是否紫暗等方面，选用药物主要为丹参、莪术、水蛭等。

加减：瘀热日久，须注意固护正气，补气养阴。心肝经瘀热者，酌加黄连、莲子心、夏枯草等清泻心肝之火；女性冠心病伴肝气不舒、情志抑郁者，加用小胡麻疏肝解郁；痰热重者，加用胆南星清热化痰；心神不宁夜寐不安者加用酸枣仁、珍珠母宁心安神。

【治疗绝技】

方祝元教授应用"瘀热相搏"理论治疗冠心病，常用的药对为：丹参配丹皮，丹参化瘀平和，丹皮入血分，凉血活血，善除骨蒸潮热，适合治疗"瘀""热"均不严重的患者；冬桑叶配莪术，冬桑叶轻盈通透，祛邪不伤正，善清郁热，亦能解郁，对伴有心思郁结的女性患者尤为适合，莪术为破血逐瘀药，且有行气之功；水蛭配红景天，水蛭破血通经之效更优，红景天益气活血清热，临床长期使用，对于患者的心功能有明显改善的作用。

【医案】

患者，女，65岁，2011年5月17日初诊。主诉：胸闷心慌1年。病史：

1年前患者无明显诱因出现胸闷心慌，持续数秒后自行缓解，后症状每于情绪波动即发作，至医院行心肌缺血再灌注显像，提示"前壁、心尖部缺血征象"，诊断为"冠心病"。既往无高血压、糖尿病病史，无不良嗜好。目前服阿司匹林片0.1 g及瑞舒伐他汀10 mg，每晚各1次，现仍时有胸闷心慌。诊查：气短乏力，情绪易激动，夜寐差，纳差，二便调，舌质红，苔薄白，脉弦细。血压110/80 mmHg，心率80次/分，心律欠齐，心脏各瓣膜区未闻及病理性杂音。处方：党参12克，麦冬12克，五味子6克，黄精10克，玉竹10克，百合15克，牡丹皮5克，丹参10克，合欢皮15克，佛手片10克，酸枣仁12克，炒枳壳10克，苏梗10克，制半夏8克，炒陈皮6克，炙甘草3克。

二诊（2011年6月7日）：服上方3周，心慌胸闷有所缓解，情绪较前好转，夜寐转安，但梦较多，时感咽痒不适，苔脉同前。血压120/65 mmHg，心率72次/分，心律齐，心脏各瓣膜区未闻及病理性杂音。考虑患者咽痒不适为外感所致，上方加薄荷（后下）5克。

三诊（2011年6月28日）：服上方3周，心慌胸闷偶作，喜太息，易惊悸，胃纳尚可，夜寐安，大便调，小便频多，舌淡红，苔薄白，脉弦细小数。血压130/70 mmHg，心率76次/分，心律齐，心脏各瓣膜区未闻及病理性杂音。处方：党参10克，麦冬10克，五味子6克，黄精10克，玉竹10克，百合15克，浮小麦15克，佛手片10克，广郁金10克，川芎10克，薄荷（后下）5克，丹皮6克，丹参15克，生甘草3克。

随访：服上药半月后，诸症皆平，停药。

按：患者为老年女性，胸闷心慌1年，经检查"冠心病"诊断明确，病史清楚。胸闷心慌症状时有发生，持续数秒后自行缓解，后每于情绪波动即发作，考虑存在肝气不舒、气滞血瘀，故见症状随情绪发作；瘀热搏结、气阴两伤，故见舌质红，苔薄白，脉弦细；心肝火盛，则扰乱心神，见胸闷心慌、易惊悸。以清热益气养阴、活血化瘀通络为治则，用药佐以理气、和胃、安神之品。选方以生脉散加减，加玉竹、百合、黄精、炙甘草补益心气，滋养阴液；又加牡丹皮、丹参清热活血。考虑患者存在肝气郁结，加合欢皮、广郁金疏肝、养肝，用甘麦大枣汤及酸枣仁缓解脏躁、养心安神；患者肝郁日久，木克土，致脾虚，故见纳差，予苏梗、炒枳壳、佛手片疏肝理气，炒陈皮、制半夏健脾和胃。全方气血并调，补养不留邪、祛瘀不伤正，辨证得当，至二诊时心慌胸闷有所缓解，情绪好转，睡眠改善，但仍多梦，咽痒不适，前方加薄荷疏风、利咽。三诊时，心慌胸闷发作频率明显减少，喜太息，考虑仍有肝气不舒；易惊悸，考虑心血不足；胃纳尚可，夜寐安，脾胃较前调和；舌淡红，苔薄白，脉弦细小数，仍见少许阴血不足之象，继续益气养阴、疏肝理气、活血化瘀，最终诸症皆平，效果良好。

（赵金伟　李飞泽）

【参考文献】

［1］姚阳婧，方祝元.从"和"法论治冠心病[J].吉林中医药，2018，38（4）：378-381.

［2］赵菁，王欣彤，张思奇.方祝元教授从瘀热搏结论治冠心病[J].西部中医药，2017，30（9）：61-63.

［3］姚阳婧，方祝元.方祝元教授治疗病态窦房结综合征经验临床探析[J].四川中医，2017，35（11）：1-3.

［4］丁瑞接.方祝元教授治疗冠心病的临床经验研究[D].南京：南京中医药大学，2007：4-16.

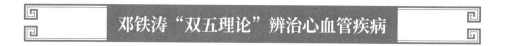

邓铁涛"双五理论"辨治心血管疾病

【医家简介】

　　邓铁涛（1916—2019），男，广东省开平市人。首届国医大师，广州中医药大学终身教授，博士研究生导师，中华全国中医学会常务理事，国家重点基础研究发展计划（973计划）"中医基础理论整理与创新研究"项目首席科学家。潜心研究中医学理论，提出"五脏相关"理论与"五诊十纲"诊疗思维，简称"双五理论"。邓铁涛教授采用"双五理论"对心血管疾病的辨证及治疗有独到的见解。

【诊疗思路】

1. 五脏相关理论辨治高血压

国医大师邓铁涛教授于20世纪80年代对中医五行、脏腑、病因病机学说进行高度概括，提出五脏相关理论。其以五脏为核心，连属相应的腑、体、液、窍、志等，组成心、肝、脾、肺、肾五个系统。邓铁涛教授根据五脏相关理论论治高血压，认为高血压病位不独在肝，还与其他脏腑密切相关。

邓教授认为，高血压早期多因恼怒、忧郁等情志不遂引起，肝为刚脏，主升主动，易受情志影响。情志失调，导致肝失疏泄、肝阳过亢而引起血压升高。而肝主疏泄功能之正常发挥离不开肝藏血这一生理功能。肝脏贮藏充足的血液，化生和涵养肝气，使之冲和畅达，防止疏泄太过而亢逆。

高血压中期主要从气虚痰浊论治，此类患者临床多见头晕头痛、胸闷气短、纳减，或恶心泛吐痰涎、舌胖嫩边有齿痕、苔白腻、脉弦细滑等表现，属本虚标实证。高血压中期亦见心脾两虚。脾失健运，内生痰浊，上扰心窍，土壅木郁、肝失条达可以导致血压升高。

高血压后期，久病体虚，年老肾亏，肝藏血，肾藏精，精血互生。肝血、肾精同源于水谷精微，而肝血的化生有赖于肾精的资助，肾精的充盛亦有赖于血液的滋养。若肝肾阴亏，进而引动肝风，引起血压上升。临床症见眩晕耳鸣，腰膝无力，或盗汗遗精，舌质嫩红、苔少，脉弦细或细数。

2. 益气除痰活血法治疗冠心病

国医大师邓铁涛教授将益气除痰活血法广泛用于冠心病治疗中，认为岭南土卑地薄，气候潮湿，而广东人身体素质与北方人比较也略有不同，故冠心病患者以气虚痰浊多见。气虚的表现为心悸气短，胸闷，善太息，精神差，舌质胖嫩，舌边有齿印，脉细或虚大。痰浊表现为肢体困倦，胸痛或有压迫感，舌苔浊（尤以舌根部苔浊），脉滑或弦。气虚又不仅仅限于心气虚，更要注意心脾相关。气虚则水液停聚为痰，痰湿内阻；且气虚则行血无力，瘀血内闭，痰浊瘀血痹阻心脉，发为冠心病。

邓教授认为痰是瘀的初期阶段，瘀是痰浊的进一步发展。脾胃损伤，失于健运，水液停聚为痰，致病多端。津、血的运行输布均有赖于气的正常。气虚或气滞，亦可导致津液、血液运行不畅。津液运行不畅，停聚为痰；血液运行不畅，瘀滞则成瘀血。因而津血在生理上同源，痰瘀在病理上相关。

【治疗方法】

1. 高血压

（1）高血压早期从肝论治，平肝潜阳。选用自拟方"石决牡蛎汤"或天麻钩藤饮为主方加减。邓教授治高血压善用介石类药物，如主药石决明、牡蛎，介石类药物药性多寒凉，有凉肝平肝、降逆镇惊之用，且临床证实介石类药物有镇静作用，可用于高血压所引起的精神神经症状。肝阳上亢者用药宜潜降平肝，不宜苦寒伐肝，若确实需要时，亦中病即止。

（2）高血压中期一从肝脾论治，健脾益气平肝。邓教授采用半夏白术天麻汤，加代赭石、决明子降逆平肝。邓教授认为气虚生痰，除痰必先理脾，健脾必用补气。高血压所致的动脉粥样硬化病变与中医的痰浊中阻息息相关。用药从肝脾二经入手，主以健脾化痰益气，辅之平肝息风。肝脾相关辨治。

（3）高血压中期二从心脾论治，调脾护心。邓教授强调心脾同治，重在健脾。邓氏温胆汤：竹茹10克，枳壳6克，橘红6克，胆星或法半夏10克，云苓15克，甘草6克。补益心气重在健脾，脾胃健运，则湿痰难成。故加入党参补气扶正，但量一般为15～18克，多用反致补滞，不利于豁痰通瘀；丹参活血化瘀。温胆汤除痰利气，条达气机，使脾旺而气血生化有源，痰浊自消。

（4）高血压后期从肝肾论治，滋肾养肝。邓教授强调肝肾双补，兼以潜阳。方用自拟方"莲椹汤"为主加减。"莲椹汤"由莲须12克，桑椹子12克，旱莲草12克，女贞子12克，牛膝15克，龟板（先煎）30克，生牡蛎（先煎）30克组成。肝肾阴虚，病久阴损及阳，阴虚则阳无以承制，形成阴损及阳的阴阳两虚证，则治以肝肾双补，取二仙汤或自拟方"肝肾双补汤"为主加减。"肝肾双补汤"由桑寄生30克，制首乌30克，川芎10克，淫羊藿10克，玉米须30克，杜仲10克，磁石（先煎）30克组成，双补肝肾，兼以潜阳。

2. 冠心病

邓教授认为冠心病气虚是本，痰瘀为标。补气活血除痰为主要治法，强调温阳除痰，以恢复胸中阳气。基本方为：法半夏9克，云苓12克，橘红4.5克，枳壳4.5克，甘草4.5克，竹茹9克，党参15克，丹参12克。

气虚明显加用北芪、五爪龙，或吉林参二钱另炖，或嚼服人参1.5克，效果亦好，邓教授"益气"喜用广东草药五爪龙，又名南芪，益气而不伤阴，为首选佳品；气阴不足者合生脉散，党参不宜重用，一般不超过16～18克，多用反致补滞，不利于豁痰通瘀；心痛甚者，可加田七末冲服或合失笑散，邓教授在此方基础上加用冰片，冰片味辛，芳香走窜，增强蒲黄、五灵脂活血化瘀之力。

【治疗绝技】

1. "温胆加参汤"（又名邓氏温胆汤）

从20世纪70年代开始，该治法方药用于冠心病防治至今已多年，获得较好疗效。邓氏温胆汤药物组成及功效主治用法：竹茹10克，枳壳6克，橘红6克，法半夏或胆南星10克，茯苓15克，甘草6克，党参30克（或太子参30克或人参10克或丹参15克）。益气除痰，主治气虚痰浊证。用净水750 mL，煎煮为200 mL；复渣用净水500 mL，煎煮为200 mL。

2. 高血压沐足方

牛膝、川芎各30克，天麻15克，钩藤、夏枯草、吴茱萸、肉桂各10克，加水2000 mL煎煮，水沸后10分钟，取汁趁温热沐足30分钟，上、下午各1次，2～3周为1个疗程。

【医案】

患者，男，68岁，2001年8月10日初诊。主诉：反复胸闷1年余。现病史：患者于1年前因"突发胸闷1小时"于外院诊断为"急性心肌梗死"，冠脉造影提示前降支中段狭窄80%，建议患者植入支架，患者拒绝。1年来患者胸闷症状反复，劳力后诱发，持续2～3分钟，舌下含服硝酸甘油片后可缓解。多次外院就诊，胸闷症状未见明显改善。症见：神清，精神疲倦，口唇淡暗，胸闷，偶有咳嗽，痰多色白，少气懒言，纳一般，眠可，二便调。舌淡暗、有瘀斑，舌底脉络迂曲，苔白，脉弦。诊查：生命体征平稳，查体未见明显异常。心电图示陈旧性前壁心肌梗死。中医诊断：胸痹心痛（气虚痰瘀证）。西医诊断：冠心病，陈旧性心肌梗死。治则：中医以益气涤痰活血为法，方拟邓氏温胆汤加减。处方：五爪龙30克，党参15克，白术12克，桂枝10克，白芍15克，丹参15克，三七（冲服）3克，法半夏10克，竹茹10克，枳壳6克，化橘红6克，炙甘草6克。共3剂，水煎服，每日1剂。

二诊（2001年8月13日）：患者自诉精神好转，仍有胸闷，已无咳嗽、心悸等不适，中药守上方，再服7剂。

三诊（2001年8月20日）：患者自诉胸闷症状明显好转，已不需含服硝酸甘油，中药守上方，再服14剂。

四诊（2001年9月3日）：患者无明显不适，中药守上方，再服14剂。后多次随诊未诉胸闷。

按：本案例患者辨病为胸痹心痛，辨证为气虚痰瘀证。因脾土不健，鼓动无力，则见精神疲倦；脾气虚弱，失于运化，水湿停聚；另岭南之地，土卑地薄，气候潮湿，内外湿邪，相交成痰，痰阻气机，而见胸闷；久病则瘀，而见口唇色暗。正如《黄帝内经》提及"心痛者，脉不通"，可见瘀血和痰浊闭塞皆可致胸痹心痛。邓教授认为"痰瘀相关"，痰是瘀的初级阶段，瘀是痰的进一步发展。故治法取益气涤痰活血，方拟邓氏温胆汤加减。方中用党参益气扶正，邓教授经验用量15克，多用反致壅滞，不利涤痰通瘀，配合五爪龙代黄芪益气健脾，取"少火生气"之意；如《本草从新》所言："丹参补心，去瘀生新……功兼四物"，丹参具有"补血不滞血，祛瘀不伤正"之功，配合三七共奏活血化瘀之功；善用桂枝，一者少量桂枝配合五爪龙增强益气之功且不助邪；二者佐以白芍调和营卫，取桂枝汤平调营卫之法；另外，邓教授喜用化橘红易陈皮以强开胸之力，弱温燥之弊；轻用竹茹意在除烦宁心；枳壳代枳实，宽中又防枳实破气伤正。全方温土以助营卫，益气以充君火。

（陈广鸿　周迎春）

【参考文献】

[1] 邓铁涛，郑洪.中医五脏相关学说研究：从五行到五脏相关[J].中国工程科学，2008，10（2）：7-12.

[2] 金政，吴彤，吴伟.国医大师邓铁涛防治高血压病经验探讨[J].中华中医药杂志，2020，35（6）：2876-2878.

[3] 王嵩，刘嘉芬，何小莲，等.邓铁涛教授益气除痰活血法治疗冠心病经验[J].中华中医药学刊，2019，37（3）：699-702.

[4] 王士超，吴伟，刘芳，等.国医大师邓铁涛教授治疗心血管病学术思想和冠心病治疗经验初探[J].中西医结合心脑血管病杂志，2016，14（10）：1167-1170.

[5] 刘小斌.邓氏温胆汤治疗"痰证"临床解读[J].湖北民族学院学报（医学版），2011，28（4）：46-48.

［6］刘小斌，黄子天.邓氏温胆汤治疗气虚痰浊证的学术传承及临床应用 [J]. 广州中医药大学学报，2015，32（4）：755-758.

邓悦治疗双心疾病临床经验

【医家简介】

邓悦（1962—），医学博士，主任医师，教授，硕士研究生导师。吉林省名中医，全国优秀中医临床人才。1998 年被中国中西医结合学会授予"全国优秀中青年科技工作者"称号。

【诊疗思路】

双心疾病的"心"有双重含义：一是指心脏疾病；二是指心理疾病。有心血管疾病的患者很容易并发精神疾病，最常见的就是焦虑障碍和抑郁障碍。而一旦患心理疾病，又会反过来诱发心血管方面的疾病，影响康复，即出现"双心"问题。

邓悦教授认为双心疾病之病因病机在于虚、郁、瘀，三者可互为因果，多在气血不调的基础上，形成肝郁、脾虚、血瘀。临床多见虚实夹杂证型。虚者，气血亏虚，无以濡养经脉；实者，气滞血瘀，痰浊阻滞，脉道壅塞不通。所以，气血亏虚、痰瘀阻滞是本病的病机关键。

【治疗方法】

邓悦教授认为心与中医神志疾病的联系密切，两种疾病相互影响，伴发率高，其病因病机在于虚、郁、瘀三者可互为因果，治疗上常用"益气活血，养心安神"之法，灵活运用养心汤加减，可达到标本兼治的目的。

1. 冠心病合并心理障碍

冠心病合并心理障碍研究结果显示：忧、郁、思等情志因素是气滞产生的主要原因之一。单因素证以气滞最多，而气虚广泛分布于各证候因素组合之中，气滞、气虚、血虚（阴血虚）、痰浊、血瘀、痰火是冠心病合并心理障碍的主要证素；两种证素组合以气滞血瘀最为多见，其次为气血亏虚，再次为阴虚火旺证，此外还有痰火扰心证。在多证素组合中以气血虚滞证为其主要证素组合，表现为心悸、气短、少寐、心烦、善太息。其次是气滞血瘀证的证素组合、阴虚火旺证的证素组合、痰火扰心证的证素组合。邓悦教授总结出冠心病合并心理障碍的证治如下。

（1）气滞血瘀证，治以活血化瘀，通络止痛，柴胡疏肝汤合血府逐瘀汤加减。

（2）阴虚火旺证治以滋阴清火，养心安神，天王补心汤或当归六黄汤加减。

（3）痰火扰心证，治以清热化痰，宁心安神，黄连温胆汤加减。

（4）气血虚滞证，治以益气养血，养心安神，养心汤（王肯堂《证治准绳》），由黄芪、白茯苓、茯神、人参、当归、川芎、半夏曲、远志、肉桂、酸枣仁、柏子仁、北五味子、炙甘草组成。

在药物治疗的基础上，同时需配合心理干预，以达到较好的临床疗效。

2.冠心病（经皮冠状动脉介入治疗术后）合并心理障碍

冠心病经皮冠状动脉介入治疗术后患者，其心理障碍以功能失常为主要表现，常表现为心前区不适、胸闷、心悸、气短、少寐、心烦不安或情绪低落等症状。其病因在于素体虚弱和气阴两虚，加之血瘀、痰浊阻络与情绪应激变化，使得情志不舒，肝郁犯脾，伤及气血，心失所养，而心藏神，故神失所藏而疾病发作。

【医案】

患者，女，61岁，2014年5月3日初诊。主诉：阵发性胸背痛7年，加重半个月。伴胸闷，心悸易惊，气短，心烦欲哭，头晕，时自汗，少寐多梦，入睡困难、寐而易醒，小便调，大便干燥。诊查：舌暗红、体胖大有齿痕，苔厚，脉弦细弱。血压140/85 mmHg，心率96次/分，心律不齐，偶闻期前收缩，$A_2 > P_2$。冠脉造影见多处斑块病变，30% ～ 70% 狭窄；心电图示ST段和T波Ⅱ、Ⅲ、aVF、V_5、V_6改变。既往史：既往有冠心病病史7年；高血压病史3年，血压最高170/90 mmHg；神经衰弱病史5年。诊断：冠心病合并心理障碍之气血虚滞证。治则：补血养心，镇静安神，方以养心汤加减。处方：黄芪25克，党参25克，丹参25克，川芎15克，瓜蒌25克，茯苓25克，清半夏15克，黄连15克，肉桂10克，远志15克，石菖蒲10克，酸枣仁15克，五味子15克，蝉蜕30克，紫石英30克（先煎），甘松20克。14

剂，每日 1 剂，水煎服。

二诊（2014 年 5 月 19 日）：胸背痛明显好转，偶有胸闷，精神状态好转。继服 7 剂。

三诊（2014 年 5 月 26 日）：无胸背痛发作，眠安，精神可。

按：《黄帝内经》云，"心主血脉""心藏神""主神明"，为"五脏六腑之大主"，心血虚故心神失养，不能濡养心脉而现胸背疼痛；虚火上扰于心，故见心烦、失眠。根据该患者舌脉表现可诊断为胸痹，气血虚滞。此类证型，邓悦教授擅用邓氏养心汤加减治疗，侧重补心益气，辅以镇静安神，而其精神症状在患者自觉病情好转后也必有一定恢复。邓悦教授根据临床经验，摸索总结出邓氏养心汤，由黄芪、丹参、党参、当归、川芎、半夏、茯苓、白附子、僵蚕、远志、柏子仁、酸枣仁、五味子组成。方中二参、黄芪、茯苓以益气宁心安神，当归、远志、柏子仁、酸枣仁、五味子以润燥滋阴养血，白附子、僵蚕以化痰祛风通络，川芎活血调肝以益心之母，半夏燥湿醒脾以益心之子。润以滋之，温以补之，酸以敛之，香以舒之，则心得其养矣。患者胸背痛较重伴气郁，加入开心气、除心积、止心痛的石菖蒲，理元气、去气郁、缓心痛的甘松，使病情迅速好转。

（高 静 庞天霄 李 越 庞 敏）

【参考文献】

［1］赵中华，李瑞琦，邓悦 . 邓悦教授同病异治治疗"双心病"经验浅析 [J]. 中国医药指南，2015，13（32）：200-201.

［2］王萌 . 邓悦教授运用养心汤加减治疗"双心"疾病 [J]. 吉林中医药，2013，33（6）：553-554.

卢健棋诊治冠心病的经验

【医家简介】

卢健棋（1963—），男，广西平南人，主任医师，教授，广西中医药大学第一附属医院副院长，广西名中医，广西中医心系疾病医疗中心主任。卢教授尤重舌诊，舌为心之苗，认为在诊治冠心病时，舌体与舌苔的变化对临床处方用药有重要的指导意义。

【诊疗思路】

卢教授认为冠心病心绞痛标实多为因虚而致，而气虚、阳虚又是其本虚中的主要因素，故主张在治疗冠心病心绞痛时应以益气温阳治其本，活血化瘀、理气宽胸治其标，且配以养心安神而健旺心神以减其痛为要。

卢教授尤其注重舌诊在辨证施治中的作用。舌诊作为传统医学的瑰宝，在痰浊型胸痹辨证施治的过程中占有重要地位，根据胸痹病机，临床上诊病察舌要与脉、证合参，不能一见舌紫，不结合病因病机，便以活血化瘀为主施治。为了确保辨证结论的准确性和有效性，辨证施治过程中可结合舌诊及临床表现分为多种证型。

（1）阳虚痰阻者，舌象多为舌淡、苔白滑或浊腻，舌体边缘有齿痕且舌体肥大。胸闷痛是胸痹患者的主要表现，遇阴雨天气尤甚，此外，还多伴随四肢乏力、身体困倦等症。脾阳亏虚而痰浊盘踞，阴血不能上充舌质，从而导致舌体的颜色出现变化，相比于健康人来说，脾阳亏虚患者舌色较为浅淡，水湿内停，若出现舌体胖大，且存在边缘齿痕，常意味此时机体尚未化火，津液未伤；由于痰浊内盛，故苔为白滑或浊腻。

（2）痰郁化热者，舌象以舌红、苔黄腻，脉滑数为先。主症以胸闷、心隐痛为主，兼有口干欲饮、夜寐欠安、易怒。痰阻气机，郁而化热，导致气火上逆，进而使血液循环加速，舌体脉络充盈；热炽阴液致使舌体发黄。痰郁证患者初期舌质偏红，日久苔色渐黄，程度越深说明热邪越盛，心在舌为舌尖，故舌尖尤甚。

（3）痰瘀互结偏痰者，舌苔多白厚腻，舌淡紫色，且常兼有舌下脉络充血，舌青紫色，脉弦滑，主症以胸闷痛、体胖痰多、身重困倦为主，偶有窒息感、痛引肩背。

【治疗方法】

冠心病治疗应以益气温阳治其本，活血化瘀、理气宽胸治其标，且配以养心安神而健旺心神以减其痛为要；而胸痹日久，气损及阴，以气阴两虚多见，常夹有瘀血痰浊，故以益气养阴治其本、活血祛瘀治其标、养心通脉为要。

（1）冠心病心绞痛为本虚标实之证，治以益气温阳、活血化瘀、养心安神。可以心痛宁汤加减治疗。处方：党参、黄芪、淫羊藿、桂枝、水蛭、三七、当归、延胡索、茯苓、玉竹、柏子仁、炙甘草。心痛宁汤在治疗冠心病心绞痛时既针对其本，又顾及其标，且现代药理研究表明：组成心痛宁汤中的党参、黄芪、当归、延胡索、三七、淫羊藿、桂枝、水蛭、玉竹等药物能针对治疗引起冠心病心绞痛发作的各个环节，故心痛宁汤治疗冠心病心绞痛能取得较好的疗效。

（2）冠心病心绞痛气阴两虚挟血瘀型，治以益气养阴、活血祛瘀、养心通脉，可以养心通脉方治疗。处方：黄芪、人参、麦冬、五味子、丹参、川芎、茯苓、白术、当归、郁金、木香、陈皮、炙甘草。

【医案】

患者，男，65岁，2018年11月5日初诊。因胸痛发病频繁来我院就诊，患者体质较为虚弱，有冠心病病史13年，症状以乏力多汗、胸闷胸痛、四肢沉重及夜梦多为主，苔白腻。中医诊断：胸痹；辨证：阳气亏虚，痰瘀互结证。治法：活血化瘀，温阳豁痰，安神益智。方拟服瓜蒌薤白半夏汤合薏苡附子汤加减进行治疗。处方：丹参、淫羊藿、黄芪各20克，白附皮、远志、薤白、当归、法半夏、赤石脂和巴戟天各10克，泽兰6克，党参15克，川芎7克。7剂，水煎服。

二诊（2018年11月12日）：患者病症有所减轻，胸闷、乏力等症状发病减少，舌苔腻且脉沉细。因此，结合病症，调整二诊治疗方案中配比，组方：法半夏、瓜蒌皮、薏苡仁、莪术、苦杏仁及川芎分别为10克，加茯苓15克，白附皮6克。14剂，水煎服。3周后通过电话随访查询病症，相比于二诊，治疗后乏力现象明显好转，一般体力劳动中未出现胸闷症状。

按：患者心阳心气亏虚日久，久则损及阳气，血行不畅，导致气血瘀滞，患者四肢乏力，舌脉可以反映出阳虚血瘀之象，气血亏损所致瘀瘀，反复发作难以治愈。瘀瘀阻滞气机，以致夜梦多、情志不畅。卢健棋教授在辨治过程中，注重扶阳理论，用扶阳以消瘀瘀，瘀化瘀去则血脉通畅，补气宣肺之品才能发挥功效，否则血脉不通，越补越滞。

（谢杨春　周迎春）

【参考文献】

［1］林浩，唐梅玲，庞延，等.卢健棋临证施治痰浊型胸痹病人舌诊经验介绍［J］.中西医结合心脑血管病杂志，2020，18（3）：532-534.

［2］覃裕旺，朱智德，卢健棋，等.养心通脉方治疗气阴两虚挟血瘀型冠心病心绞痛临床研究［J］.中医学报，2015，30（3）：428-429，432.

［3］姚天明，于明.中医中药治疗冠心病研究进展［J］.辽宁中医药大学学报，2014，16（7）：178-180.

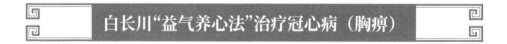

白长川"益气养心法"治疗冠心病（胸痹）

【医家简介】

白长川（1944—），"全国中医药杰出贡献奖"获得者，首届百名"全国名中医"，辽宁省中医大师，第三、第四、第六批全国老中医药专家学术经验继承工作指导老师，国家中医药管理局"优秀中医临床人才研修项目"授课及临床指导专家，全国名老中医药专家传承工作室建设项目专家。

【诊疗思路】

随着现代社会生活方式及饮食结构的改变，胸痹的发病日趋年轻化，且呈逐年增加的趋势，生活方式和饮食结构的改变对该病的发生发展有着重要的影响。白长川教授立足于当下，承袭前人及历代名家之大成，于临床诊疗进行思辨，形成了"因滞而病"的疾病观，提出胸痹主要病机是"因滞而病"。白长川教授将"滞"这一病因分为食（酒）滞、湿（热）滞、气滞、血（浊）滞、毒滞5种类型。白教授认为冠心病治疗的中医思维方法和西医思维方法不同，西医是由结构来决定它的功能，其结构发生了堵塞，功能而随之变化。但是中医以功能形态为主，通过功能的改善而引起结构的变化，形成再塑。如典型侧支循环建立，大血管发生了堵塞，可以通过侧支循环的建立来改善临床症状和功能。

冠心病不是单纯的心脏问题，还包括神经、内分泌、免疫网络系统等。白教授认为"以补为通"，不单是"以通为用"，运用"益气养心"，即补气活血、益气养心，达到"以补为通"的治疗目的。通过对"气"的补益，既可补益人体生命所需要的真气和谷气，又可补益滋养心脏所需的精气血脉，而达到营养心肌、改善心肌供血、改善心肌缺氧状态、改善心脏功能的治疗目的，而不是单纯的以理气、化瘀、活血为主。

白教授认为治疗冠心病的思路重点是改善心血管的"功能态"，通过益气养心治疗达到：①使血管的弹性改变，而使血管不容易堵塞；②改善心肌的收缩张力，缓解冠脉缺血时心肌细胞的缺氧、痉挛状态；③使心肌细胞得到充分的营养，改善微循环，促进ATP、钾泵、钠泵、钙泵等正常能量代谢转化；④促进建立侧支循环，改善心肌缺血问题。

【治疗方法】

白长川教授认为滞伤脾胃，乃生百病，治养脾胃，即可防治脏腑病证，进而提出了"运脾调五脏，和胃畅六腑"治养观，以健运、通运、升运、疏运、温运、滋运调和五脏；胃腑属阳以动为之用，升降失常则失其用，亦致脏腑气机失调，但复其顺、降、动、通之用则为其治，"过犹不及"，故不言通胃，而言和胃，谓之"和胃畅六腑"。根据胸痹的病因病机，在治疗上强调，运脾和胃、祛其实滞、补其不足。白长川教授将胸痹分为痰浊内停、肝郁脾壅、瘀血内阻、心气不足、阳虚寒凝5个证型，分别用瓜蒌薤白方、逍遥散合颠倒木金散、血府逐瘀汤、四君子汤、理中丸加减治疗。

苓桂术甘汤是白教授治疗冠心病的核心方，核心药物有桂枝、茯苓、白术、刺五加、绞股蓝、山茱萸、炒白芍、甘草。苓桂术甘汤正是在张仲景"病痰饮者，当以温和和之。心下有痰饮者，当从小便去之"这一治则下创制的，具有温阳化饮、健脾利湿之功效，指出对于痰饮治疗以温药、利尿为主。

脾是气机升降、水液代谢的调控系统，新陈代谢主要调控系统在脾。甘草、白术健脾益气养心，桂枝、甘草可强心，茯苓、白术可利尿，如尤在泾云"饮，水类也，治水必自小便去之"，苓桂术甘汤既具有益气养心的功效，又具备类似西医的强心利尿双重作用。用刺五加、绞股蓝以改善供血。两者归心脾肺之经，补脾肺之气、养心安神。绞股蓝被誉为"南方人参"，具有"人参适应原"样作用，而无人参之副作用。

伴心力衰竭症状患者用山茱萸、炒白芍以敛阴、固脱。《医学入门》记载："山茱萸，本涩剂也，何以能通发邪？盖诸病皆系下部虚寒，用之补养肝肾，以益其源，则五脏安和，闭者通而利者止，非若他药轻飘疏通之谓也。"《医学衷中参西录》记载："山茱萸，大能收敛元气，振作精神，固涩滑脱。"用山茱萸与炒白芍配伍，共奏补益肝肾、固脱敛阴之功。

（吴希泽　高　静　李　琳　庞　敏）

【参考文献】

[1] 张颖，白长川，于睿.应用白长川教授"运脾调五脏，和胃畅六腑"治养观论治胸痹[J].辽宁中医药大学学报，2019，21（8）：111–114.

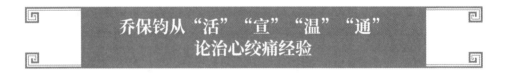

乔保钧从"活""宣""温""通"论治心绞痛经验

【医家简介】

乔保钧（1927—2014），河南陕县人，洛阳正骨学院伤寒温病教研组组长兼内科主任，洛阳地区中医院业务院长，洛阳市中医肿瘤研究所所长。第一批全国老中医药专家学术经验继承工作指导老师。兼任中华全国中医学会第一、第二届理事，河南中医学会会长，仲景国医大学教授。他从医50余载，一方面辛勤耕耘于杏林，桃李满天下；另一方面倾注精力，在疑难病的治疗方面积累了丰富的经验，尤擅治冠心病，因其医术高超、疗效不凡，在国内素享晓望。1991 年经国家人事部、国家卫生部及国家中医药管理局批准，被确认为全国 500 名著名老中医药专家之一。

【诊疗思路】

1. 以通为补，理气活血为要

乔老治疗心绞痛常以活血化瘀、化痰宣痹、温阳宽胸之法，可概括为"活""宣""温""通"四字要诀。心绞痛属本虚标实之证，治疗固应注重其本虚，但毕竟以"痛"为苦，以"痛"为急，因此，缓解疼痛为其当务之急。强调"以通为补""以通为主或宣通并用"。乔老认为，心痛或因七情所伤而气滞，或脾虚湿盛而痰凝，或心肾功能减退而阳衰，最终皆因影响血液运行，使心脉痹阻，瘀而不通，发为心痛。因此，欲止其痛，必先活血，欲活其血，必先理气。

2. 宣痹止痛，勿忘温阳化痰

乔老认为，所谓高血脂，可视为中医所说的"痰浊"。冠心病患者多形体偏胖，血脂多数偏高，以痰湿内蕴之体居多。而痰性黏腻，与阴血胶着难分，最易阻滞气机，痹阻心血。欲使气机宣通，应注重化痰药物的应用，常根据不同证型，酌情选加全瓜蒌、胆南星、竹茹、化橘红、桔梗、泽泻、猪苓等药。

痰又为阴邪，黏腻而不易涤除，且冠心病的痰邪，多深伏、渗润于脉管络道中，一般化痰之品难以奏效。乔老常于各型中酌加薤白、桂枝、细辛、附子、生姜等辛温通阳之品，使胸阳得复，气化有力，湿邪难以停聚，既可断生痰之源，又可旺盛血液运行，使气机畅通。气顺血活，痰湿浊邪就会随着气血的加速运行而逐渐涤除。历代医家治胸痹心痛皆强调以阳药、通药为主，其意皆在于廓清阴邪。

3. 证虽有型，贵乎知常达变

乔老治疗心绞痛，虽分气滞血瘀、痰痹心阳、气阴两虚、肝肾阴虚、心肾阳虚 5 个不同类型，但在临证实践中，强调应根据病情，因人因时，灵活组方，随证化裁。乔老指出，天道运行，世变万千，人体禀赋不一，病情变化多端，绝非几个证型而能将错综复杂的病况包罗其中。因此，分型只作为思维框架，供辨证分析时参考，而不能视为格式，在治疗中机械照搬套用，更不能一味活血化瘀，必须知此知彼，全面权衡，知常达变。

【治疗方法】

乔老认为，对冠心病的治疗，只能从长计议，不可急求其功。无论何种原因所致的心绞痛，发病均需经历一个漫长的病理演变过程。故在用药上，只能轻剂缓图，在扶正固本的前提下，着眼于调理脏腑功能，使气血阴阳逐渐趋于平衡，不可图一时之快而重剂猛投，更不能滥用攻伐而徒伤正气。若需补气，则参、芪用量应由小到大，渐次增加，不可峻剂骤用，以防补气太过，生热化火；若需理气，则枳壳、橘红、降香、沉香之辈，量取适中，且必配以生地、当归、白芍等阴柔之品，不致使气耗阴伤；若需温阳，需仔细分辨心、脾、肾三脏何脏之虚，有的放矢，酌情选用薤白、桂枝、附子、细辛、生姜、葱白之类，中病即止，不可久服妄用，以免损耗真阴。

用药固然要依证为凭，但更要以病机为要。只要病理机制未变，即便症状略有变化，治法治方也不要随意更改，疗效往往在守法守方的坚持之中。基于气血互用之理，乔老曾自创宣痹止痛散，方以炙甘草、红参、辽细辛益气温阳，振奋心肌，推动血液运行；以丹参、川芎、三七、郁金活血化瘀；以元胡、沉香、冰片理气宣痹止痛。其中对炙甘草的应用，尤具匠心。甘草味甘平，性和而缓，世人多用作"调和"之品，而乔老视其为"补气"之佳品，经蜜炙炮制后，与人参（或党参）配合，用以为君，取其性温助阳、益气强心、健脾和中之功。虽属"平凡"之品，亦有"非凡"之能，用之得当，常应手而效，因其性平，尽管放胆应用，乔老最大用量有时达30克，未见引起水肿者。对素有水肿的患者，为消除水肿加重之虑，可配以白术、云苓、车前子、泽泻等淡渗利水药。宣痹止痛散不仅适用于心绞痛之单纯气滞血瘀者，而且对其他各证，在疼痛发作之际，应急服用，均有明显止痛效果。

【医案】

患者，女，43岁，1977年10月2日初诊。现病史：心前区阵发性刺痛多年，伴心慌、胸闷、气短，近来因情志不舒致心痛加重，发作频繁，且头痛眩晕，口苦咽干，欲呕，大便干，溲黄。诊查：形体肥胖，下肢轻度水肿，舌体胖大，舌质尖红，边不整，苔白腻略黄，脉沉弦结代，寸口较大，两尺较弱，血压150/100 mmHg，洛阳市某医院查心电图示频发性室性期前收缩。辨证：脉证合参，此属心脾不足，痰湿内盛，心血痹阻，复加肝郁气滞，郁而化热，促其病情加重。治则：先宜疏肝清热，和胃化痰治其标。方选温胆汤化裁。处方：陈皮 10 克，竹茹 9 克，枳实 10 克，清半夏 9 克，丹皮 12 克，生杜仲 30 克，醋柴胡 10 克，酒黄芩 10 克，炙甘草 20 克。

二诊：上药服 7 剂后，头痛、眩晕、口苦咽干诸症悉除，心慌、胸闷、气短亦明显好转，大便转溏，但下肢水肿未消，脉仍弦细间有结代。血压 130/70 mmHg，此乃肝气得舒，余热已清，标证既除，当固其本，转以益气宁心为主，兼以健脾、淡渗利湿。处方：党参 10 克，麦冬 15 克，五味子 9 克，酸枣仁 30 克，远志 10 克，菖蒲 10 克，白术 10 克，茯苓 30 克，泽泻 10 克，车前子 10 克，炙甘草 30 克，核桃 5 个。

三诊：又进 7 剂，自述精神好转，水肿消失，心慌气短明显减轻，唯心前区仍感刺痛，舌体微胖。宗上方去车前子、泽泻，加降香、郁金各 10 克。

四诊：又服 14 剂，诸症皆失，心电图复查已正常。查其脉仍弦细，舌质微红，苔白，最后投以益气养心汤（自拟方）10 剂，以善其后。处方：党参 12 克，麦门冬 13 克，五味子 9 克，云苓 30 克，白术 10 克，炒枣仁 15 克，桂枝 5 克，郁金 3 克，生地 9 克，生龙骨 12 克，炙甘草 20 克，核桃 6 个（服药后生吃）。半年后随访已恢复正常工作。

按：该案属肝郁化热，脾虚湿盛，心脉痹阻。治疗先用温胆汤化裁，疏肝清热、理气化痰治其标，再以生脉散加味，益气宁心、健脾利湿治其本，终以益气养心汤善后巩固。如此把握不同时期的不同病情，针对不同阶段的主要矛盾，区分标本缓急，用药有的放矢，故疗效既著且速，充分体现了依证为凭、知常达变的辨证原则。

（王新陆　樊根豪　王永霞）

【参考文献】

［1］岳美中.心痛、胸痹的探讨 [J].新中医，1974（4）：10-15.

［2］于宏波，严石林，鲁法庭，等.论以病机为核心的中医辨证观 [J].辽宁中医杂志，2009，36（5）：720-721.

［3］杨柏灿，方瑜.甘草在调和药物性能中的应用 [J].上海中医药杂志，2012，46（6）：91-94.

［4］本刊编辑部.乔保钧心绞痛治验 [J].中国社区医师，2010（44）：21，28.

任继学治疗真心痛临床经验

【医家简介】

任继学（1926—2010），长春中医药大学教授，博士研究生导师，首届国医大师。全国中医界首枚"白求恩奖章"获得者，吉林省英才奖章获得者，吉林省荣誉省管优秀专家。著有《悬壶漫录》《任继学经验集》等。

【诊疗思路】

任老认为冠心病的形成与发展，既有外因又有内因。心脏已赋有先天发病之基因，复因风寒之侵、暑湿之害、情志之变和酗酒之毒等，损伤脉膜，引发血流滞缓，血脉凝涩，营气逆陷于心之肉理，逆陷之血生热，则为腐、为瘀、为痰，其病乃成。真心痛病位在心，与肝、肾、脾三脏关系密切。

心之生理活动依赖肝疏泄之力以助之（心肝气通），肾阴精濡养以敛之，脾之生化转输，以升清降浊，鼓舞心肌，神明以调，心脏方能有节律地开闭、舒缩、跳动，推动血行也。心体受损，血脉痹阻，血津为瘀为饮，此为病之本，脏腑经络为病之标。若发生于中壮年之人，则以实为要；老年人则以虚为本，以实为标。

任老治疗真心痛的经验，病机上指出腐、瘀、痰是其重要的病理因素。治疗上要细察病象，掌握外因与内因，四诊合参，分期诊治，临床加减。用四妙勇安汤加减治疗真心痛，取其解毒、散瘀之功为其特色经验。

【治疗方法】

任老认为本病多以虚中夹实为主，治宜急则治标、缓则治本，以消除症状，恢复气机，使之阴阳得平，气血充和，所以《黄帝内经》曰："疏其血气，令其条达，而致和平，此之谓也。"

（1）初期症见心刺痛，左胸背肩胛酸闷痛，气短，脘腹痞痛或恶心，呕吐酸涩，恐惧不安，汗出，3～5天发热，颜面两颧红，四肢厥冷，口唇暗红，舌赤，苔白，脉多数疾或参伍不调。治法：活络行瘀，清心解毒。方用四妙勇安汤（《验方新编》），组成：金银花、玄参、当归、甘草。

初期是治疗关键，除上方大剂用银花等以外，还以参麦注射液加于5%葡萄糖注射液（消渴病者，用生理盐水注射液）100 mL中静脉滴注，同时配合用血塞通注射液，若脉迟者用丹参注射液。症见四肢厥冷、汗出、脉见虚数无力或沉伏之象者，用参附注射液静点，加服生脉附子汤（《医宗粹言》方：生晒人参、附子、大麦冬、五味子、甘草），服药后病情未见改善者，加干姜再服之；症见心动悸、脉结代者，加炙甘草汤（《伤寒论》）；心动悸，口燥咽干，神倦欲眠，舌红，苔黄，脉结代，甚则两至者，加服加减复脉汤（《温病条辨》）；腹泻者，前方去火麻仁加牡蛎；脉细促，心中大动，甚则痛者，前方加生龟板、生牡蛎、生鳖甲治之；心痛不解者，内服止痛散（五灵脂、生蒲黄、延胡索、乳香、没药、樟树皮、川芎）；便秘不解者，四妙勇安汤内重用玄参，加黑芝麻、桃仁、柏子仁、煨皂角；呃逆者，是心之真脏受伤，需防止心衰发生，急投炒刀豆子、青皮、枳壳、清半夏、生姜、莱菔子、枇杷叶、党参。不效时急用硫黄、雄黄、白酒煎，用酒药热气熏鼻，疗效可信。呕吐者于四妙勇安汤内加清半夏、生姜、枇杷叶、竹茹、芦根。

（2）中期，病程已逾十五日，症见心胸隐痛，时作时止，或胸中灼热，心悸烦热，气息短促，语声低微，乏力汗出，夜间显著，手足心热，口舌少津干而不润，小便色黄，舌红，苔薄黄，脉多虚数或结、代、促。治宜益气养阴，活络和营，方用滋阴生脉散（《医宗粹言》），大麦冬、生地、全当归、甘草（生）、白芍（任老用赤芍）、五味子（任老加生晒人参、阿胶）。

（3）恢复期，多在发病第三十五日以后，症见全身倦怠，动则气短胸闷，心动悸，纳呆，心胸时有隐痛，自汗，颜面多见黄、红、白三色外现，舌淡红隐青，苔薄白，脉多见虚弦或沉虚、结、代之象。治宜益气和中，养心和营。方用生脉建中汤（《伤寒大白》），药用生晒参、大麦冬、五味子、赤芍、桂枝、生甘草。水煎服。

【治疗绝技】

（1）治疗真心痛初期，以四妙勇安汤加减，药量较常用量为大，如金银花100～200克，玄参50克，当归50～100克，甘草50克。

（2）温阳通络饮（经验方）用于真心痛阳气虚证，用鹿角15克，淡菜15克，生槐花15克，葛根25克，降香7.5克，川芎15克，枸杞25克，桂枝15克，细辛2.5克，附子15克，白胶香15克，三七粉10克（冲），水煎服。

（3）外用止痛膏。真心痛症见心痛不解者，外用止痛膏，贴乳根穴、心俞穴，处方：炙川乌、乳香、五灵脂、冰片、没药、生蒲黄、细辛、川椒、麻油、黄丹。

（高　静　马跃海　庞　敏）

【参考文献】

［1］郑大为，栾杰男.任继学教授治疗急性心肌梗塞经验[J].中华中医药学刊，2007，25（8）：1562-1563.

［2］王兰茹，任玺洁，任玺波.任继学教授的治学思想与临证特色[J].中国农村医学，1997，25（2）：10-11.

［3］任继学.悬壶漫录[M].北京：北京科学技术出版社，1990.

刘志明"心肾同治法"治疗冠心病

【医家简介】

刘志明（1925—），男，湖南省湘潭人。中国中医科学院广安门医院主任医师，博士研究生导师、博士后指导老师，国医大师，首批享受国务院特殊津贴的中医药专家，中央保健专家，北京中医药大学、中国中医科学院研究生院教授、资深研究员。中国中医科学院学术委员会副主任委员、学位委员会副主席，中华中医药学会顾问，曾任中华中医药学会副会长。从事中医临床工作80余载，善用经方，师古而不泥古，对脉学、本草、方剂及临床各科均有深入研究。

【诊疗思路】

刘老认为冠心病总体上属本虚标实。但临床表现多虚实夹杂，或以虚证为主，或以实证为主，兹将最常见的病因病机分述如下。

（1）气血虚衰，胸阳不振。《金匮要略·胸痹心痛短气病脉证治》云："今阳虚，知在上焦。"临床出现的"胸背痛、短气""心痛彻背"皆为上焦胸阳不宣所致。本病又恒见于中、老年人。老者肾虚，肾藏精，精化气，肾为气之根，在人如同树根，供养一身之气，肾虚故不荣则痛。因此，气血虚衰是冠心病心绞痛的重要病机，也是冠心病的重要病因学基础。

（2）寒邪内侵，气滞不宣。寒性凝滞，易伤阳气，痹阻胸阳，胸痹心痛。《诸病源候论·心痛病诸候》说："心痛者，风冷邪气乘于心也。"《素问·举痛论》说："经脉流行不止，环周不休，寒气入经而稽迟，泣而不行，客于脉外则血少，客于脉中则气不通，故卒然而痛。"

（3）饮食不节，浊气上逆。恣食肥甘厚味，或中虚食滞难消，胃失和降，脾不升清，浊气在上，故胸痹心痛。《证因脉治》亦云："胸痹之因，饮食不节，饥饱损伤，痰凝血滞，中焦混浊，则闭食闷痛之症作矣。"

（4）情志失调，气机不畅。神能驭气，神乱气病，气机不畅，亦胸痹而痛。

总之，冠心病之标在心，有虚有实，本虚在肾。

【治疗方法】

刘老治疗冠心病强调"心肾同治"，擅长使用仲景经方，配合后世时方，基于辨证，灵活化裁，兼顾多方面病机治疗。冠心病临床表现多样，具体治疗方法如下。

（1）胸阳不宣，多见胸闷、心痛或胸痛彻背、心悸、面色苍白或暗滞少华、畏寒、肢冷、睡眠不宁、自汗、左寸脉弱或小紧。治以通阳宣痹，豁痰下气。《金匮要略》瓜蒌薤白半夏汤合枳实薤白桂枝汤加减。瓜蒌9克，薤白12克，桂枝9克，枳实12克，厚朴12克，党参15克，生姜6克，半夏12克。

加减法：若阳虚痛甚，"心痛彻背、背痛彻心"，再合人参汤，另加三七粉，随汤药吞服，每日1次，心痛止，停服三七粉。若心悸气短，脉迟或结代者，合用炙甘草汤；若"胸痹不得卧"，即心痛不能平卧，并影响至胃，而出现胃胀痞结等症状，当心胃同治，从上方中加陈皮、茯苓等；若偏虚者再加西洋参；若兼血虚失眠，合用四物安神汤或酸枣仁汤化裁。

（2）阳脱阴竭，多见于冠心病心肌梗死合并心源性休克。临床主要表现为持续性的剧烈心绞痛，精神萎靡，心悸气短，出冷汗，颜面苍白，四肢厥冷，或四肢出现青紫色；舌质紫暗；脉微欲绝，或见脉结代。治法：回阳救脱，益阴复脉。方药：《伤寒论》四逆汤合生脉散、保元汤加减。制附片12克，人参15克，干姜6克，麦冬9克，五味子9克，炙甘草12克，黄芪15

克。若心绞痛剧烈持续不解，加苏合香丸 1 丸，温开水送服，每日 2 次，心痛止，则停服。

（3）心肾阴虚，见于冠心病，但无典型的心绞痛史。肾阴虚临床主要表现有头晕、耳鸣、口干、腰酸腿软、夜尿频数；脉沉细，或弦，或尺、寸脉减弱；心阴虚临床主要表现有心悸、气短、胸闷、夜卧不宁等；舌质红，苔薄白或无苔；脉细数无力。治法：滋阴益肾，养心安神。方药：杞菊地黄汤合首乌延寿丹加减。菊花 9 克，干地黄 12 克，茯苓 9 克，丹皮 12 克，首乌 15 克，桑椹 12 克，牛膝 9 克，桑寄生 12 克，菟丝子 9 克，草决明 9 克，黄精 12 克。心阴亏虚见心悸、盗汗、心烦不寐者，可加麦冬、五味子、柏子仁、酸枣仁等以养心安神。

（4）阴虚阳亢，多见于高血压合并冠心病，临床主要表现为胸闷心痛间作，头晕、耳鸣、目眩、舌麻、肢麻、口干、心烦易怒，面部烘热、手足心发热，腹胀；舌质红，苔薄黄；脉弦等。治法：通阳宣痹，滋肾平肝。方药：《金匮要略》瓜蒌薤白半夏汤合天麻钩藤饮加减。瓜蒌 9 克，薤白 12 克，半夏 9 克，钩藤 9 克，天麻 9 克，石决明 18 克，牛膝 12 克，杜仲 12 克，黄芩 9 克，菊花 9 克，首乌 12 克，珍珠母 18 克，桑寄生 12 克。

【治疗绝技】

治疗冠心病顽固性心绞痛是临床医师的棘手问题，故寻求中医中药中有效止痛剂是为要策。刘老在多年的临床实践中，逐渐摸索出一些有效的止痛药，兹介绍如下。

（1）麝香：此药辛香走窜，治疗各型心绞痛疗效显著，常用量 0.3 ~ 0.5 克，装入胶囊吞服。

（2）三七：专走血分，善行瘀血而止痛，适应于各型心绞痛，常用量 1 克，研粉吞服。

（3）乌药：专走气分，善行气止痛，适用于阴寒痼结的心绞痛，即"心痛彻背，背痛彻心"。常用量 3 ~ 9 克，煎水服，日服 2 次。

（4）西洋参合三七粉：西洋参 6 克，煎水，送服三七粉 0.5 ~ 1 克，日服 2 次，用于各型心绞痛。此为益气行瘀之要药。

【医案】

病例 1：患者，男，63 岁。1981 年 4 月 23 日初诊。主诉：间发心前区憋闷9年，近1个月加重。病史：患者于近9年来常心前区闷痛。每次发作均与劳累有关，稍劳则心绞痛发作频繁，每次历时5分钟左右，放射至左前臂，休息及含服硝酸甘油片可缓解。近1个月来因外出活动较多，故上述症状加重，发作次数也增加；同时伴气短、腰酸软无力、口干纳少、大便微干。患者素有高血压及糖尿病病史。诊查：血压130/90 mmHg（就诊前已服降压药），精神欠佳，左手握物发抖；舌苔薄；脉弦细，沉取无力。辨证：此属老年肾阴素亏，胸阳不振，血气不和。治法：滋肾通阳，兼理气血。处方：瓜蒌薤白半夏汤合首乌延寿丹化裁。瓜蒌15克，薤白12克，首乌12克，桑椹15克，桑寄生12克，当归9克，太子参12克，牛膝9克，枳壳9克，赤芍9克，川芎4.5克，三七粉1克。冲服。

二诊：服药7剂后，自觉精神好转，心憋闷减轻，再投原方120剂。

三诊：心前区痛完全消失，血压稳定，血糖降至6.6 mmol/L，并恢复全日工作。为巩固疗效，后改服丸剂。处方：西洋参30克，首乌45克，桑椹45克，茯苓30克，生黄芪30克，瓜蒌45克，薤白30克，枣仁30克，桑寄生45克，牛膝45克，枳实30克，三七30克。共为细末，炼蜜为丸，每丸10克，日服2丸。

1年后，患者身体较健康，虽有时有劳累感，但不曾发生心绞痛。

按：患者年过六十，气短、腰酸软无力、口干、便干、脉细、沉取无力，有高血压、糖尿病病史，均提示肾阴虚。胸憋闷痛、病程9年提示胸阳不振、气滞血瘀。纳少神疲、劳累加重提示胃气虚弱、气血不足。持物发抖、脉弦提示风邪内动，结合其他表现判断为阴虚风动，程度较轻，可先围绕冠心病阴虚主证调治，兼顾风邪。肾阴虚、气血不足用首乌延寿丹，胸阳不振用瓜蒌薤白半夏汤，痰浊不重，故去半夏。辨证准确，用药精当，故收效满意。本案体现了冠心病患者多以肾虚血瘀为主要病机，兼有其他脏腑失和、邪气内扰，临床宜以肾虚血瘀、心胸证候为主，兼顾其他问题进行治疗。

病例2：患者，男，51岁，2018年3月5日初诊。病史：患者于3个月前出现胸闷、胸痛，伴心慌间断发作，持续约数分钟至十余分钟，可自行缓解。曾于外院查冠脉CT示前降支中段轻度狭窄，中间支可见重度狭窄，予冠心病常规西药治疗，症状控制欠佳。后行冠脉造影结果显示中间支弥漫斑块，狭窄最重60%，诊断为冠状动脉粥样硬化心脏病（单支病变累及中间支），药物保守治疗，自觉症状较前减轻，但时有发作，遂于门诊就诊。刻下：间断心慌胸闷，心前区疼痛，易疲劳，双下肢发凉，纳可，眠欠佳，易醒，醒后不易再睡，大便溏，小便调。既往：哮喘史，否认其他慢性病、传染病及手术外伤史。诊查：血压 130/90 mmHg，心脏听诊律齐，各瓣膜听诊区未闻及病理性杂音。舌质暗红，苔薄黄，脉沉细。查心电图（－），颈动脉超声：双侧颈动脉内－中膜不均匀增厚伴斑块，右侧锁骨下动脉斑块形成。西医诊断：①冠状动脉粥样硬化性心脏病；劳力性心绞痛；②多发动脉粥样硬化；③血脂异常。中医诊断：胸痹；辨证：肾精亏虚、痰瘀痹阻证。治法：滋肾活血，通阳化浊；方以滋肾活血方加减。处方：制何首乌 20 克，薤白 20 克，全瓜蒌 12 克，炒枳壳 10 克，黑桑椹 20 克，生黄芪 20 克，三七 3 克，茯苓 20 克，太子参 20 克，炙甘草 6 克，法半夏 6 克，炒杏仁 10 克，川芎 12 克。共 10 剂，每日 1 剂，水煎，分 2 次服。

二诊（2018 年 3 月 14 日）：胸闷、胸痛较前减轻，易疲乏，双下肢发凉未见缓解，饭后烧心，睡眠较前好转，小便可大便不成形。血压 140/80 mmHg，舌质暗红，薄黄苔，脉细弦。处方：制何首乌 20 克，太子参 20 克，白术 15 克，白芍 12 克，茯苓 15 克，三七 3 克，甘草 6 克，陈皮 10 克，神曲 10 克，酸枣仁 15 克，薤白 15 克，桑椹 15 克。共 10 剂，每日 1 剂，水煎，分 2 次服。

三诊（2018 年 3 月 29 日）：自诉停药后仍觉胸闷、胸痛，伴恶心无明显呕吐，双下肢乏力，纳眠可，二便调。血压 112/78 mmHg，舌质淡红，薄白苔，脉沉细。处方：续上方加枳壳 10 克。共 10 剂，每日 1 剂，水煎，分 2 次服。

后患者多次复诊，病情相对平稳，症状控制可，处方均以滋肾活血方加减。至十诊（2018 年 9 月 11 日）时：因天气转凉自觉偶有心悸、头晕，纳眠可，二便调。血压 130/80 mmHg，舌质淡，薄白苔，脉细。复查冠脉 CT 显示左主干管壁未见异常密度，管腔未见狭窄；左前降支中段及中间支、右冠状动脉中段、左回旋支中段局部或弥漫管壁增厚，中间支为著，呈软组织影环绕改变，管腔未见明显狭窄。

按：患者为中年男性，胸闷、胸痛，伴心慌间断发作，冠脉 CT 检查显示中间支重度狭窄，造影显示单支病变，予口服药物治疗，但胸痛等自觉症状明显，影响其工作生活。结合年龄、症状、舌脉等特点，刘老认为其基本病机为肾精亏虚，痰瘀内生。男子四十时，肾气渐衰，肾精渐亏，此为患者发病之根。心肾相通，肾精不足则心失所养，心阴亏虚，心脉不荣，加之虚火亢盛耗伤阴血，阴亏更甚，心脉失养；阴虚致虚风内动，经脉挛急，而胸痛更甚；心主血脉，鼓动气血而滋养周身，心气痹阻而鼓动失司，气血运行不畅，血液瘀滞，日久瘀而化热，故瘀象、热象并见，表现为舌暗、舌红、苔黄。心阳痹阻，阳气不能荣润于周身，四肢失于温煦而见肢体发凉。四诊合参，与滋肾活血方之病机相契合，遂处之。方中瓜蒌薤白半夏汤通阳化浊，宣痹止痛，祛除病理产物，缓解症状，治疾病之标；主方首乌延寿丹补肾填精，滋养肾阴，切中疾病关键，治疾病之本；两方合而用之，标本兼顾。复诊时，刘老将四君子汤寓以其中，脾胃为后天之本，气血生化之源，有固后天以强先天之意。患者多次复诊随访，症状虽不尽相同，但刘老认为基本病机仍未变，遂坚持用滋肾活血方加减治疗。经诊治，患者不仅症状缓解，辅助检查示动脉狭窄亦得到逆转，疗效显著且无明显不良反应，结局令人欣慰。

（刘如秀 李 军）

【参考文献】

［1］刘如秀，马龙 . 国医大师刘志明临证经验集 [M]. 北京：人民卫生出版社，2017：1–20，
　　　104–110，149–154.

［2］刘如秀 . 刘志明医案精解 [M]. 北京：人民卫生出版社，2010：140–201.

［3］刘志明 . 冠心病辨证论治的认识及体会 [J]. 中国医药学报，1994，9（3）：46–49.

［4］郭艳琼，刘金凤，常兴，等 . 国医大师刘志明从肾论治冠心病经验撷菁 [J]. 辽宁中医
　　　杂志，2020，47（8）：42–44.

阮士怡"益气养阴法"治疗冠心病

【医家简介】

阮士怡（1917—2020），教授，第二届国医大师，中西医结合心血管病专家。长期从事心脑血管系统疾病的研究，擅长应用中医药治疗心血管疾病。倡导心、脾、肾三脏一体防治心血管病，采用"益气养阴法"治疗冠心病，

创造性地提出"益肾健脾，软坚散结"法防治动脉粥样硬化的设想及干预动脉粥样硬化进程的策略，并依本法则研制出具有抗动脉粥样硬化作用的系列方药——降脂软脉 1～4 号和具有延缓衰老功效的补肾抗衰片。

【诊疗思路】

阮老认为冠心病发生与心、肝、脾、肾亏虚相关，正气亏虚，易致阴邪产生，形成血瘀、痰浊、气滞、阴寒等病理因素痹阻心脉，其中心气不足，心阳虚衰，则运血无权，此阶段辨证多属于"气阴两虚证"，治以益气养阴法为主贯穿治疗始终。

动脉粥样硬化又是以冠心病为代表的贯穿于心脑血管疾病发病和进展的病理环节，若能推迟动脉粥样硬化的发生，则可以防治冠心病的发生、发展。阮老认为，脾、肾两脏为先、后天之本，是冠心病发病过程中涉及的主要脏器。脾肾不足则精不能化气，气不能化精，化源不足，则脏腑功能紊乱可产生血瘀、痰结的致病因素。阮老以益肾健脾提高人体的正气，进而发挥对血管内皮细胞的保护作用，达到抗损伤的目的。以软坚散结修复已经退行性变的动脉。疾病后期顾护正气，养心保脉，增加心脏本身的功能，提高心肌对缺血、缺氧的耐受力。

从育心保脉论治冠心病危险因素。阮老认为血管稳态是指血管功能或结构处于平衡状态，血管自稳态平衡是机体生命活动的重要基础。人体是在心、血、脉、神共同维系下，达到大、小、微循环的血管稳态。各种因素导致血管失稳态后，产生血管重构，而血管重构是许多血管及循环疾病的重要病理生理环节。阮老提出调和气血、养心安神以心身同治，稳斑通络、活血化瘀稳定易损斑块，化浊解毒、和血畅脉调治易损血液，益肾健脾、调气养血调治易损心肌。

【治疗方法】

1. 气阴两虚

症见活动或气短，伴喘息，偶有胸痛，舌暗紫，苔薄白，脉沉细。以益气养阴为主，以"651"丸（现名活血保心丸）加减。此方系津门名医董晓初经验方，由炙甘草汤化裁而来，方由党参、桂枝、地黄、鸡血藤、麦冬、甘草、制何首乌、阿胶、五味子、龟甲（醋制）、大枣等药味组成。

2.动脉粥样硬化斑块

治以益肾健脾，软坚散结，标本同治以延缓动脉粥样硬化。药用绞股蓝15克，炙鳖甲30克，丹参20克，茯苓15克，川芎10克，女贞子20克，枸杞10克，补骨脂10克，海藻15克，炙甘草10克。阮老常用的软坚散结药有炙鳖甲、海藻、绞股蓝、夏枯草、浙贝母等。用炙黄芪、茯苓、白术等补气健脾之品，当归、鳖甲、桑寄生、淫羊藿等扶正之品，从而达到补虚以散结的目的。

【医案】

患者，女，70岁，2013年10月31日初诊。病史：患者于3年前因胸闷于当地医院就诊，诊断为冠心病，并植入2枚支架。术后气短间作，活动后尤甚，偶有胸痛，自服硝酸甘油可缓解。刻下症见：活动后气短，伴喘息、神疲乏力，偶有胸痛，畏寒，小腹胀满发凉，四肢厥冷，口干口苦，有痰难咳。纳差，脘腹胀满，大便困难，寐欠安，服用艾司唑仑片辅助睡眠。舌暗紫，苔薄白，脉沉细。中医诊断：胸痹心痛病。辨证：气阴两虚证。治法：益气养阴。处方：党参15克，麦冬10克，知母15克，白芍20克，淫羊藿15克，肉苁蓉15克，丹参20克，制首乌5克，川芎10克，木香10克，番泻叶3克，火麻仁15克，合欢花10克，砂仁6克。7剂，每日1剂，水煎服。

二诊（2013年11月7日）：患者诉药后乏力、口苦好转，仍胸闷、憋气、气短、活动后明显，四肢发凉。今日小腹坠胀，矢气频作，大便干，1日1行。纳可，寐安，夜尿4次/晚，舌紫暗，苔薄白，脉沉细。处方：上方基础上去党参、麦冬、淫羊藿、肉苁蓉、合欢花，加绞股蓝10克，炙鳖甲30克，当归10克，麻仁20克，菖蒲10克，远志10克，女贞子20克。每日1剂，水煎服。

三诊（2013年11月14日）：药后胸闷心慌、憋气缓解，背部偶有疼痛，伴头晕、燥热，食后胃脘胀满，腰酸腿疼，手足逆冷，口干口苦。纳差，寐欠安，多梦，大便无力，夜尿4～5次/晚，舌暗紫，苔薄白，脉沉细。处方：在上方基础上去绞股蓝、当归，加瓜蒌30克，赤芍15克，板蓝根10克，泽泻30克，炙甘草6克。每日1剂，水煎服。

四诊（2013年11月21日）：药后仍有喘息，心前区满闷不舒，余症同前。舌暗，苔黄腻，脉沉。患者心慌症减，故在上方基础上去板蓝根，口干加荷叶，心前区满闷不舒，加枳壳10克，吴茱萸5克，酸枣仁30克，葶苈子10克。每日1剂，水煎服。

　　五诊（2013年11月28日）：患者喘息好转，近1周未发心绞痛，胁肋部胀痛不适，少腹冷痛，腹胀，周身乏力，口干口苦，舌脉同前。患者前症好转，腹部不适症状显著。处方：在前方基础上加莱菔子降气消胀，浙贝母、煅牡蛎制酸止痛。

　　六诊（2013年12月19日）：患者服药后症状减轻，现偶有胸闷憋气、心慌，胆怯心惊，食后胃脘胀满缓解，时反酸，两胁肋胀痛，手足欠温。纳欠佳，寐欠安，舌红，苔薄白，脉沉。患者服药至今，症状较前明显减轻，现症见心慌、胆怯心惊，胃脘胀满。处方：在上方基础上加桑寄生15克，续断15克，黄连15克，焦三仙各10克。每日1剂，水煎服。

　　按：患者年过七旬，因冠心病植入支架2枚，术后3年，仍正气亏虚于内，又伴痰瘀等病理因素，故初期以益气养阴为主，方以"651"丸加减，改善胸痹心痛症状及心肌供血维持功能；中期患者服药后，症状较前好转，故予益肾健脾、软坚散结法以治病求本，防治结合；后期养心育心，本于心之本体，维护心脏本身需要后期康复的功能。纵观整体，阮老将"心脾肾三脏同调治观"贯穿整个治疗过程中，取得了较好疗效。

（王玲玲　白瑞娜）

【参考文献】

[1] 熊鑫，张军平，朱亚萍，等. 阮士怡基于"正气存内，邪不可干"理念辨治冠心病的经验初探[J]. 辽宁中医杂志，2019，46（11）：2278-2280.

[2] 王晓景，张军平. 国医大师阮士怡辨治心血管病用药经验撷拾[J]. 辽宁中医杂志，2015，42（11）：2093-2095.

[3] 谢盈彧，张军平，李明，等. 阮士怡从脾肾立论治疗冠心病经验[J]. 中医杂志，2016，57（3）：193-195.

[4] 王晓景，张军平，李明. 阮士怡心脾肾三脏同调治疗冠心病经验[J]. 中医杂志，2017，58（6）：464-466.

[5] 刘琪，谢盈彧，张军平. 阮士怡运用软坚散结法治疗冠心病动脉粥样硬化经验[J]. 中医杂志，2018，59（11）：915-917.

[6] 程坤，张军平. 国医大师阮士怡治疗胸痹心痛之经验撷要[J]. 江苏中医药，2018，50（5）：14-16.

［7］方子寒，张琴，谢盈彧，等．阮士怡从"脉中积"理论治疗冠心病冠状动脉粥样硬化
经验［J］．中医杂志，2018，11（21）：1812-1814，1823.

［8］任晓晨，张军平，阮士怡．国医大师阮士怡从心－脉－血论治冠状动脉粥样硬化性心
脏病［J］．中华中医药杂志，2019，34（9）：4076-4078.

［9］高宇，张军平，阮士怡．阮士怡教授治疗冠心病临证经验［J］．天津中医药，2011，28
（1）：5-6.

［10］谢盈彧，方子寒，李渊芳，等．国医大师阮士怡运用育心保脉理论辨治心力衰竭经
验［J］．中国中西医结合杂志，2020，40（11）：1388-1391.

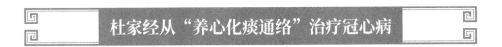

杜家经从"养心化痰通络"治疗冠心病

【医家简介】

杜家经（1941—），湖北武汉市人，主任医师，教授，硕士研究生导师。全国名老中医药专家传承工作室建设项目专家，原武汉市中医医院院长，武汉市第八、九届政协委员，第三批全国老中医药专家学术经验继承工作指导老师，湖北省、武汉市知名中医专家。对心血管疾病的诊治具有独特的见解，提出冠心病病因"虚、痰、瘀"理论，以"补虚、化痰、通络"为法，研制"营心宁""润肺益肾饮""茯苓生脉饮"等治疗多种心血管疾病的中药制剂，临床疗效显著。

【诊疗思路】

冠心病患者以老年人为主，脏气渐衰，以致心气不足，鼓脉无力，从而引发气滞、血瘀、痰阻等临床特征，其中正虚为本，痰瘀为标。虚包括心阳虚、心气虚、心阴虚、心血虚、心肺气虚、气阴两虚、心脾气虚、心脾阳虚、心肾阳虚等；痰主要为无形之痰，与瘀血和浊邪相随，阻于胸中，阻遏阳气而发胸痹心痛；杜教授认为，痰瘀致胸痹心痛具有双重性，一则瘀阻，不通则痛；二则因瘀致供血不足，不荣则痛。

在《金匮要略》所提出的"阳微阴弦"理论基础上，杜教授提出了胸痹心痛分为急性发作期、慢性间作期、相对缓解期，以及对应的分期辨证论治学术思想。

（1）急性发作期以邪气实、胸憋闷、心痛频作为特征，此期的治疗重点是活血通络、温经散寒、化痰逐饮、化浊祛邪。

（2）慢性间作期，有胸闷、心痛间断发作兼正气不足的种种表现，或气虚或阳虚或气阴不足，或心血亏虚。此期的治疗原则是标本兼顾，祛邪与扶正并重，活血化痰通络同时，并重益气补益气阴，温阳通阳，养血益心。

（3）相对缓解期治疗的重点是扶正，包括益气活血，健脾以化痰浊，温心肾以散寒通经及其联合应用。

杜教授治疗心病，调整心与其他脏腑间的关系，从心—肝—脾、心—肾—脾、心—脾—肺三轴论治，以血、精、宗气虚为主线，以痰、瘀、寒为标实，调五脏以心为主，兼顾他脏，补虚、祛实邪、祛实邪、扶脏虚，同时根据老年人肺肾不足之特点，治疗上尤重视补益肾气，以治老年人各种虚损之证，并提高老年人的免疫机能；妇女则重调经，心病可导致月经不调，而月经不调又可直接影响到心脉的病变，如经血过多，则心失所养；经行不畅，则血瘀于内，阻滞心脉，又可诱发或加重心病。杜教授主张经前、经期宜通，以养血调经，活血行气。

【治疗方法】

杜教授根据冠心病心绞痛的基本病机，以益气养阴、化痰通络为基本大法，自拟基本方，药用沙参、麦冬、五味子、陈皮、法半夏、茯苓、赤芍、川芎、丹参。根据气虚的不同程度，选人参、党参或南北沙参。杜教授临床上尤喜好使用南北沙参，该药性味甘寒，缓补平补，可防人参过补之气机壅滞，又兼养阴生津之功，且用之得心应手，屡用不爽。根据养心化痰法自制营心宁胶囊，由红参、藿香、枳实、川芎、薄荷脑组成。临床分以下四型辨证加减。

1. 心血瘀阻型

症见：胸部刺痛，入夜尤甚，时或心悸不宁，舌质紫暗，脉涩。治以化瘀通络、益气化痰，用基本方去五味子，加桃仁、郁金、降香。

2. 气阴两虚型

症见：胸部隐痛，时作时止，心悸气短，倦怠懒言，面色少华，头晕目眩，遇劳则甚，舌质红，脉细弱或结代。治以益气养阴、化痰通络，用基本方去茯苓，加党参、生地、黄芪。

3.痰浊壅塞型

症见：胸闷如窒而痛或痛引肩背，气短喘促，肢体沉重，形体肥胖，痰多，舌苔浊腻，脉滑。治以化痰泄浊、益气活血，用基本方去麦冬，加全瓜蒌、枳实、薤白。

4.寒凝心脉型

症见：胸闷胸痛，甚则胸痛彻背，感寒痛甚，畏寒，气短，心悸，重则喘息不能平卧，舌苔白，脉沉细。治以温阳散寒、通络化痰，用基本方去沙参、麦冬，加桂枝、干姜、炙甘草；兼有肝经郁热者，加天麻、钩藤、白芍；肾阴虚者，加山茱萸、熟地、枸杞子；阳虚水泛者，加制附片、桂枝、泽泻；心中有热者，加黄连、连翘、穿心莲，同时配合使用营心宁胶囊，每次4粒，每日3次，长期服用。

【医案】

患者，男，72岁，2000年11月9日初诊。主诉：有冠心病病史10年，心悸、胸部刺痛反复发作，近1周来，上述症状加重，胸痛每日发作达3～4次。查体：精神稍差，心界不大，心率82次/分，心律齐，各瓣膜听诊区未闻及病理性杂音。舌质暗红，舌下瘀筋，苔薄，脉细涩。辨证：胸痹心痛，心血瘀阻型。治则：化瘀通络，益气化痰。处方：南沙参、北沙参各30克，麦冬、丹参、赤芍各15克，青皮、陈皮、法半夏、川芎、降香各10克，茯苓、郁金各12克，桃仁、炙甘草各6克。共7剂，每日1剂，同时口服营心宁胶囊4粒，每日3次。

二诊（2000年11月15日）：胸痛发作次数明显减少，舌红，苔薄，脉涩，续用上方去青皮，再服7剂，并嘱长期口服营心宁胶囊以图巩固疗效，后随访患者少有心绞痛发作，生活质量良好。

按：本案为胸痹急性发作期，属心血瘀阻型，当以化瘀通络、益气化痰为主。以基本方为主方，加桃仁、郁金、降香，行血中之气、破瘀止痛。症状缓解后长期口服营心宁胶囊，补心气、益心阴、健脾和胃。补心气、益心阴使得心之动力和营血充足；健运脾胃，则痰湿浊邪不生。杜教授治疗冠心病宗《黄帝内经》及仲景的思想，以虚为本，以痰瘀阻络为标，辨证施治，强调扶正以祛邪、标本兼顾的原则。

（陈红梅　周迎春）

【参考文献】

［1］许国振.杜家经治疗胸痹心痛经验 [J].湖南中医杂志，2013，29（8）：25-26.
［2］杜睿凯，张莉莉，陈建华.名医杜家经 [J].湖北中医杂志，2010，32（10）：3-4.
［3］荣辉.杜家经治疗冠心病的经验 [J].时珍国医国药，2006，17（1）：127.
［4］刘善新，郑云.杜家经治疗冠心病心绞痛经验 [J].湖北中医杂志，2004，26（5）：19.

李七一从脾胃论治冠心病

【医家简介】

李七一（1951—），四川巴中人，医学硕士，主任中医师。曾任江苏省中医院（南京中医药大学附属医院）副院长，南京中医药大学教授，博士研究生导师，国家中医药管理局全国名老中医药专家，第四、第五、第六批全国名老中医药专家学术经验继承工作指导老师，江苏省名中医，江苏省中西医结合学会心血管病专业委员会主任委员。

【诊疗思路】

心主血脉，赖心气、心阳以鼓动推行，心气资始于肾气，资助于宗气。心气在一定程度上，依赖脾胃化生的宗气以资助，心血赖脾胃化生的营气以充养。脾胃与心之间有经脉相通。李七一教授倡导从脾胃入手，对冠心病展开辨证论治。

【治疗方法】

李七一教授从脾胃入手辨证治疗冠心病，主要有以下治法。

（1）利胆和胃，清热化瘀畅脉法。冠心病患者常因情绪不畅，致胆气怫郁，木郁土壅，脾胃运化失健，痰湿中生，胆火郁逆，夹痰浊循经上扰心神，阻滞心脉。临床表现为精神郁闷、失眠多梦、心悸胸闷、脘胁胀痛、口苦呕恶、纳差、脉弦滑、舌苔白腻而干或黄腻。冠心病日久或老年体弱者，常因脾胃运化失常、宗气营血化生不足累及于心，致使心气心血亦虚。另外，可因痰热阻结，心脉不畅，常夹心脉瘀滞之证。治疗用生脉散合十味温胆汤，药物有党参、麦冬、五味子、丹参、石菖蒲、郁金、枳壳、竹茹、半夏、陈皮、茯苓、山楂、麦芽、制何首乌。

（2）温中化饮，降逆通脉法。中阳素虚或过用寒凉的冠心病患者，常因脾阳虚损累及于心，出现心阳不足，而且因中阳虚损，寒饮内生，循经上注心脉，痹阻胸阳，表现为胸闷、心悸、头眩、呕恶、脉弦紧。用苓桂术甘汤合瓜蒌薤白半夏汤，善后常用香砂六君子汤、人参汤温中健脾化痰，以杜绝痰浊逆气内生之源。

（3）宽胸涤痰通阳法。冠心病常见于体肥善食、痰湿素盛之人，此类患者多属阳气偏虚，脾运迟滞，痰湿易于内生。内生之痰循经上注心脉之中，从而痹阻胸阳，瘀滞心脉。临床常表现为胸闷痛掣背、面白体胖、动则气喘、舌淡胖、苔白腻、脉弦滑。用枳实薤白桂枝汤合瓜蒌薤白半夏汤加减。药用：半夏、瓜蒌涤痰通阳；枳实、厚朴行气泄满，除心气之阻滞；桂枝、薤白温阳通脉；人参、黄芪补宗气、实心气，"心气壮，心脉行"。有瘀则加丹参、红花、焦山楂。药后常收痰浊去、逆气降、心气壮、心阳复、心脉畅之效。

（4）益气化瘀通脉法。冠心病患者因年高体弱，或久用行气化瘀、涤痰药后损伤心气，或劳倦伤脾，脾运久滞，常致脾气虚弱，宗气亦少，累及于心，导致心气虚馁，推动血行无力，日久必致心脉瘀阻。临床常表现为胸闷痛、劳累易发、面白少华、心悸易汗、舌淡暗、脉沉涩。临床用生脉散或举元煎合补阳还五汤出入，药用：党参、麦冬、五味子、黄芪、桃仁、红花、赤芍、石菖蒲、郁金、丹参、川芎。痛甚加失笑散。

（5）补脾养心充脉法。若劳倦伤脾，思虑太过，心血暗耗，脾气虚损，气血化生不足，无以奉心充脉，心失荣养，表现为心脾两虚、心脉失养。临床常见胸部隐痛、头晕、心悸、面色萎黄、神疲梦多、舌质淡红或淡暗、苔薄白、脉细弱或结代。又因冠心病乃积渐之病，心气营血亏少，日久易致血脉瘀滞。归脾汤加减，药用：党参、黄芪、炙甘草、当归、龙眼肉、酸枣仁、白术、茯神、石菖蒲、郁金、赤芍、葛根、木香。

（6）温中散寒降逆法。中阳素虚，累及于心，常致心阳亦虚。若因脾阳虚弱，中寒气逆，上逆犯心。上见心痛，心悸，胸满气短；中见心中痞胀，喜暖恶寒。此病虽发于心，病源在脾。常用人参汤温中散寒，温中阳复，心阳亦旺，虚寒逆气自降，善后用黄芪建中汤调理。若因胃阳虚弱，寒饮中停，上逆凌心，上见心悬逆痛，中见心中痞，诸逆，此心病根在于胃者，方用橘枳姜汤加茯苓。

（7）和胃降浊利脉法。冠心病若见痰湿停胃，胃气上逆，胃中浊气，循经注入心脉，阻塞心气，痹阻心阳。临床常见胸闷胸痛与饮食有关，食后易发，腹胀，口气秽臭，苔厚腻，脉弦滑。治宜降浊和胃、胃气和降，浊气不得上熏，阻塞心脉，则心脉自利，保和丸合平胃散加减。

（8）芳香悦脾畅脉法。冠心病常因素体痰湿内蕴，心脾气虚，易致心脉不畅。若再遇连日阴雨，外湿极易与内湿相应，加重心气痹阻，使心脉瘀滞更为加重。临床表现出胸闷痛加重、脘闷、口黏、纳呆、泛恶、头沉重昏糊、便溏、尿短、舌苔腻、脉缓弱。此治欲畅心脉，必先去湿；欲去其湿，必先芳化醒脾，湿去心脉自畅。三仁汤加减，药用：藿香、杏仁、白豆蔻、薏苡仁、半夏、厚朴、石菖蒲、荷叶、通草、滑石、茯苓。偏热加黄连、黄芩、茵陈、泽泻；偏寒加砂仁、干姜。善后以调理脾胃，杜内湿之源，常用异功散、香砂六君子汤、参苓白术散合瓜蒌薤白半夏汤加减。

【治疗绝技】

经验方"冠心平"，由黄精、当归、参三七、瓜蒌皮、甘松5味药组成。全方攻补兼施，标本兼顾，补而不滞，攻而不亏。

【医案】

患者，女，48岁，2002年7月10日初诊。主诉：胸闷痛连及后背间作2年。病史：患者既往有冠心病、高血压、高脂血症，一直服用扩冠、降压、抑制血小板聚集等西药，血压控制在正常范围，但胸闷、心前区疼痛仍反复发作。刻下症：胸闷痛连及后背，活动后或饱餐易作，含服速效救心丸可缓解，伴头昏或头麻感，胃脘部痞满不适，时有干呕，纳差，神疲乏力，二便尚调，舌暗红、苔薄黄腻，脉细弦。心电图示ST段改变。辨证：气阴两虚，心脉不畅，寒热错杂，胃失和降。治法：养心和胃，祛瘀通络，散结除痞。处方：制黄精30克，当归10克，甘松6克，瓜蒌皮10克，仙鹤草15克，丹参15克，失笑散10克，白檀香9克，青皮10克，陈皮10克，炒枳壳10克，黄连3克，川芎10克。取7剂，每日1剂，水煎服，另加三七粉2克，分2次冲服。

二诊：药后胸闷痛及后背感明显改善，胃脘痞胀减轻过半，纳谷稍增，口干，仍偶有头昏感，舌暗红、苔薄黄腻，脉细弦。效不更方，守原方加滋养胃阴之麦冬 15 克，再服 14 剂。

三诊：胸闷痛基本告愈，胃脘痞胀全失，纳可，仍有头昏或头麻感，守方去白檀香、炒枳壳，加升清芳香之葛根 30 克，石菖蒲 10 克。

四诊：患者诸症基本好转，嘱其守方 7 剂以巩固疗效。

按：患者为中年女性，冠心病、高血压、高脂血症病史明确，胸闷痛连及后背间作 2 年，虽长期服药扩冠、降压、抑制血小板聚集等，但胸闷、心前区疼痛反复发作。从西医角度来看，活动后或饱餐后，人体供血向运动系统、消化系统集中，导致心肌缺血、缺氧，故胸闷、胸痛易发作；从中医角度来看，心居膈上，胃居膈下，二者毗邻，且足阳明之经，上通于心，饱食后影响胃气，循足阳明经别而殃及心，反之心有病亦可循经别感应至胃。患者发病时，心血不能上达精明之府，故见头晕、头麻，感应至胃，中气受损，故见胃脘痞满不适、干呕、纳差；舌暗红、苔薄黄腻，脉细弦，考虑气滞血瘀、兼有胃热。四诊合参，考虑存在气阴两虚、心脉不畅、寒热错杂、胃失和降，心脉不畅为其根本，拟方经验方冠心平加减。处方中以当归、甘松、白檀香、川芎养心和胃，以瓜蒌皮、丹参、失笑散、青皮、陈皮、枳壳等行气活血，再以仙鹤草、黄连等清心胃郁热，共奏养心和胃、祛瘀通络、散结除痞之效。二诊时症状明显改善，胃脘不适明显减轻，饮食改善，原方加麦冬，加强滋养胃阴之功。三诊时胸闷胸痛已消失，胃脘不适已缓解，原方加减，加用葛根升举清阳、石菖蒲芳香开窍。四诊时诸症好转，巩固治疗。

（赵金伟　李飞泽）

【参考文献】

［1］余秋平．李七一从脾胃论治冠心病 8 法［J］.中医杂志，2004，45（5）：386-387.

［2］刘福明，李七一．李七一从痰瘀辨治慢性充血性心力衰竭经验［J］.山东中医药大学学报，2011，35（4）：327-328.

［3］王道成，李七一．李七一教授从脾胃论治冠心病经验介绍［J］.中医药导报，2010，16（4）：11-13.

［4］李敏．李七一教授治疗心系疾病验案举隅［J］.光明中医，2018，33（18）：2752-2753.

［5］王道成，李七一．李七一治疗冠心病经验撷萃［J］.江苏中医药，2010，42（1）：17-18.

[6] 刘园园，李七一. 李七一教授治疗冠心病经验 [J]. 浙江中医药大学学报，2014，38（4）：406-407.

李士懋"平脉辨证"治疗冠心病

【医家简介】

李士懋（1936—2015），教授，国医大师，师从秦伯未、任应秋、刘渡舟、赵绍琴、胡希恕等诸多中医名家。曾任河北中医学院教授、博士研究生导师，任第二、第三、第四、第五批全国名老中医药专家学术经验继承工作指导老师。李老主张"溯本求源，平脉辨证"，并形成了"溯本求源，平脉辨证"思辨体系。该体系包括以中医理论为指导，以平脉辨证为核心，注重首分虚实，动态辨证，做到"法随证改，证据脉变"，并注重对中医经典的解读与应用，推崇经方。

【诊疗思路】

李老强调以中医理论为指导，以平脉辨证为核心，注重首分虚实，动态辨证，崇尚经方。李老认为冠心病有虚实之分，常将冠心病分为正虚、邪实及虚实相兼 3 类。根据虚实的病位、病性等，大致把冠心病的病机分为火热、寒盛、湿浊、痰饮、瘀血、正虚、五脏相干几个证型。而虚实之辨在于脉诊，沉取可辨虚实，沉为根本，沉取有力为实，沉取无力则为虚，通过脉诊识证候，而以脉定证的关键是重视病机的变化，抓住病机，才能够准确识脉，但疾病的性质、病位、程度是不断变化的，因此，李老强调要"谨守病机"，动态识脉。

【治疗方法】

李老临床治疗冠心病，采用平脉辨证的动态思辨体系进行论治，以脉诊为中心，以脉定证，首分虚实，动态调整，对于冠心病火郁证型、寒凝证型，使用"火郁发之，寒凝散之"的治法给里邪以出路。

（1）疏散郁热。火热引起的冠心病治以"火郁发之"，火热可闭郁阳气、阻遏血脉、热灼津伤、灼液成痰，甚者可致气虚、阳虚等多种病变。常用方剂为新加升降散，药用：僵蚕、蝉蜕、姜黄、大黄、栀子、淡豆豉、连翘、薄荷。

（2）温阳散寒解痉。李老认为凡具有脉痉、恶寒、疼痛三大指征者，皆可适用寒痉汤，寒痉汤是由桂枝去芍药汤、麻黄细辛附子汤及止痉散三方相合而成，其主要功效为温阳散寒解痉。药用：桂枝、生姜、细辛、炙甘草、麻黄、炮附子、大枣、全蝎、蜈蚣。

【医案】

患者，男，40岁，2002年6月26日初诊。病史：患者诉自觉胸痛憋闷6个多月，疼痛发作时，始自天突室塞疼痛，继之胸骨部至左臂皆痛，于活动、吸烟、饮食后疼痛、憋胀感加剧，安静后可缓解。曾就诊于当地医院，查心电图示广泛ST段改变，诊为冠心病。既往有原发性高血压病史13年，血压最高达160/100 mmHg，平时口服卡托普利、美托洛尔等药，血压维持在120/60 mmHg左右。现面色晦暗，脉沉弦而紧滞，舌有瘀斑。中医诊断：胸痹。辨证：寒凝血瘀证。治法：温阳散寒，活血化瘀。方宗寒痉汤加减。处方：麻黄6克，干姜6克，地龙15克，姜黄10克，炮附子18克，花椒5克，水蛭10克，延胡索10克，制川乌15克，川芎8克，蜈蚣6条，桂枝12克，细辛6克，桃仁12克，全蝎10克。每日1剂，水煎服。嘱停服西药。

二诊（2002年8月31日）：以上方共服24剂，蜈蚣加至30条，又服14剂。患者诉唯饭后微痛，其他已不痛，上五楼亦未痛。血压120/85 mmHg，心电图好转，面之晦暗渐退，脉转弦滑，舌仍有瘀斑，已见消退。证属痰瘀气滞。治宜涤痰活血行气。方宗瓜蒌薤白桂枝汤加减。处方：瓜蒌18克，薤白12克，枳实9克，桂枝12克，半夏12克，茯苓15克，石菖蒲9克，郁金10克，桃仁12克，丹参18克，蒲黄10克，全蝎10克，蜈蚣10条。每日1剂，水煎服。

三诊（2002年12月18日）：上方共服32剂，症状消除，心电图大致正常。但上周感冒后，又有胸闷痛，脉滑数兼弦。证属外感之后，伏热未净。治宜宣透郁热。方宗新加升降散加减。处方：僵蚕12克，蝉蜕6克，姜黄9克，大黄3克，栀子9克，淡豆豉12克，连翘12克，薄荷4克。共服3剂，3剂后，可继服感冒前所剩之药。

　　四诊（2002 年 12 月 28 日）：症已不著，脉弱缓，血压 120/80 mmHg。依二诊方去全蝎、蜈蚣，继服 7 剂，停药。

　　按：患者因胸痛憋闷就诊，触脉沉弦而紧滞，乃为脉痉，病机当为寒凝血瘀，方选寒痉汤加减以温阳散寒解痉。二诊时，经温阳散寒后，症状减轻，脉转为弦滑之脉，弦脉主郁，滑为痰，舌仍有瘀斑，乃为痰瘀互结、阻遏气机所致，故治以涤痰活血行气，方用瓜蒌薤白桂枝汤加减。方中瓜蒌、薤白散胸中阴寒，清上焦痰浊，宣胸中阳气，乃治疗胸痹之要药，枳实开痞散结，桂枝通阳降逆，佐以石菖蒲、郁金、桃仁、丹参、蒲黄活血化瘀，半夏、茯苓化痰祛湿。三诊时，患者因外感后脉呈滑数兼弦，数为热象，此时当为外感伏热未尽，故予新加升降散透达郁热。僵蚕、蝉蜕、栀子、淡豆豉宣泄郁热，姜黄行气血以通达气机，连翘清热解毒，透热外达，大黄降泄，使热下趋，薄荷疏风热而外达。四诊时，患者脉转弱缓，可知热象已清，正气来复，脉象和缓，可见患者病情已愈，继以二诊方去全蝎、蜈蚣。充分体现了李老以平脉辨证治疗冠心病，亦阐释了"火郁发之，寒凝散之"的治法原则。

（王玲玲　白瑞娜）

【参考文献】

［1］马凯，王四平，康素刚，等 . 国医大师李士懋平脉辨证治疗冠心病思辨体系初探 [J]. 河北中医，2019，41（8）：1125-1128，1156.

［2］李玉昌，扈有芹，李朋涛 . 国医大师李士懋平脉辨证观初探 [J]. 环球中医药，2016，9（6）：692-694.

［3］李轶璠，刘签兴，赵永辰，等 . 国医大师李士懋治疗心系疾病用药心法 [J]. 中华中医药杂志，2017，32（9）：4020-4022.

［4］杨阳 . 李士懋教授"溯本求源，平脉辨证"思辨体系概论 [J]. 河北中医药学报，2014，29（3）：2-3，6.

李玉奇从肾论治冠心病

【医家简介】

李玉奇（1917—2011），系辽北银城（今辽宁铁岭）人，辽宁中医药大学教授，博士研究生导师，师从银州名医明星垣先生。首届国医大师，是国家人事部、卫生部遴选全国首批五百名老中医之一，被中华中医药学会聘为终身理事。著有《中医验方》《萎缩性胃炎以痈论治与研究》《医门心镜》等著作。熟谙经典，躬于实践，精于辨证，善于用药，擅长中医内科、妇科、儿科。观舌识病为先生独创，堪称一绝。

【诊疗思路】

1. 李老论冠心病心肾生理及其病机

（1）心肾相交，气化相通，是心病治肾的生理基础。首先，心肾经络相连，息息相关。其次，水火既济，心肾相交。心肾相互制约，互相为用。心肾相交，则阴阳、水火、升降的关系处于动态平衡，以维持人体的正常生命活动。最后，相火（肾阳）秘藏则君火（心阳）充足。

（2）"肾阳衰微，心阳不足"为心病治肾的病理基础。中医认为年过五旬，正气自半，肾中精气日渐衰弱，其中又以阳气的衰弱为主导。肾为水火之脏，相火之所居，元阳之所系，为气之根，是机体一切生命活动的原动力。"五脏之阴非此不能滋，五脏之阳非此不能发"，肾阳温养五脏六腑，肾阳亏虚则心阳不足。心阳虚，胸阳不振，则心主血脉功能失常，痰浊、瘀血等可乘虚而入，血脉瘀阻。进而李老提出心病"虚多实少"的认识。

（3）李老提出的"观舌识病"及"排斥脉象"的诊疗技法丰富了中医舌诊的内容，取得了观舌识病的重大进展。

2. 论治特色

冠心病从肾论治，以补为主，补中寓通，通补兼施，心肾同治、补心先补肾。通过温阳调节脏腑功能，痰瘀无所生，启门驱贼，标本兼治，补虚且不留邪，攻邪而不伤正。故而治疗原则上李老主张益气养心，不主张活血化瘀。遵"溯本求源，补中寓通"为心病治肾的大法。

（1）明辨标本缓急。冠心病急性发作属于急危重症，明辨邪正消长的盛衰，恰如其分地应用"急则治其标，缓则治其本"这个原则。邪实在冠心病发作期起主导作用，此时宜采用芳香化浊、活血化瘀、宣阳通痹等祛邪之法兼以扶正，待病情缓解再以扶正为主，正所谓"有故无殒，亦无殒也"。

（2）精心遣方用药。在遣方用药中，应遵循适度原则。肾为水火之脏，肾阳寓于肾阴之中，称龙雷之火，肾中水火平衡则阴平阳秘，故温补肾阳不宜太过，否则易使龙雷之火升腾为害，伤及阴精；"行军以粮食为先，用药以胃气为本"，补虚而奏效，有赖于胃气行其药性，故用药勿苦寒为过，而伤及脾胃，应时时兼顾保护胃气。更要掌握好"孤阴不生，独阳不长"这个原则，阴阳互补，以求"阴中求阳、阳中求阴"，不可过于偏颇。

（3）重视自身调养。李老认为"催病后应增强乐观情绪，减少抑郁思索""兴致可以振作胃气，忧思可以伤脾"，强调"建立抗病型精神素质至关重要"，既强调气候、物候、地理和社会环境对人的作用，又重视人体自我调整的适应能力。

【治疗方法】

李老治疗冠心病临床用药有如下特点。

（1）对心阳虚型冠心病而现胸闷、胸痛，脉虚无力或结代，心功能明显改变者，李老认为"多源于真火不足，其本在肾"，故常首选淫羊藿、附子等温肾阳以助心阳。

（2）用不同剂量的苦参（10～25克）分别治疗萎缩性胃炎、心律失常、冠心病、荨麻疹、肥胖症。特别强调苦参味苦尤甚，对老年、小儿嘱其服药时加少量糖以纠味之偏，以防再伤胃气。

（3）枳壳、青皮、枳实为行气、破气之药。久用伤气，当防其伤气之弊更伤已虚之心气。

【医案】

患者，男，65岁，2004年7月1日初诊。病史：胸闷、胸痛阵发性发作10余年。该患者胸闷痛时有发作，伴乏力，时有畏寒，饮食欠佳，舌淡苔薄，脉细弱。心电图示ST-T改变。诊断：胸痹心痛。辨证：心肾两虚证。治法：益气温阳，化瘀通脉。处方：人参10克，苦参15克，丹参20克，川芎10克，薏米20克，何首乌25克，淫羊藿15克。

二诊：服10余剂，患者症状及心电图缺血改变明显缓解，继服前方。

按：该患者年逾六旬，阳气不足，诸症随生。治疗应着眼于"阳"与"气"。以益气温阳为法，温肾阳而通心阳，兼以化瘀通脉。标本兼顾，补中寓通，补而不滞。心肾同治，气血同调。方中淫羊藿甘温入肾，补益阳气，通行经络。何首乌阴不甚滞，阳不甚燥，补肝肾，敛精气。丹参去瘀生新，能补亦能行。苦参为佐药，川芎为血中气药，二者配伍使整方补而不滞。薏米健脾，又顾护胃气，使诸药发挥药性。冠心病为本虚标实之证，倘若虚实不辨，一味攻伐，则犯虚虚实实之戒。本案冠心病从肾论治，以补为主，补中寓通，验之临床，常常效如桴鼓。

（吴希泽　庞天霄　李　琳　庞　敏）

【参考文献】

［1］中华中医药学会.李玉奇学术思想及临床医案[M].北京：科学出版社，2016：130-133.

［2］张泽.从肾论治冠心病[J].世界中西医结合杂志，2011，6（3）：250-251.

［3］张亚庆.首届国医大师李玉奇教授临床用药经验[J].实用中医内科杂志，2012，26（8）：19-20.

李延运用"祛痰消瘀法"治疗胸痹心痛

【医家简介】

李延（1942—），黑龙江中医药大学附属第一医院主任医师、国家名老中医。原任黑龙江中医药大学附属第一医院院长，博士研究生导师。现已从医、从教40余年。自拟心脑通络液，在临床上取得满意疗效。遵循"柔肝疏肝，治脾调胃""久病必瘀，久病入络，怪病必有痰""固本扶正"等思想治疗胸痹心痛。

【诊疗思路】

冠心病是发作期与缓解期交替出现。发作期，主要以实证表现为主，而虚证表现并不明显，处于发作期的患者表现为心前区疼痛或痛引肩背、舌质有瘀斑、舌苔白腻、脉弦滑等征象，这种表现是痰浊与瘀血痹阻心脉所致。缓解期患者表现为胸部憋闷隐痛、舌瘀斑、苔厚腻、脉弦滑。缓解期虽以本虚的征象较为显著，但是痰瘀致病，迁延难愈。

痰瘀互结也是冠心病的重要致病因素，痰瘀互结证是冠心病常见的证候，痰瘀同治法是治疗冠心病的基本法则。冠心病与痰瘀二者关联密切，痰瘀互为因果，治应"治痰不忘消瘀，治瘀不忘祛痰，痰瘀同治"。若独用活血化瘀，偏用化湿祛痰则瘀必留滞，现代研究表明，痰瘀同治可以使已存在的斑块消除，且可使血液黏度和血小板聚集率降低。

【治疗方法】

冠心病痰瘀互结证临床表现为胸闷、胸痛，入夜尤甚，兼有心悸、咳吐痰涎，倦怠乏力，舌质紫暗，脉弦滑。在基本方柴胡桂枝龙骨牡蛎汤和生脉散的基础上，加丹参、延胡索、桔梗治疗。加减：痰瘀偏盛者，加瓜蒌、薤白、半夏以化痰散结；血瘀偏重者，加赤芍、三七粉以活血化瘀。在临床应用时还应注意以下几个方面。

（1）痰瘀同治，兼顾调气。若气机失调，则津血运行不畅，津液停聚为痰，血液凝滞为瘀，故而痰瘀同治的同时，应重视气机的调节，气机通畅则痰消瘀散，选取补阳还五汤合瓜蒌薤白半夏汤加减。

（2）痰瘀同治，兼顾温阳。在应用祛痰化瘀药物的同时，应配以温阳药物，以求心阳充足，津血运行通畅，痰瘀消散，选用瓜蒌薤白桂枝汤加减。

（3）痰瘀同治，标本兼顾。在祛痰化瘀治标的同时，还应兼顾其本因，根据病情的差异增用益气滋补等药物。

【治疗绝技】

心脑通络液（经验效方）主要由黄芪、丹参、当归、川芎、桃仁、红花、水蛭、瓜蒌、半夏、甘草组成，具有益气活血、化瘀祛痰的作用。现代药理研究表明，黄芪具有增加心排血量、抗心肌缺血作用。据报道，黄芪总皂苷能减轻缺血心肌损伤，丹参具有强心、扩血管及抗血栓形成作用，当归、红花、川芎均有降低血液凝固性、降低血液黏度等作用，瓜蒌具有扩张冠脉、抗动脉粥样硬化的作用。

【医案】

患者，男，54岁，2009年10月21日初诊。主诉：胸闷、胸痛、心慌、气短1年余，下肢水肿半年。曾诊断为冠心病心绞痛。应用硝酸酯类药物头痛难忍，不能耐受。诊见：胸部闷痛时而似针刺，固定不移，入夜尤甚，伴心悸、气短、汗出。舌质暗，脉沉涩。诊断：胸痹。辨证：痰瘀互阻证。治则：当从化痰祛瘀法治疗。处方：心脑通络液化裁。黄芪20克，瓜蒌20克，薤白15克，当归15克，川芎15克，赤芍15克，红花10克，桂枝10克，枳壳15克，半夏15克，地龙15克，炙甘草10克。7剂，水煎服，每日1剂，分2次服。

二诊：药后诸症减轻，但仍有发作，且夜寐欠佳，下肢仍肿。上方加五加皮15克，茯苓15克，夜交藤20克。10剂，水煎服，每日1剂，分2次服。

三诊：服上方10剂后，胸闷胸痛少有发作，且程度减轻，心悸好转，下肢水肿已消。去桂枝、枳壳、五加皮，继服7剂以巩固疗效。

按：清代医家龚信在《古今医鉴》中云："心痹痛者……素有顽痰死血。"曹仁伯在《继志堂医案》中亦提出："胸痛彻背，是名胸痹……此痛不唯痰浊，痰瘀互阻为胸痹心痛之常见病机。"因此，宣痹通阳、化痰逐瘀为对证之法。方中瓜蒌、薤白、半夏化痰散结。川芎、赤芍、红花活血化瘀。丹参合当归，使心脉荣而痛缓。黄芪既可益气助心阳，又可推血前行。炙甘草一可平心悸，二可辛甘化阳，得此阳，痰可化，血亦行。二诊加茯苓、五加皮，乃加大利水渗湿之功，以消肢肿。全方攻补兼施，标本兼顾，共奏益气化瘀、祛痰宣痹之功。

（李　越　高　静　庞　敏）

【参考文献】

[1] 熊伟南，张立，王雪，等. 李延教授治疗冠心病痰瘀互结证的临床经验总结[J]. 中医药学报，2020，48（2）：47-50.

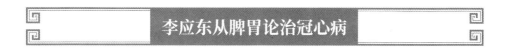

［2］李志君，毛静远，赵志强.冠心病痰瘀并治研究概述［J］.中华中医药杂志，2013，
28（3）：754-757.

［3］袁蓉，王阶，郭丽丽.冠心病痰瘀互结证的近代研究及中医治疗进展［J］.中国中药
杂志，2016，41（1）：35-37.

［4］侯云生，何振山，齐书英，等.黄芪对急性心肌梗死后左室重构的实验研究[J].中国
急救医学，2000，20（7）：381-383.

［5］秦青通，王肖铭.复方丹参注射液对急性心肌梗死溶栓治疗再灌注损伤防治作用的研
究[J].中国中西医结合急救杂志，2003，10（4）：242-244.

李应东从脾胃论治冠心病

【医家简介】

李应东（1962—），医学博士，教授，博士研究生导师。甘肃省第五批继承中医药专家经验指导老师，国家中医药管理局中西医结合临床重点学科带头人，甘肃省教育厅中西医结合临床重点学科带头人，甘肃省卫生厅中医药科研重点学科带头人，甘肃中医药大学中西医结合一级学科带头人，甘肃省中西医结合学会副会长。

【诊疗思路】

目前多从活血化瘀和化痰宽胸着手治疗冠心病，往往忽略了其本虚的一面。李应东教授强调冠心病心脾的相关性，脾胃为后天之本，从中医经脉关系、五行关系及脏腑功能关系三个方面对心脾相关性理论进行浅析，从而为脾胃论治冠心病提供理论依据。

1. 脾胃与心的经脉关系

脾胃居于中焦，心脏居于上焦，从形体上看两者以心膈为界，互不相连，但二者以支脉、大络、经筋紧密联系，脾胃又与心经气相通，相互影响。健脾药可以调整神经－内分泌－免疫网络，促进胃肠道吸收功能，改善能量物质代谢，改善机体营养，提高肌力，强心，补血，不仅可以调节脂质代谢以减轻血管压力，而且可改善脂质的过氧化损伤以减轻血管内膜损伤，

还可以减轻脂质沉积及血管平滑肌细胞的增生而达到阻止冠状动脉硬化之效。

2. 脾胃与心的五行关系

心与脾为母子关系，心为脾之母，脾为心之子，若子病及母或子盗母气，均可引起脾胃失调而波及心脏，心藏神，主血脉，心之血脉盈亏与正常运行依赖于脾运化的水谷精微而生成。脾胃为气血化生之源，但又需心之濡养和心神之主宰，再者，心火下交于肾使肾水不寒，肾水上济于心使心火不亢，呈心肾相交的状态。脾胃为气机升降之枢，若脾胃气机不畅，枢机不利，可导致心肾不交，心脾肾俱病。

3. 脾胃与心的功能关系

心与脾之间的功能联系主要体现在血液的生成和运行方面。心主血脉，推动血液沿脉道运行以布散全身；脾主运化，统摄血液运行脉中；脾的运化功能正常，则气血生化之源旺盛，血量充足心有所主，其统血功能正常，则血行脉中而不逸出于脉外。西医之贫血出现的血容量降低、心悸、心率加快、心肌供血不足、心脏结构改变等症状均与脾胃的运化功能息息相关。

【治疗方法】

1. 脾胃气虚证

症见：面色少华，语声低微，倦怠乏力，胸部隐痛，气短似喘，纳差，神疲，四肢无力，舌淡边有齿痕，苔薄白，脉细无力等。治法：健运脾胃，调畅气机，稍佐开痹行气之品。方用四君子汤加味：党参20克，白术10克，茯苓15克，炙甘草6克，肉桂10克，干姜10克，薤白10克，桂枝6克，黄芪20克，川芎10克。

2. 心脾两虚证

症见：胸痹隐隐，心悸怔忡，胸闷，气短，神疲体倦，多梦易惊，眩晕，健忘，面色无华，唇甲色淡，舌质淡暗，苔薄白，脉细弱涩滞。治法：健脾养心，宁心安神。方用归脾汤加减：党参15克，黄芪30克，白术10克，炙甘草、酸枣仁、龙眼肉各30克，桂枝10克，当归、丹参、红花、延胡索各10克，三七粉3克。

3. 脾阳虚衰证

症见：猝然心痛如绞，冷汗出，每因寒冷诱发或平素胃脘冷痛，喜温喜按，大便溏薄，食少，腹胀，形寒肢冷，神疲纳呆，舌淡苔白，脉沉迟。治法：温中散寒，健脾益胃，温经止痛。方用附子理中汤加减：党参15克，白术 10 克，茯苓 15 克，干姜 10 克，附子 10 克，桂枝 10 克，炙甘草 30 克，丹参、红花、郁金、延胡索各 6 克，三七粉 3 克。

4.痰瘀阻滞证

症见：胸膈憋闷，心前区顿痛或绞痛，虽形体不衰，但稍动则微喘气促，肢体沉重，困顿乏力，头重如裹，舌淡苔白腻，脉弦滑。治法：祛痰宣痹，通阳导滞。方用温胆汤加减：橘红、枳壳各 6 克，半夏、竹茹、豨莶草各 10 克，茯苓、丹参、党参各 15 克，甘草 5 克，三七粉 3 克。可随证加减。

5.瘀血阻络证

症见：活动后胸闷，胸痛，痛如针刺，休息后缓解，伴神疲乏力，纳食减少，大便溏薄，舌质暗淡，苔薄白，脉沉涩。治法：活血化瘀。方用桃红四物汤加减：党参 20 克，白术 10 克，茯苓 15 克，甘草 6 克，当归 15 克，丹参 15 克，桃仁 10 克，红花 10 克，黄芪 30 克。

6.肝脾失调证

症见：胸痛，两胁胀满，或胃脘胀痛、呃逆、嗳气吞酸，嘈杂，郁闷，不思饮食，或肠鸣便溏，苔白腻或薄黄，脉弦。治法：疏肝理气，健脾和胃。方用柴胡疏肝散加减：柴胡、白芍、党参、茯苓各 15 克，白术 10 克，半夏 10 克，陈皮、丹参各 15 克，郁金、延胡索各 10 克，全瓜蒌 12 克，甘草 30 克。

【医案】

患者，女，46 岁，2014 年 5 月 3 日初诊。主诉：心悸、胸闷、气短半年。病史：近半年来月经量多，每次十余日方净，色淡红，质稀薄。伴肢体倦怠，面色㿠白，纳差，便溏。舌质淡，脉沉细无力。心电图示室性期前收缩、心肌缺血。诊断：冠心病。辨证：脾不统血、心血失养证。治法：健脾养心，补益气血，方用归脾汤加减。处方：党参 30 克，黄芪 30 克，白术 15 克，桂枝 10 克，当归 10 克，茯苓 15 克，远志 12 克，酸枣仁 15 克，桂圆 10 克，木香 3 克，三七参 6 克（另冲），阿胶 12 克（烊化），炙甘草 5 克。每日 1 剂，水煎服，于每月月经来临前 3 日开始服用，服 5 剂。

前后调治 4 个月，月经量明显减少，诸症消失，心电图恢复正常。

按：患者因脾气虚弱不能统摄血液，致使心血不足、心脉失养而出现心悸、胸闷、气短，伴肢体倦怠、面色白、纳差、便溏、舌质淡、脉沉细无力等症，故以健脾养心、补益气血之法获效。

（高　静　马跃海　李　琳　庞　敏）

【参考文献】

[1] 王记，李应东.李应东教授从脾胃论治冠心病 [J].长春中医药大学学报，2013，29
（4）：602-604.

杨学信治疗胸痹心痛临床经验

【医家简介】

　　杨学信（1953—），硕士研究生导师，毕业于北京中医学院中医系，银川市中医院心病科主任，中国中医心病学委员会常务理事，宁夏中医药学会常务理事，第四批全国老中医药专家学术经验继承工作指导老师，宁夏回族自治区第一批名老中医师承指导老师，国家级重点学科——中医心病学科带头人。

【诊疗思路】

　　心性属火，首先主阳气，其次才主血脉；在胸痹时，首先为阳气亏虚，其次才是血脉之损害。胸痹多由气滞、痰浊、血瘀三种病理因素互为因果、相互交错而致病，气滞、痰浊、血瘀蕴而化浊而生毒热，毒热痰瘀互结瘀阻心络而发为胸痹，痰瘀日久生毒热，毒热日久加重痰瘀，心脉不畅，不通则痛。

　　胸痹与心、肾的关系最为密切，肾为五脏阳气之根本，且心、肾同属少阴，互相依存又制约，故应补肾阳以助心阳；痰浊血瘀的病因，乃因肾阳不足以致胸阳失展，则痰浊易留居上焦，升降枢机失调而发胸痹，或胸中阳气衰微，以致血瘀凝滞经络，前者是由于津液不化，痰浊滋生，后者为血凝脉阻而成血瘀，此两者可以兼见，后者称为混合型，但究其原因两者皆因肾阳不足以致胸阳不振。肾阳虚同时致心阳虚及脾阳不足，心阳虚可导致心脉气滞血瘀，脾阳虚可致痰浊阻于心脉，两者最终导致胸痹。

近年中国科学院院士陈可冀教授提出冠心病意外事件的防治重点是稳定易损斑块，提出了"毒瘀致不稳定斑块"的理论，认为活血解毒中药具有稳定斑块、改善血液和冠心病症状等方面的潜力。杨学信教授认为毒瘀在临床上多为湿毒之瘀，且湿毒最易化热，湿热瘀毒是造成不稳定斑块的原因。湿毒的形成与脾胃的运化功能密切相关。故强调健脾、心胃同治。在痰瘀痹阻的基础上，阳明化生湿毒，创愈冠清心化瘀汤，以清脾胃的湿热而解毒瘀之证。

【治疗方法】

1. 心肾阳虚，气血瘀阻

症见心前区闷痛，气短，动则尤甚，头晕，自汗，疲乏，口干，畏寒肢冷，舌胖淡，少苔或白，脉沉细或促代。自拟心痛灵汤，其组成为：黄芪30克，太子参30克，白术15克，延胡索20克，丹参30克，当归15克，焦山楂30克，川芎15克，赤芍12克，山茱萸30克，鹿角霜15克，瓜蒌12克，薤白10克，三七粉3克（冲）。

2. 湿毒瘀阻

症见心前区胀痛或痞痛，心悸，胸闷，脘腹胀满，纳呆，烦闷，头晕，气促，口唇爪甲青紫，舌体肥胖、紫暗、有齿痕，苔少或淡灰而腻，脉弦滑或沉濡而滑。予愈冠清心化瘀汤口服，其组成为：金银花30克，山慈菇12克，粉葛根20克，黄芪30克，太子参30克，白术15克，延胡索20克，丹参30克，当归15克，焦山楂30克，川芎15克，赤芍12克，山茱萸30克，鹿角霜15克，瓜蒌12克，薤白10克，三七粉3克（冲），炙甘草15克。

【医案】

患者，男，72岁，2017年6月13日初诊。主诉：心前区憋闷疼痛时作半年余，加重1个月。现病史：患者自诉1年前外出游玩时出现心前区憋闷、疼痛，伴有心悸、气短，静坐休息一会儿后症状缓解。疑为平日缺乏锻炼之故，遂开始晨练，在一次晨练过程中再次出现类似情况，就诊于当地一家医院，查诊为冠心病（不稳定型心绞痛），予以抗血小板聚集、改善循环对症治疗。近1个月，上症发作较前频繁，每次发作持续10分钟左右，服用复方丹参滴丸后缓解。舌暗红，苔黄燥腻，脉细涩。西医诊断：冠心病（不稳定型心绞痛）。中医诊断：胸痹心痛病。辨证：毒热痰瘀、心络痹阻证。治法：清热解毒，化痰通络止痛。处方：金银花30克，山慈菇3克，三七粉2克（冲服），丹参30克，赤芍15克，瓜蒌12克，茯苓20克，焦山楂30克，延胡索20克，葛根20克，川芎20克，黄芪30克，太子参30克，广藿香10克，白豆蔻10克。4剂，凉水煎，取汁500 mL，分早、中、晚3次饭后半小时温服。

二诊（2017年6月18日）：患者诉服完4剂中药后胸闷、疼痛再未发作，心悸、气短明显改善，饭量增加，效不更方，再服6剂。

三诊（2017年6月25日）：患者诉心前区憋闷疼痛未再发作，腿脚轻快，精神好转，无心悸、气短等不适，继续予6剂巩固治疗，后患者来电告知身体已无明显不适。

按：此患者年老体弱，以胸憋疼痛、心悸气短为主症，符合胸痹诊断，舌红、苔黄燥腻则为体内病理产物毒、热、痰、瘀蕴结痹阻于络脉。治疗方面抓住主要矛盾，当机立断，大剂用药，取效甚速。该方中瓜蒌、葛根化痰通络，丹参、川芎、三七粉、赤芍、延胡索活血化瘀通络止痛，金银花、山慈菇清热解毒，黄芪、太子参益气生津。

（吴希泽　李　琳　李　越　庞　敏）

【参考文献】

［1］师常喜，高彦斌，杨学信.杨学信教授从毒热痰瘀治疗胸痹心痛病经验[J].亚太传统医药，2018，14（10）：134–135.
［2］黄华，王辉.杨学信治疗冠状动脉硬化性心脏病心绞痛的临床经验[J].四川中医，2009，27（12）：11–12.

杨培君从"补肾祛痰化瘀法"治疗老年男性冠心病心绞痛

【医家简介】

杨培君（1944—），教授，医学硕士，研究生导师，陕西中医学院医疗系主任，陕西中医学院附属医院院长，陕西中医学院内科学术带头人、心内科学术带头人，学院学位评定委员会副主席，国务院有突出贡献专家，享受国务院政府特殊津贴专家，第三批全国名老中医药专家学术经验继承工作指导老师。

【诊疗思路】

老年男性冠心病心绞痛的发病有其独特的病理特点，肾虚为本，痰瘀为标，肾虚内生痰瘀，肾虚与痰瘀是老年冠心病心绞痛发病的关键因素。"肾虚"是冠心病心绞痛发病的始动病机，肾精亏损日久，致心血不充，心脉失养，不荣则痛；肾阳虚衰可进一步导致心阳不足，行血无力，导致他脏功能亦虚，共同作用于机体形成痰浊、血瘀、寒凝、气滞等病理产物和病理过程，最终导致心脉不通，不通则痛。

老年男性冠心病心绞痛治以"温补肾气"为主，并应权衡标本轻重而斟酌用药。标实较重，而肾气亏虚不著时，尚应分析血瘀、痰浊、寒凝之侧重，标重则宣痹通脉，酌用温补肾气；久病虚象渐显，可以直用温补肾气，稍佐以宣痹通脉。治疗必当重视补肾固本，以复心气；再辅以活血通络，祛邪宣痹。采用补肾祛痰化瘀法治疗老年男性冠心病心绞痛患者疗效甚佳。在治疗心绞痛中使用三七必须与其他活血类药物同时使用，才能凸显其活血化瘀通脉之效，他主张将三七研末装胶囊用汤剂冲服，可一定程度地增强疗效。

【治疗方法】

（1）注重运用淫羊藿、鹿角胶、肉桂等温补肾阳之品，取其益火之源以温心阳，消阴翳，振其源；配伍人参、黄芪大补心气之品，是取其相得益彰、扶正固本之功；合用丹参、川芎、桃仁、三七、檀香、瓜蒌等理气宣痹、化瘀通络之品，是取其祛邪治标之功。

（2）既重视心主血脉，又重视心主神明的功能，对伴睡眠差、惊悸不安等症者，处方中适当加用合欢皮、柏子仁、百合、琥珀、珍珠母、夜交藤、石菖蒲、酸枣仁等养心安神，以提高疗效。

（3）男性多肾阳虚损、脾气不足，女性多肾阴虚损、肝气偏亢，治疗男女有别。男性注重温补肾气、益气健脾，常选用仙灵脾、山茱萸、人参、黄芪以顾护其本；葶苈子、莱菔子、桃仁、三七以治其痰瘀之标。女性滋补肾阴、柔肝理气，常选制何首乌、旱莲草、当归、白芍、柴胡以正本清源；葶苈子、姜半夏、川芎、降香、桃仁、三七以祛痰降浊、理气化瘀。

【治疗绝技】

仙人舒心汤：红人参10克，黄芪30克，丹参15克，川芎15克，桃仁10克，三七3克，檀香15克。

加减：胸闷、憋气、脘痞较重，加全瓜蒌10克，薤白10克，莱菔子15克；胸痛剧烈加血竭粉1克（冲服），三七加至6克；伴心悸加煅龙牡各20克；伴不寐、多梦加何首乌20克，石菖蒲10克，炒枣仁30克；伴血压高加赭石20克，石决明20克（先煎）；血脂高加生山楂15克，决明子20克，泽泻10克降脂通脉；大便干加麻子仁30克，枳实10克；气短，不能平卧，或颈静脉充盈明显，双下肢水肿加炒葶苈子30克（包煎），车前子30克（包煎），茯苓30克，姜半夏10克；畏寒肢冷较重加仙茅15克，鹿角胶15克（烊化）。

【医案】

患者，男，61岁，2003年3月11日初诊。主诉：反复胸闷、胸骨后疼痛、气短，伴畏寒乏力、眠差2个多月。现病史：患者曾于2002年12月25日因过度劳累突发胸中闷痛不适2小时，在某医院诊断为急性心肌梗死，经溶栓等治疗后效不佳，至其他医院急诊做冠脉造影诊断为冠状动脉粥样硬化狭窄，并行冠脉内支架置入术（于冠状动脉7段和8段各放支架1个），症状减轻后出院。其后一直自感胸闷胸痛不适、气短、畏寒乏力，曾住院治疗，西医予以抗血小板聚集、扩冠状动脉、营养心肌对症处理后，症状改善不明显，故来求治。心电图示窦性心律，冠状动脉供血不足，陈旧性前壁心肌梗死；心脏 B 超提示左室射血分数 42%。查体：血压 100/70 mmHg，形体消瘦，双肺（－），心率 75 次 / 分，心律齐，心尖区第一心音低钝，杂音不明显，腹部（－），双下肢不肿；舌质淡暗，苔白腻，脉沉细。中医诊断：胸痹心痛。辨证：肾阳虚衰，痰瘀互阻。治法：温肾益气、化痰祛瘀，辅以安神为法。处方：仙灵脾 15 克，黄芪 30 克，西洋参 10 克（另煎兑服），丹参 15 克，檀香 15 克，川芎 15 克，桃仁 10 克，三七粉 6 克（冲服），全瓜蒌 10 克，薤白 10 克，炒葶苈子 30 克 (包煎)，姜半夏 10 克，生姜 10 克，石菖蒲 10 克，炒酸枣仁 30 克，珍珠母 30 克。水煎服，每日 1 剂。

14 天后复诊，自诉症状明显减轻，现仍偶有活动后气短心悸，食纳较差，上方去石菖蒲、炒酸枣仁、珍珠母，加用水蛭粉 6 克（冲服），炒白芥子 15 克，生山楂 15 克，川芎改为 30 克以增强健脾化痰祛瘀之力。

又服 14 天后，诸症基本消失，全身感觉轻松有力，复查左室射血分数为 50%。为巩固疗效，在原方基础上随证加减服 14 天后，病情基本控制。嘱避风寒、畅情志、勿过劳。随访 1 年，病情稳定。

（高　静　庞天霄　李　越　庞　敏）

【参考文献】

[１] 杨培君，杨磊，张志祥 . 补肾祛痰化瘀法治疗中老年男性冠心病心绞痛临床研究 [J]. 中国中医急症，2005，14（3）：195-197.

[２] 张效科，马松涛，杨磊，等 . 冠心病从肾论治的理论依据及意义 [J]. 四川中医，2004，22（4）：18-19.

[３] 马振，杨宁，刘东敏 . 杨培君教授治疗冠心病心绞痛经验 [J]. 中国中医急症，2004，13（10）：676-677.

[４] 张翠英 . 杨培君治疗老年男性冠心病心绞痛的经验 [J]. 陕西中医学院学报，2000，23（6）：14.

[５] 杨培君 . 温补肾气为主治疗老年男性冠心病心绞痛的临床研究 [J]. 陕西中医学院学报，1998，21（2）：1-4.

[６] 杨培君 . 老年男性冠心病心绞痛治以温补肾气为主的临床研究 [J]. 中国中医急症，1997，6（2）：51-54，98.

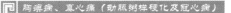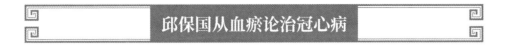
邱保国从血瘀论治冠心病

【医家简介】

邱保国（1936—），教授，湖北武汉人，原河南省中医药研究院院长，第三批全国名老中医药专家学术经验继承工作指导老师，享受国务院政府特殊津贴专家，并获得河南中医药事业终身成就奖。

【诊疗思路】

冠心病的病机就在于气滞血瘀，血脉不和，在血瘀基础上常伴有冠脉痉挛，气行不畅乃瘀血形成的主要原因之一，阳虚体质则更容易遭受外邪侵袭，致使经脉瘀阻不畅，而引起胸痹阳虚血瘀证或寒凝血脉证。老年冠心病的血瘀多因气虚而致，气虚血瘀或气阴两虚是其特点。

症见阵发性胸痛，胸闷如窒，疼痛彻背，或向左臂放射，针刺或绞痛，痛有定处，入夜为甚，日久不愈，可因暴怒、劳累而加重，舌质紫暗，有瘀斑，苔薄，脉弦涩。阳虚寒凝则猝然心绞痛，胸闷气短，心痛彻背，喘不得卧，伴形寒，甚则手足不温，面色苍白，四肢不温，舌苔薄白，脉沉细或沉紧。

治疗方面，遵唐容川"凡治血必调气，使气不为血之病，而为血之用"之说。同时如有阳虚则宜温通。

【治疗方法】

1.解痉通瘀法

该法适用于阳虚寒凝之猝然心痛，邱老用芳香温通祛瘀方，由荜茇、良姜、细辛、檀香、丹参、降香、川芎、赤芍、水蛭、地龙组方，具有温通解痉、宽胸止痛的效果。

2.行气逐瘀法

该法适用于气滞血瘀之冠心病者，通过理气活血，使"气血冲和"，瘀乃得去。喜用柴胡、枳壳、川芎、赤芍、降香、乌药、香附、五灵脂，亦常用檀香、冰片、麝香、荜茇等辛香走窜，理气活血之品；方药常用血府逐瘀汤、膈下逐瘀汤、柴胡疏肝散、失笑散、枳实薤白桂枝汤。

3. 温运行瘀法

阳虚血瘀者，邱老喜用温运行瘀活血之法治疗，药用桂枝、肉桂、干姜、制附子、高良姜、炮姜、荜茇、细辛，常同用丹参、当归、川芎、鸡血藤、地龙、桃仁、红花，以达温通活血化瘀之效；方药习用枳实薤白桂枝汤合当归四逆汤、参附汤加丹参饮，或活络效灵丹。

4. 益气祛瘀法

冠心病患者的心功能大多降低，而心功能下降与血瘀的发生、发展又有着密切关系。常于方中配伍人参、黄芪、党参等益心气、增强心功能、补气通瘀活血之品。成方用生脉散合人参养荣汤加减。

5. 化痰消瘀法

有痰者常用瓜蒌、薤白、半夏等，因常常"痰瘀相关"，化痰多合用丹参、桃仁、红花、川芎、赤芍、地龙，以达通阳豁痰、活血化瘀之功。成方用瓜蒌薤白半夏汤合丹参饮，或者温胆汤合血府逐瘀汤。

6. 补肾活血法

肾阳不足之心绞痛，治疗上以温补阳气，振奋心阳为主，方用参附汤合右归饮加减，温肾助阳，补益精气，加山茱萸、淫羊藿、补骨脂温补肾中阳气。

【医案】

患者，男，64岁，2010年1月8日初诊。主诉：胸闷，阵发性胸痛3年余，加重10天。现病史：患者于3天前冬至时因受寒出现胸部憋闷，伴左侧胸痛，并放射至左肩背内侧，剧痛难忍，伴窒息感，数分钟后疼痛自行缓解，但乏力、出汗，去当地医院，经心电图诊断为冠心病心绞痛。经中西药治疗，症状消失。近期每因劳累或受寒常感胸痛连及左臂等症状间断性发作，常服用硝酸异山梨酯、速效救心丸和中药汤剂可症状缓解。患者近10天神疲乏力，心悸气短，阵发胸部憋闷，畏寒，四肢欠温，大便溏，小便频，尿少，舌淡红，质胖，有齿痕，苔白滑，脉沉细。血压118/70 mmHg，心律86次/分，心电图检查示广泛前壁心肌缺血。西医诊断：冠心病，心绞痛。中医诊断：胸痹，真心痛。辨证：阳气虚衰。治宜温通心阳，化瘀培元。处方：参附汤合四逆汤加减，人参6克，制附子10克，桂枝18克，干姜9克，炙甘草12克，丹参30克，麦冬10克，五味子10克，川芎10克，水蛭10

克，5剂，每天1剂，水煎服。

二诊：患者服上方后，胸痛发作次数明显减少，畏寒四肢不温减轻。将制附子改为6克，桂枝改为10克，加用熟地黄15克，玄参10克，续服7剂。

三诊：感精神好，胸痛、畏寒大有改善，但腰酸，又加菟丝子、仙茅、巴戟天各6克，再服7剂。后在上方基础上加减，用黄芪、西洋参、当归、地龙等，共服50余剂，诸症明显减轻，心绞痛未再发作，心电图检查示胸前导联缺血性改变明显改善。

按：阳气的虚实与胸痹的发病有密切的关系。清代叶天士指出："胸痹，则因胸中阳虚不运，久而成痹。"本病基本病机为心阳虚衰，心脉凝滞。心阳不振，则浊阴凝结，行血不畅，不通则痛；元气不足，则气短乏力、畏寒、四肢欠温。故本案以温通心阳，培补元气为大法，方用参附汤加四逆汤，益气回阳，大补元气，人参、附子、桂枝、干姜相用，上助心阳，下补命火，中温脾土，注重温补。根据"孤阳不生，孤阴不长"的阴阳互根理论，在温补基础上又酌加麦冬、熟地黄、玄参等滋补心肾阴津之品。肾为水火之脏，久病多损及肾，致元阳亏虚。若命火衰微，可致心阳不振，故本案加用菟丝子、仙茅、巴戟天等补肾阳之药，可使药效倍增。本案重用丹参、川芎、水蛭，在培补元阳基础上使瘀血散，血脉通，阳气虚衰转安，脉通痛消。

（陈召起　樊根豪　王永霞）

【参考文献】

［1］周东浩，刘光，夏菲菲，等．"气为血之帅"理论溯源及现代实质探讨［J］.国医论坛，2019，34（5）：11-12.

［2］李铖，朱翠玲，闫奎坡，等．唐容川《血证论》辨治心系疾病思想探讨［J］.中华中医药杂志，2021，36（1）：364-366.

［3］崔莉芳，庆慧，程广书．邱保国研究员胸痹从血瘀论治6法［J］.中医研究，2013，26（7）：51-53.

［4］罗继红．邱保国研究员治疗冠状动脉粥样硬化性心脏病验案5则［J］.中医研究，2014，27（1）：30-32.

邹旭"益气活血法"治疗冠心病心肌梗死

【医家简介】

邹旭（1965—），广州中医药大学博士生导师，广东省中医院重症医学大科主任，广东省健康教育首席专家，第二届全国杰出青年中医，广东省名中医，国医大师邓铁涛教授学术继承人。现任世界中医药联合会心血管专业委员会理事、广东省中医药学会心血管专业委员会副主任委员、广东省中西医结合学会危重病专业委员会副主任委员、广东省中西医结合学会急诊专业委员会副主任委员。擅长心血管疾病的诊治，主张"益气活血法"治疗冠心病心肌梗死，临床收效卓著。

【诊疗思路】

邹教授认为"阳微阴弦，即胸痹而痛"（《金匮要略·胸痹心痛短气病脉证治》），其中阳微即胸阳不振，其最常见的乃是气虚，气虚是"阳微"的基本表现。同时，"阴弦"指的是实邪阻滞心脉，而瘀血为其最常见的致病因素，所以言真心痛发病根本原因仍是阳微阴弦，而气虚血瘀是其病因病机重要的表现形式。

邹教授宗叶天士之说，血瘀所引起的疾病，或是从外感邪气、情志失调而来，或是跌倒损伤等外因引起经脉络脉受损，或者由于疾病缠绵不愈，最终导致瘀血加重，而耗伤络脉，应分虚实论治络病，叶氏之说强调了气虚血瘀在胸痹心痛发病中的重要作用。

【治疗方法】

邹教授以益气活血法治疗心肌梗死，"益气不留瘀、活血不伤正、破血行气畅通冠脉微循环、养心血、宁心神"为冠心病心肌梗死治疗大法，收效显著。

（1）益气不留瘀。邹教授认为心肌梗死急性期宜紧急进行西医再灌注治疗，最大限度地改善心肌缺血，西医的急救手段如溶栓治疗、冠脉支架植入术、冠脉搭桥手术等，从中医角度来说也是祛除瘀血的治法。

邹教授认为，血瘀证是导致真心痛发生发展的根本所在，在发病后的每个阶段长期存在并且发挥致病作用，活血化瘀的原则应该贯穿整个疾病的治疗过程。支架术后的支架内再狭窄仍然是临床难题，研究表明血瘀证积分增高，支架后再狭窄率明显升高。

（2）活血不伤正。仅用活血通络易致正气损耗，导致患者出现神疲乏力、少气懒言等，故在介入术后需加强益气。方中可适当加用西洋参（多以15克另煎）、五味子、麦冬以益气养阴生津固本。而且，心肌梗死后或经皮冠状动脉介入术治疗后，患者往往表现出更为明显的虚象，气虚特别是心脾气虚尤为常见，此时适当加用补气中药促进患者心肌梗死后的康复。如果患者出现阳脱阴竭，应该及时给予黄芪、人参、附子等益气回阳、补虚固脱之品。

（3）破血行气畅通冠脉微循环。部分患者在冠脉支架术后仍然会出现胸闷胸痛的临床表现，考虑可能存在冠脉微循环障碍。中医认为冠状动脉微循环恰恰属于络脉中孙络范畴。冠脉微血管系统的阻塞、狭窄，或者冠状动脉微血管痉挛，以及炎症反应等往往是络脉不通的又一原因。叶天士在治疗久病瘀血疼痛时，善于利用虫类药物走窜善行之性以祛瘀通络止痛，可获良效。邹旭教授认为，微循环障碍实际上是血瘀之邪恋而不去的表现，常须应用破血药。

（4）养心血、宁心神。心肌梗死逐渐康复过程中，部分患者仍会出现心的气血亏损，表现为神疲乏力、少气懒言、汗多、心悸等。在治疗上需注意滋养心血，选用太子参、茯苓、白术、当归、女贞子、墨旱莲等益气补血活血，共奏养心护心之效。心肌梗死后容易合并心律失常，或为室性期前收缩、房颤，甚至恶性心律失常等，乃心气亏虚，阴液不足，燥热内生，痰热互结，扰乱心神，更耗正气，治疗上常加用竹茹清热化痰、除烦宁心，莲子安神宁心。

【医案】

患者，男，44岁，2018年8月15日初诊。主诉：反复胸闷痛2年。现病史：患者于2年前出现胸闷痛不适，遂至广东某医院就诊，行冠状动脉造影提示左前降支中段狭窄75%，并植入支架1枚。出院后1年再次出现胸闷不适，于2016年5月7日行冠状动脉造影提示左前降支近段狭窄85%，右冠脉中段60%狭窄，再次于左前降支近段植入支架1枚。术后仍时觉胸闷痛不适，心悸，活动后少许气促，无腹痛腹泻，纳可，眠差，二便调。舌暗淡，苔白，脉弦。中医诊断：胸痹。辨证：气虚痰瘀阻络。治法：补益心脾，活血化痰。处方：防风10克，苍术10克，白术10克，赤芍10克，白芍10克，太子参10克，石菖蒲10克，制远志10克，忍冬藤30克，当归10克，川芎10克，桂枝10克，丹参30克，酸枣仁30克，龙骨30克（先煎），牡蛎30克（先煎），柴胡10克（先煎），乌梢蛇10克，麦冬30克，炙甘草10克。每日1剂，水煎服，早晚分服。

二诊（2018年8月23日）：连服7剂后患者胸闷症状较前改善，心悸改善，继续坚持服药。

按：此胸痹患者的治疗，邹教授以益气活血为治疗大法，选用太子参、白术、白芍益气健脾；赤芍、当归、麦冬、丹参养血活血；患者植入支架后仍觉胸闷胸痛，为血瘀之邪恋而不去，遂用虫类走窜善行之品、乌梢蛇破血消癥、通络止痛；石菖蒲、苍术化痰；桂枝、柴胡温通心脉；患者心悸，乃心气血不足，心神不宁所致，加制远志、酸枣仁、炙甘草以宁心安神；配合川芎、防风行气鼓动心血运转，共奏扶正祛邪之效。

（吴玉婷　周迎春）

【参考文献】

[1] 周袁申，麦润汝，邹旭. 邹旭教授治疗冠心病心肌梗死的经验总结 [J]. 光明中医，2017，32（24）：3529-3531.

[2] 叶天士. 临证医案指南 [M]. 北京：人民卫生出版社，2016：122.

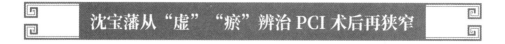

沈宝藩从"虚""瘀"辨治 PCI 术后再狭窄

【医家简介】

沈宝藩（1935—），上海人，国医大师，全国中医药传承博士后合作导师。现任新疆维吾尔自治区中医医院首席专家、内科教授、主任医师。获中华中医药学会授予的传承传统医学特别贡献奖，获全国中医药杰出贡献奖，享受国务院特殊津贴专家。对老年心脑血管疾病的诊疗积累了丰富的经验。研制出"养心通络汤""平肝脉通片""化痰脉通片""补气脉通片""西红花康复液""宁心通痹胶囊""定痫汤""益智治呆方""降脂方"用于临床，疗效显著。

【诊疗思路】

冠心病属中医胸痹范畴，主要病机为心脉痹阻，表现为本虚标实，正气虚为其本，痰瘀互结为其标，虚实夹杂。经皮冠状动脉介入术治疗（percutaneous coronary intervention，PCI）能在短时间内打开冠脉，恢复冠脉血流，相当于中医的祛除瘀滞作用，标实已解，但正虚之本仍存。因为实施PCI术治疗的患者一般都已病久或病重，正气已亏损，球囊支架瞬间的机械压力不仅挤压碎裂狭窄管腔内的斑块，同时不同程度地损伤了血管的正常组织结构，可把该种迅速解决瘀滞的方法看作所谓"破血"作用，而破血则有耗气伤血之弊，使正气更虚，易变生他证。PCI治疗属于外源性创伤，使局部经脉脉体受损，脉道损伤，或引发脉管痉挛，血行不畅，从而导致新的瘀血形成，这样本已消散的痰瘀又再次互结，形成术后再狭窄。故沈老认为冠心病PCI术后的患者有"术后必伤气""术后必留瘀"的特点。

【治疗方法】

根据PCI术后患者"术后必伤气""术后必留瘀""痰瘀同病"的特点，沈老将益气养血、祛痰化瘀通络作为PCI术后的基本治则，自创"养心通络汤"及"补气通脉片"以防术后再狭窄。

（1）养心通络汤：适用于支架术后证属气阴两虚、血瘀痰阻。组成：当归10克，丹参10克，红花10克，川芎10克，新塔花10克，黄芪12克，葛根10克，生地12克，瓜蒌12克，薤白10克等。加减：气虚甚加党参、白术；气虚阳虚去生地加桂枝、党参、白术；阴虚甚加黄精、麦冬、沙参、太子参；溏便、纳差去生地加炒白术、茯苓、砂仁、山楂、瓜蒌；血瘀作痛甚选加乳香、九香虫、蒲黄、五灵脂；痰湿重选加菖蒲、远志、茯苓、阿里红（维吾尔药材，具有祛痰湿功效，其他地方用半夏代之），去生地、葛根；痰热偏重加郁金、炒山栀、花粉，去薤白。

（2）补气脉通片：可用于治疗气阴两虚、血瘀痰阻型冠心病支架术后的患者。补气脉通片主要由黄芪、当归、红花、川芎、水蛭、地龙、茯苓、半夏等药物组成，具有益气养血、健脾化痰通络之功效。

（3）兼证加减法：术后应辨病和辨证相结合，取中西医之长，在养心通络汤主方的基础上若合并高血压则加用大黄、黄芩、黄连、黄柏、山楂、天麻、钩藤、决明子、石决明、菖蒲、茯苓、泽泻、车前草、益母草、地龙、全蝎、羚羊角、菊花、蒲黄、元胡、玄参、山茱萸、制首乌、肉桂等经过现代药理研究有明确降压作用的草药，或用人参、黄芪、天麻、刺五加等经现代药理研究有双向调节血压作用的中草药；若合并糖尿病则加用人参、玄参、枸杞子、生山药、知母、玉竹、五味子、黄精、地骨皮、桑白皮、葛根、黄芪等经现代药理研究证实有降血糖作用的中草药；若合并高脂血症，则在养心通络汤主方的基础上加用决明子、大黄、泽泻、山楂、陈皮、何首乌、银杏叶、女贞、黄精、玉竹、杜仲、金樱子、芡实、黄芪、当归、三七、寄生等经现代药理研究有降血脂及抗动脉粥样硬化作用的中草药。

【医案】

患者，男，63岁，2010年12月6日初诊。病史：患者心前区闷痛反复发作5年余，平素血压、血糖正常，血脂、血黏度增高，于2010年11月3日经冠脉造影术后放置支架两个，术后常规服用扩冠、降脂稳斑、抗血小板聚集等药物治疗已月余，现心前区偶有隐痛，伴胸闷，气短，畏寒肢冷，乏力，心悸，故前来就诊。诊查：舌质暗淡，舌体胖大，脉细弱。2010年11月3日行冠脉造影，报告示冠脉分布呈右脉优势，左冠脉、左主干未见明显狭窄，前降支近段40%局限性狭窄，中段未见明显狭窄，对角支未见明显狭窄，前降支前向血流TIMI（3）级，回旋支近段未见明显狭窄，远端闭塞，钝缘支（开口及近端弥漫性狭窄，最重90%），回旋支前向血流TIMI（0）级，右冠脉近段未见明显狭窄，中段30%局限性狭窄，远段未见明显狭窄，前向血流TIMI（3）级，LCX远段支架术后闭塞开通，钝缘支近段术后TIMI（3）级。西医诊断：冠心病，冠脉支架术后。中医诊断：胸痹。辨证：气阳虚、心脉瘀阻。治法：益气温阳，宁心通络，取自拟之"养心通络汤"加减治疗。处方：黄芪13克，桂枝10克，炒白术10克，瓜蒌13克，薤白10克，当归10克，丹参10克，红花10克，川芎15克，首乌藤13克，枣仁10克，炙甘草10克。7剂，水煎早晚饭后温服，每日1剂。

二诊：上方服后胸闷、气短明显减轻，心痛未作，苔薄，脉细弱，效勿更法，上方加鸡血藤13克，14剂。

三诊：患者已无明显畏寒肢冷，也无胸闷痛发作，苔脉同前，原方去桂枝，加党参 13 克，葛根 15 克，陈皮 6 克，炒枳壳 6 克，14 剂。上方适当加减，较长时期调治，有时外出停用汤药改服具有益气养血、健脾化痰通络之功效的补气脉通片。

经调治一年后，诸症悉平，血胆固醇降至 5.6 mmol/L，复查冠脉造影未见新的冠脉分支狭窄，原报告右冠脉中段的 30% 局限性狭窄已消失。

按：本案例患者证属气阳虚、心脉瘀阻，故取沈老自拟方养心通络汤加桂枝、炒白术益气助阳健脾，取首乌藤、枣仁、炙甘草养心通络，阳气虚为主阴虚不甚，故以养心通络汤去生地、葛根，后期已无阳虚之证去桂枝，加用党参、葛根增强益气养阴通络力度；加陈皮、炒枳壳宽胸理气和胃，服汤药不便时改服补气脉通片调治，经治一年余诸症悉平，冠脉造影报告显示冠脉术后未见再狭窄及新的病灶，而原部分狭窄支复见通畅了。

（王新陆　张孟孟　王永霞）

【参考文献】

［1］沈宝藩 . 基于气虚瘀阻论冠心病介入术后证治 [J]. 陕西中医药大学学报，2020，43（1）：5-8，18.

［2］省格丽 . 沈宝藩教授治疗冠心病支架术后用药经验 [J]. 新疆中医药，2020，38（2）：38-39.

［3］玛依努尔·斯买拉洪，房江山，洪军 . 养心通络汤防治冠心病介入术后再狭窄 [J]. 中国中医基础医学杂志，2013，19（2）：168-169.

宋一亭冠心病治疗经验

【医家简介】

宋一亭（1942—），内蒙古呼和浩特市人，中医主任医师，师承中医大师吴式枢教授、高肇基教授及西医心血管病大师陈灏珠教授，主要从事冠心病、高血压及老年康复等领域的中西医结合的研究。在冠心病心绞痛、高血压、心力衰竭、心律失常、肺心病等的诊治方面有独到的见解和丰富的经验。

【诊疗思路】

冠心病的病机关键是"痰瘀内阻，热毒损络"，因虚致实。该病的病机特点之一是瘀血，病机特点之二是痰阻，病机特点之三是正气虚，包括阳虚和阴虚及气阴俱虚。

（1）从五脏关联辨治冠心病。以脾胃为根本，从心脾、肝脾、肺脾、脾肾论治冠心病。重视天人合一，从整体观出发，心系疾病治疗不应独治心，应注重心与肺、脾、肝、肾之间的关系，依据五脏生克制化及脏腑相关理论进行综合调治。

（2）从"天人合一"理论出发，强调因时、因地、因人，注重养心安神，心神安则心气充沛。冠心病证候分为虚实两类：实证分为痰浊寒凝痹阻心阳、气滞血瘀痹阻心脉；虚证分为心阳虚衰、心血亏虚、气阴两虚、心肾阳虚、肝肾阴虚、阴阳两虚等证。其在临床往往虚实夹杂，以益气、通阳、活血、化痰作为治疗冠心病胸痹的基本大法，并将其贯穿整个治疗过程之中。

【治疗方法】

（1）调和气血治疗冠心病。调理气血在活血化瘀中显得尤为重要。临证擅用黄芪、川芎益气活血；用蒲黄、五灵脂理气活血；用桂枝、丹参温通活血。

（2）祛邪扶正治疗冠心病。对于冠心病心绞痛邪实为主的，主要通过祛邪以扶正，祛邪与扶正均要有度，祛邪太过可伤正气，扶正过度易致阴阳失衡。

（3）化痰逐瘀兼以扶正治疗冠心病。通过调和气血，健脾化痰逐瘀以扶正。并且宋一亭教授注重痰瘀相关，且多热证毒证，故其治疗多以健脾化痰、祛痰逐瘀为主，佐以清热解毒。

【治疗绝技】

冠心病验方"蒌花汤"：瓜蒌 30 克，薤白 10 克，清半夏 10 克，金银花 30 克，马齿苋 20 克，生黄芪 20 克，桂枝 10 克，炒枳实 10 克，川芎 12 克，丹参 20 克，土元 6 克，水蛭粉 4 克。功能祛痰逐瘀，清热解毒，可用于痰瘀毒互结之胸痹患者。

【医案】

患者，男，57 岁，2014 年 6 月 25 日初诊。主诉：阵发性胸闷痛 4 年余，腹胀 2 天。现病史：患者于 2010 年饱餐后出现胸痛剧烈，伴大汗淋漓，含服速效救心丸 10 粒无效，后于内蒙古某医院检查，诊断为冠心病，不稳定型心绞痛，植入 2 枚支架后好转出院。平素一直服用阿司匹林 100 mg、美托洛尔 25 mg、瑞舒伐他汀 10 mg 维持治疗。2 天前自觉胸闷加重，伴腹胀憋气，求治于专家门诊。刻下症：胸憋闷，腹胀，气短，活动后加重，大便干燥。诊查：舌暗红，苔黄腻，脉沉缓。血压 125/78 mmHg，心率 84 次 / 分，心电图示 ST-T（Ⅱ、Ⅲ、aVF）改变。诊断：胸痹心痛病（痰瘀阻络证）。处方：瓜蒌 20 克，薤白 12 克，半夏 12 克，炒枳实 12 克，桔梗 20 克，肉苁蓉 20 克，火麻仁 20 克，土元 6 克，大黄 6 克，马齿苋 20 克，丹参 20 克，红花 10 克，桃仁 12 克，苍术 20 克，厚朴 15 克，砂仁 10 克，生姜 6 克，白蔻仁 6 克，甘草 6 克，水蛭颗粒 6 克（冲服），5 剂，水煎服，日服 2 次，饭后 1 小时温服。

二诊：患者服药后胸憋闷明显好转，腹胀较上次就诊好转，大便日 1 次，稍干，舌红苔白腻，脉沉缓。因既往做下消化道造影示结肠冗长，仍有轻微腹胀。处方：上方加焦槟榔 15 克、败酱草 15 克。7 剂，水煎服，日服 2 次，饭后 1 小时温服。

三诊：患者无明显症状，无胸闷，诸症好转，效不更方。处方：继服 5 剂巩固疗效，嘱多食粗粮及粗纤维蔬菜，利于排便。

按：该患者平素饮食偏油腻，缺乏户外运动，以胸憋闷为主要症状，舌暗红，苔黄腻，脉沉缓，故辨为痰瘀阻络型冠心病，以瓜蒌薤白半夏汤为主方，方中瓜蒌、薤白温通心；半夏化痰散结开胸；丹参、红花活血通脉，散大瘀；水蛭、土元搜风通络，祛小血管之瘀。宋一亭教授主张在祛痰逐瘀的同时要给"邪"以出路，故常用大黄、火麻仁等药以通便排肠毒。因就诊时是夏至节气，因时制宜，加苍术、厚朴、砂仁、白蔻仁以健脾化湿。该患者久坐少动，气机阻滞，气滞血瘀，"气有余为火"，故瘀久为毒，加平素饮食厚腻，痰邪瘀积日久，黏附于血管壁，形成脂毒；介入治疗为金刃所伤，为外毒。瘀毒、脂毒与外毒相结合，形成痰瘀毒。二诊时考虑到患者肠动力不足，加焦槟榔可增加肠道排气之力，促进胃肠运动，增强肠道的收缩能力，起到通便排毒的作用；败酱草、焦槟榔同用可起到清热解肠中热毒的作用。三诊效不更方，嘱多食粗纤维食物有利于肠排毒。

（高　静　李　琳　吴希泽　庞　敏）

【参考文献】

［1］段敏，张晶.宋一亭教授治疗冠心病心绞痛经验 [J]. 中国中医急症，2014，23（10）：1847，1871.

［2］黄燕.宋一亭教授治疗冠心病经验 [J]. 内蒙古中医药，2011，30（21）：135，179.

［3］黄燕.宋一亭学术思想与临床经验总结及治疗冠心病用药特点及治疗法则的研究 [D].北京：北京中医药大学，2012.

［4］段敏.宋一亭学术思想与临床经验总结及"菱花汤"治疗冠心病心绞痛痰瘀毒互结证的临床研究 [D].北京：北京中医药大学，2017.

张介眉"辛温通阳"论治冠心病

【医家简介】

张介眉（1947—），男，湖北黄陂人，武汉市第一医院院长，兼任中国中西医结合学会常务理事、中华中医药学会理事、中国中西医结合学会管理专业委员会副主任委员、中华中医药学会管理专业委员会副主任委员、湖北省中西医结合学会心脑血管专业委员会主任委员、武汉市内经研究会常务委员、武汉市医学管理学会副会长、武汉医师协会副会长。从事医疗事业 40 余年，对中西医结合方法学有深入研究，擅长中西医结合治疗中风、脾胃病、咳喘、肝胆病、痹证、妇科病，尤擅长心脑血管病的防治。

【诊疗思路】

张教授认为胸痹的病因可大致分为外感、内伤两大类。其病机为素体正气亏虚，因外感寒邪或情志失调或饮食不当导致寒凝、气滞、痰浊、瘀血痹阻心脉，不通则痛而发为胸痹。其主要表现为胸闷、胸痛、短气，轻者仅表现为胸闷，或伴心胸部隐痛不适，重者则表现为心胸部剧烈疼痛不适。

心主血脉，心气充沛且通畅是其基本条件，而心气又可分为阴阳二气。阳气具有温煦、推动、兴奋的作用，而阴气则与之相反。胸痹患者多为中老年人，年老体虚，阳气耗损，导致心中阳气虚衰，张介眉教授依仲景"阳微阴弦"论胸痹，病机是阳气不通，心脉痹阻。胸痹属本虚标实，其根本在于心阳虚衰，阳气不通，心中阳气虚衰，其温煦、推动气血运行功能受损，气血运行不畅，痹阻心胸易发为胸痹。且阴阳二气互根互藏，消长平衡，此消彼长，阳偏衰则阴偏盛，致阴寒之邪乘虚侵袭胸中而发作胸痹。

冠心病的发生是阳气不通，痰、瘀等病理产物痹阻心脉而致。"阳气不通"是上游病因，下游是痰、瘀等病理产物，同时痰、瘀等病理产物又会加重"阳气不通"。

【治疗方法】

张教授提出"通阳宣痹"是治疗胸痹的大法。通阳法是以疏通阳气恢复其气血运行功能的治法，包括辛温、益气、化痰、祛瘀等多种方法。在瓜蒌薤白白酒汤、瓜蒌半夏汤、枳实薤白桂枝汤基础上总结化裁而成经验方——射心通胶囊，重用通阳代表药葱白，临床用治冠心病，在控制症状、改善心电图等方面疗效优于硝酸异山梨酯（消心痛），而且有降血脂的作用。实验研究发现该药能抑制球囊损伤术后平滑肌细胞增生及胶原合成，具有良好的防止血管重构和干预损伤后再狭窄的作用。

【医案】

患者，男，69岁，2019年6月21日初诊。主诉：胸背部疼痛不适半个月。现病史：患者近半个月胸背部疼痛不适，伴胸闷，畏寒，纳差，精神欠佳，夜尿频。舌暗少苔，左脉沉迟，右脉沉细弱。既往有冠心病病史，最高堵塞85%。西医诊断：冠心病。中医诊断：胸痹。治法：通阳宣痹。处方：红参10克，白术10克，茯苓10克，炙甘草6克，陈皮10克，法半夏10克，瓜蒌仁20克，薤白10克，枳实10克，红景天6克，延胡索15克，菟丝子10克，枸杞子10克。14剂，每日1剂，水煎，早晚2次温服。

二诊（2019年7月12日）：诉胸背部疼痛较前好转，上半身汗出，白天精神不振，胃脘部不适，近 3 天大便未解，舌暗红，苔薄白。上方加龙骨、牡蛎各 30 克（先煎），麻子仁 30 克。14 剂，煎服法同前。

三诊（2019 年 7 月 26 日）：诉胸背部疼痛较前好转，仍多汗，汗多浸湿床单，舌脉同前。上方加黄芪 20 克。14 剂，煎服法同前。

服药后诸症好转，后谨守病机，在此方基础上加减用药，调理至今，未再复发胸闷、胸痛症状。

按：初诊方中以瓜蒌仁、薤白之辛通阳，枳实辛温以破气化痰，延胡索辛温以行气活血，红景天补益心气。诸药同用，通胸中阳气，以开胸痹。脾为后天之本，气血生化之源，脾失健运则气血生化无权；脾主运化水谷精微，为生痰之源，脾失健运易化生痰浊，阻遏阳气，予以六君子汤益气健脾，燥湿化痰，以助生气血、通阳气。久病及肾，肾阳亏虚则见畏寒、夜尿频、神疲，予以菟丝子、枸杞子益肾填精。二诊时，患者症状好转，见汗出，故加龙骨、牡蛎止汗；伴见便秘，加麻子仁润肠通便。三诊时，患者胸痹症状好转，仍多汗，为阳气虚，卫外不固而不能敛汗，故加黄芪以益气固表止汗。后持续调理，未复发胸痹之证，足见通阳之效。

（韩　新　周迎春）

【参考文献】

［1］柯于鹤，郝建军，户菲菲，等 . 张介眉教授话通阳与冠心病 [J]. 中西医结合心脑血管病杂志，2007，12（5）：1237-1238.

［2］顾歆韵 . 张介眉治疗冠心病临床经验 [J]. 中国民间疗法，2021，29（1）：37-38.

［3］郑琼莉，喻荣辉，祝炜，等 . 射心通胶囊抗球囊损伤术后再狭窄作用的实验研究 [J]. 中西医结合心脑血管病杂志，2005，3（6）：510-511.

张伯礼"痰瘀并治"治疗冠心病

【医家简介】

张伯礼（1948—），男，教授，博士研究生导师，中医内科专家。曾任天津中医药大学校长，中国中医科学院院长，中国工程院院士、医药卫生学部主任，中国中医科学院学部委员。国家重点学科中医内科学科带头人。张伯礼教授长期从事心脑血管疾病防治和中医药现代化研究工作，提出冠心病"痰瘀互生"的中医病因病机理论，临床采取痰瘀并治方略，并擅长根据冠心病痰瘀病证程度、性质等的不同处方遣药。

【诊疗思路】

冠心病属于中医"胸痹""心痛""真心痛"等范畴。痰瘀互结证是冠心病的常见证型，张教授基于临床实践提出痰瘀学说，认为痰浊瘀血皆为阴邪，均为津血不归正化而成，提出"治痰不忘消瘀，治瘀不忘祛痰"的治疗法则。痰瘀互结，久则酿生浊毒，随气升降，无处不到，甚可深伏结滞络脉为害，其症状多变，病位广泛，病程缠绵，易生变证、险证，故常失治误治。在这个病理过程中，浊和毒尚有深浅轻重之分，浊较轻浅，为毒之先，毒邪较重，为浊之渐深而成。治浊当早，以防渐深，颜面垢污，舌苔黏浊，溲浑不利，便滞不爽，皆浊之征象。

【治疗方法】

张教授临床治疗心脑血管疾病注重痰瘀在疾病发生、发展、演化、转归中的作用，提出本虚当调，治宜缓；标实当治，治宜急，痰瘀同治，治痰不忘消瘀，治瘀不忘祛痰。

1. 扶正

张教授认为痰瘀不自生，生必有故殒。脏腑功能不足或失和是疾病产生的根源，张教授临床治疗重视脏腑功能的调护，守护先天、谨调后天，兼顾心、肝、肺等脏腑。脏腑充实，气机调畅是防治血瘀、痰湿的根本之治。

（1）守护先天：人体随着年龄的增长，脏腑功能由盛转衰，气血虚衰，气机不畅，易致血瘀、痰湿的形成。肾者水脏，主津液、藏精，肾气"开"和"阖"配合，以调节人体精血、水液的代谢。肾气同时是五脏六腑之气的根本，临床补益肾气可以增强其他脏腑的功能。张教授临床重视调补肾之阴阳，并注重选用补而不滞的平和之品。若肾阳不足，张教授常随证加用杜仲、桑寄生、淫羊藿、狗脊、菟丝子等药温补肾阳，阳虚甚者用炙附片、肉桂、小茴香等。若肾阴不足，常随证加用生地、何首乌、玄参、枸杞子、山茱萸、五味子等药滋阴益肾，以充养先天、补益肾气。女贞子、旱莲草和淫羊藿、杜仲更是平补肾气的常用药对。

（2）谨调后天：脾胃是人体气血生化之源，气机升降枢纽，与痰湿血瘀的生成转化关系密切。张教授临床重视调理中焦防治痰湿血瘀，随证变化所施处方不同：若脾气虚弱，舌淡胖、舌边齿痕、伴气短乏力、无内热者，常用党参（春夏用太子参）、茯苓、白术等药健脾益气，增强脾之运化功能，则痰湿生成乏源。若寒热不明显，舌淡红、苔薄白、舌体瘦小，辨证属气阴两虚者，常用黄精、麦门冬、玉竹、茯苓等药益气养阴，平调阴阳，增强体质。若湿邪轻浅，舌淡红、苔白微腻，常用藿香、佩兰、白蔻仁等药芳香化湿，醒脾开胃，扶正祛邪，使脾胃功能恢复。若脾肾阳虚，舌淡（暗）胖大、苔白水滑者，常在应用党参、茯苓、白术等药基础上，加用制附子或干姜或小茴香等药温阳祛寒通络。若脾虚湿重，常用薏苡仁、白扁豆、泽泻等药健脾淡渗利湿，甚者寒化成饮，则予以制附子、细辛、干姜等药温阳利水；若伴心悸、喘促等水饮凌心症状者加香加皮、大腹皮、车前子等药温振心阳利水除湿。上述证方各异，但都需兼佐理气之药，如苏梗、佛手、砂仁之属，并善用辛开苦降之半夏、黄连，疏解中焦，调畅枢机。

（3）兼顾诸脏：人体是有机整体，见肝之病，知肝传脾，脏腑的盛衰往往相互影响。张教授临床在调补先天、后天的同时会兼顾相关脏腑，如脾气虚弱常会累及肺、肾、胃等脏腑功能，因此在健脾除湿的同时常搭配麦门冬、玉竹、石斛、生地、女贞子、旱莲草等药养阴润燥。在治疗肾气不足时，常会搭配北沙参、麦门冬、莲子心、槐米、菊花、夏枯草等药养肝清心。一方面通过凉润之品滋阴润燥清火，防温燥太过；另一方面可以增加相关脏腑的阴液，达到寓防于治的效果。

2. 祛邪—痰瘀并治

张教授临床治疗重视痰瘀病邪的转化、祛除，利用"血不利则为水，水不行亦可为瘀"痰瘀可互化的理论，临床治疗常使用化痰祛湿利水药物来促进人体瘀滞的消散，以增强活血化瘀药物的临床功效，用活血化瘀药物促进体内痰湿邪气的消散、祛除，以增强化痰祛湿利水药物的作用。

（1）治瘀不忘祛痰湿。张教授治疗心脑血管疾病的血瘀证，若患者体内痰湿较盛，在使用活血化瘀药物时，常配合使用一些化痰祛湿利水兼有行气活血功效的药物，以增强活血化瘀药物的临床效果。①湿邪较重，而尚未化热，舌苔白厚腻者，常配合使用萆薢、蚕沙、苍术等药化湿祛浊，若兼脘腹痞胀者，常加用厚朴、黄连、半夏、干姜等药辛开苦降、和胃消痞。②湿邪化热，舌苔黄厚腻者，常配合使用茵陈蒿、知母、黄连、大黄等药清热祛湿；湿热中阻兼见脘腹痞胀、泛酸者，常加用黄连、吴茱萸、煅瓦楞子、厚朴、砂仁等药和胃消痞、制酸止痛。③痰火内盛，舌红、苔黄黏、烦躁、精神紧张者，常加用胆南星、浙贝母、黄芩、枳实、生牡蛎等药清热化痰。④湿痰蕴肺，舌淡暗，苔白腻水滑者，常在应用细辛、干姜、半夏等药基础上加用薏苡仁、葶苈子、桔梗等药利湿排痰。⑤顽痰结聚，舌体正常或瘦小，舌质红或暗，苔薄干或剥脱、局部腐浊者，常在补益的基础上加用夏枯草、浙贝母、皂角刺、刺蒺藜、海藻、生牡蛎等药软坚散结，祛除顽痰。

（2）治痰湿不忘消瘀。治疗一些顽固性痰饮水湿，张教授常加用活血化瘀药物或促进血液运行的药物，通过活血化瘀或促进血液循环，促进体内痰饮水湿的消散。临床应用常见以下几种情况：①胸阳不振，水饮聚于胸中，出现口唇青紫、息高喘憋、心慌、纳呆、肢肿者，在用附子、干姜、细辛、五加皮、薤白、桂枝等药温振心阳、利水的同时，常加用丹参、郁金、延胡索、降香、益母草等药活血化瘀。②痰瘀闭阻脑窍，出现头晕、迷糊、善忘、如狂，或情绪淡漠、行为异常、头重如裹，或偏瘫、感觉障碍、言语謇涩者，常加用牛膝、川芎、土鳖虫、当归、白芷、乌梢蛇等药破血活血、行气通络。③痰湿积聚、瘀结脏腑，出现大腹膨满、肢体肿胀、黄疸者，在养肝益肾、化痰散结利水的同时常加用王不留行、水红花子、益母草、当归、桃仁、红花等药活血、行血，使瘀血去新血生，通过活血消瘀促进痰湿消散。

【医案】

患者，女，76岁，2009年10月30日初诊。主诉：胸痛胸闷反复5年余，加重7天。现病史：患者于5年前因受寒后诱发胸痛如压，持续1～3分钟，含服硝酸甘油后可迅速缓解，至当地医院查心电图示心肌缺血，诊断为冠心病。后时有反复，7 天前劳累后再发，患者既往高血压病史 10 余年，高脂血症病史 7 年余，十二指肠溃疡病史 20 余年。现症：胸痛隐隐，胸闷，气短乏力，喜温饮，常白昼汗出，汗后不恶风，腰膝酸痛，头晕健忘，纳食少，艰寐梦扰，噩梦纷纭，二便调，舌紫暗有裂纹、苔白腻，脉沉缓。辨证：气阴两虚、痰瘀互结。治法：补气养阴，化湿辟秽，活血止痛。处方：藿香 15 克，佩兰 15 克，豆蔻 12 克，砂仁 12 克，降香 15 克，五灵脂 15 克，延胡索 15 克，丹参 30 克，郁金 15 克，女贞子 15 克，墨旱莲 15 克，浮小麦 30 克，五味子 6 克，酸枣仁 30 克，夜交藤 30 克，龙齿 30 克。

二诊（2009 年 11 月 9 日）：上方服 10 剂，腻苔大减，胸痛已无，偶感胸闷，口干气短，夜寐欠安。上方去藿香、佩兰，加太子参 15 克，麦冬 15 克，继服 10 剂以善后。

按：患者年高，下焦精血亏虚不能温养于心，阴虚则血行滞涩，气虚则运血无力，久则络虚不荣；兼之气虚水湿分解失利，聚生痰浊，久则痰瘀互结阻络，故症见胸痛隐隐，胸闷，气短乏力。舌紫暗有裂纹、苔白腻，亦为气阴两虚、痰瘀互结之征象。选女贞子、墨旱莲、五味子、浮小麦以补气养阴通络，填精化血敛汗；藿香、佩兰、豆蔻及砂仁化湿辟秽，醒脾开胃；合降香、五灵脂、延胡索、丹参行气养血活血止痛。兼见艰寐梦扰、噩梦纷纭，属心血不足、神失所养、阳亢不潜之证，故合酸枣仁、夜交藤及龙齿以养血和血，潜镇安神。再方加太子参、麦冬以益气养阴扶正，达标本兼治之功。

（陈　鑫　白瑞娜）

【参考文献】

［1］李彬，毛静远，江丰，等.张伯礼治疗冠心病痰瘀互结证对药应用举隅 [J]. 中医杂志，2013，54（11）：910-912.

［2］毛静远，牛子长，张伯礼.近 40 年冠心病中医证候特征研究文献分析 [J]. 中医杂志，2011，52（11）：958-961.

［3］张晗，康立源，张伯礼.心脑血管疾病痰瘀互结证述析 [J]. 天津中医药，2009，26（2）：172-174.

［4］谢伟，康立源，王硕，等.张伯礼治疗冠心病经验 [J]. 中医杂志，2011，52（18）：1539-1541.

［5］江丰，张磊.张伯礼教授痰瘀学说及临证应用经验[J].天津中医药，2014，31（7）：385–387.

张伯臾治疗冠心病经验辑要

【医家简介】

张伯臾（1901—1987），上海中医药大学附属曙光医院教授，主任医师，当代著名老中医，擅长于治疗内科杂病。晚年从事中医药防治心脏病探索与研究。他将六十余载的内科杂病治疗经验用于冠心病和其他心脏疾病治疗，有颇多心得和经验方。

【诊疗思路】

1. 病机特点

传统中医学并未有冠心病病名的记载，然按照其临床发病时的表现，张老认为冠心病可以归纳为中医学心悸、怔忡、真心痛、胸痹等病。总体概括为“正气不足，邪气干内”而致。总之，本病以本虚为主，而标实证较重为其临床表现，其本为气血不足、阴阳亏虚，其标是气滞、血瘀、痰浊、水饮等，临床表现多为本虚标实之证。历代医家在治疗中重视对标证的治疗，而忽视对本虚这一本证的调护，虽得一时之效，而难使病邪尽除。对于冠心病的治疗，张老习用前人之法而不拘泥其方，提出冠心病的治疗应重“虚”，开辟了补法治疗冠心病的先河。

2. 治疗思路

（1）从五脏论治冠心病。张老认为人体是一个有机的整体，脏腑相互维系，气血调和，阴平阳秘，方能正气充沛，邪气不侵。因此，张老提出冠心病本质为人“整体”之虚，不能单独责之于一脏一腑，为五脏、气血、阴阳相互夹杂、相互影响而发病，并且据病程之不同而表现出相应之证。

（2）从阴阳虚损论治冠心病。心居胸中，被称“阳脏”或“火脏”，五行属火，为阳中之阳，在心气的推动下血液能正常循行于脉中，进而输布、濡养全身，所以，只有心气充沛，才能使心阴、心阳相互协调，心才能正常发挥主血脉的功能，其作用为心脏搏动、温通血脉、振奋精神、思维等。张老认为上焦心脉阳虚，继而下之阴邪上乘阳位，胸阳痹阻，导致胸痹发生，由此推知，胸痹发病的先决条件为本虚，阴邪侵袭则是重要的致病因素，其中本虚就应为心之气血阴阳的亏虚，其中又以心阳不足最多见。心阴对血液起到凉润作用，维持血液在脉中从容和缓、有节律地运行，并能制约神智的异常兴奋。当先天或后天因素引起阴虚时，"阴虚则热"，则可灼伤营阴，可见心胸灼痛，或造成血行不畅，而致瘀滞血脉，心胸痹阻可发为本病。另外，阴精不足可产生心神失养、虚火内扰而见人体亢奋不安，发为失眠、心悸等症。再者，在治疗中常用温通心阳的药物易伤阴液，冠心病早期虽多以阳虚起病，治疗多注重温阳之剂，而温阳药多伤阴耗液，阴液损伤过多，则亦会产生阴虚。再者心阳不足，阴阳互损，阳损及阴，阴损则阴精无以化生，本病缠绵，也会导致阴虚。因此发病日久"阳损及阴"则可见阴虚之证。张老认为冠心病不能忽略从"阴阳盛衰"方面的辨证，使用"补不足、损有余"来调整阴阳的盛衰，使其恢复"阴平阳秘"机体的状态，则"邪去正安"。

3. 从气血方向论治冠心病

张老认为气虚而行血无力，容易产生瘀血、痰饮等病理产物。心气鼓动无力，血液瘀滞于心脉，可以引发本病。劳则气耗，劳作后使气虚加重，则能促发本病，或使本病加重。脾气亏虚时运化失司，不能运化水湿，聚而成痰，痰饮痹阻心脉，亦能发为本病。肺气能助心行血，还参与宗气生成，与心在病理上相互影响。一是肺气不固则外邪易于侵袭，寒邪入侵心脉，寒性收引凝聚，痹阻心脉，发为本病。二是肺气失宣，不能通调水道，水饮痰湿停聚，壅于心胸，发为本病。再者，肺气虚则宗气亦要匮乏，则失其助心行血之能，影响心血的运行，瘀滞于心脉之内，发为本病。

（1）病缓、本虚则调理固本为主，祛邪虽重要，然补虚才是治疗本病之本。张老认为"扶正而不碍邪，祛邪而不伤正"，应贯穿治病始终。邪实为主的冠心病治疗中虽亦用活血通滞之法，然方中常加入红参、附子固护元气。以本虚为主的冠心病脱证常以红参、附子、龙骨、山萸肉收敛固脱，阴虚较重者常以鲜生地、鲜石斛、麦冬、北沙参等滋阴。辨证虽为阳虚，然其阳虚既久必"阳损及阴"，故而临证之时，方中加入滋阴之剂，"阴中求阳"效果更著。

（2）久病缓调慢补为主。病久耗伤正气，以虚为主，而虚者太过又有"虚不进补"之说。是以张老告诫"补时须看是否补得进，应选适宜药物"，久病之人，正气耗伤严重，补之太过反不能用，故而虚证患者需要慢调。张老在补法治疗中注重补肾精，冠心病虽病位在心，而君主之官伤，则其余四脏失其统辖，必有耗损，五脏皆损必耗伤脏腑精气，而脏腑精气又以肾精为主。再者"久病及肾"，故而冠心病之虚必要兼顾肾精，肾阴、肾阳为一身元阴、元阳之本，亦为补充心阴心阳的关键，所以补肾填精亦能补充心之阴阳，临证中常应用左、右归丸补充肾阴、肾阳。另外张老方中喜用黄精补充肾精，黄精为平补之品，补充肺脾肾三脏之精，《和剂局方》以黄精补益脾肾、精血。

【治疗方法】

1.补法治疗冠心病五法

（1）益气温阳：该法适用于冠心病气阳两虚患者，冠心病患者一般需卧床治疗，而中医讲"久病伤气"，故以益气之剂，常用人参、炙甘草、黄芪、桂枝。气虚重者，加用党参、黄芪；阳虚重者，加用附子、桂枝等。倘若心阳日久损伤肾阳，肾阳为人身体之元阳，一身阳气之本，故而此时补充肾阳尤为重要，方中加用右归丸治疗，以行补肾助阳之功，肾阳复则全身阳气可生。

（2）益气养阴：该法适用于冠心病气阴两虚患者，并且久病伤阴，益气温阳之剂日久伤阴，故而温阳药物用后适当加入滋阴之品，既能补阴以升阳，又能补充损伤的阴液。张老常用生脉散治疗冠心病，常以黄芪、白术、甘草等补气，以生地、石斛、黄精等滋阴，而病中兼有痰浊、有热，湿邪较重者应禁用或慎用，避免邪气稽留，而应先化痰、清热、祛湿之后再行滋阴。

（3）补气培中：患者先天不足，加之后天失养，而致气血不能荣养心脉，而发为本病，故而该法适用于脾胃不足，后天失养者。另有"久服汤剂，易伤脾胃""药食入之，必先脾胃"，分别用参苓白术散加减补脾气、资生丸加减补脾阴、补中益气汤加减健脾补中等。

（4）益气填精：该法适用于冠心病年老、久病患者。因"心肾相交，精血互养"，故而不补肾精，疾病难复，补肾精以补充人体内的精微物质，用以化肾之阴阳，益气填精，用精化血，精气互生来治疗肾精不足的冠心病。《景岳全书·怔忡惊恐》认为怔忡由阴虚劳损所致，治疗应"速宜养气养精，滋培根本"。是以张老认为治疗冠心病应以补充肾精为主，常以左归丸、右归丸为基本方，喜用黄精、生地、山萸肉等，慎用龟板、鹿角胶等滋腻之品，以防其阻碍中焦脾胃。

（5）阴阳并调：该法适用于年老、病久、病重的患者，气血阴阳俱已耗损，非阴阳并调之法难以建功。张老喜用张景岳之"阴中求阳，阳中求阴"之法，观其偏重，阴阳并调。常以沙参、麦冬、石斛、生地、山萸肉、首乌等药阴中求阳，以炙甘草汤、附子、肉桂扶阳配阴。

2. 温阳六法

冠心病之本虚中，心阳不足较为多见，张老有"温阳六法"，临床获效明显。

（1）温阳化湿法。主症：胸闷隐痛，心悸怔忡，倦怠肢重、纳少作恶，面色萎黄，足肿尿少，苔腻，脉濡细缓。方药：真武汤加苍术、川朴、砂仁。痰湿阻滞，加陈皮、半夏、防己、薏苡仁。

（2）温阳化饮法。主症：胸闷胸痛，神疲乏力，咳嗽多痰清稀，面浮足肿，心悸不宁，小便量少，脉弦小滑，苔薄白或白滑。方药：真武汤合苓桂术甘汤加味。

（3）温阳利水法。主症：胸闷心悸，头目昏眩，咳唾气短，肢体水肿，按之没指，形寒肢冷，尿少便溏，舌淡胖，苔白滑，脉沉迟结代。方药：真武汤合五苓散加味。

（4）通温阳活血法。主症：胸闷心痛，痛有定处，心悸气急，面色萎黄兼灰暗，形寒体倦，舌质暗紫或有瘀点，舌下青筋显呈，脉沉细结代。方药：附子理中汤加丹参、当归、川芎、红花、泽兰叶、郁金、赤芍等。

（5）温阳益气法。主症：胸闷心慌，自汗微言，气短乏力，头晕畏寒，面目虚浮，舌质淡胖嫩，苔白润，脉虚软或沉细结代。方药：桂枝甘草汤加党参、黄芪、太子参、白术等。

（6）温阳纳气法。主症：胸闷心悸，动辄喘促不宁，气不得续，甚则气逆上冲，精神委顿，汗出肢冷，腰酸耳鸣，舌淡，脉沉细。方药：金匮肾气丸加紫石英、龙骨、牡蛎、菟丝子、补骨脂等。

【医案】

病例1：患者，男，73岁，1983年1月3日初诊。有高血压病史多年。就诊时，胸闷心悸，动则气急，背寒肢肿，纳呆便软，舌质淡，苔白腻，脉弦结代不匀。心电图示：①完全性右束支传导阻滞合并左前分支阻滞；②左心室肥大劳损。西医诊断：冠心病；房颤；慢性心力衰竭。辨证：胸阳不振，心脉失养，兼脾虚湿阻。治法：温阳化湿，理气活血。处方：熟附片10克（先煎），桂枝4.5克，炒茅术12克，云苓12克，制半夏9克，降香6克，当归9克，赤芍12克，泽泻15克，六神曲9克。7剂。

二诊：胸闷气急均减，尿多肿退，精神渐振，脉结代减少，苔薄白。湿邪得化，阳气渐伸，而心气骤难充复。仍以上法增入益气之品。处方：熟附片12克（先煎），桂枝6克，白术9克，猪、茯苓各15克，泽泻15克，防己15克，党参12克，黄芪20克，当归12克，益母草20克，炒枣仁12克。7剂。后以上方调治月余，诸恙渐平，心力衰竭已得控制。

病例2：患者，男，74岁，1983年5月27日初诊。1964年部队医院诊断为冠心病。1971—1983年间，曾发生2次心肌梗死，此后心绞痛发作频繁，伴有频发室性房性期前收缩。今诊左胸痞闷隐痛，每日疼痛2次，发于午后及半夜，每次3～5分钟。畏寒背冷，足跗水肿，夜间尿多。素有痰饮史，每日咳痰薄白，早晚较多。脉虚弦小滑，舌质淡红。辨证：心脾肾阳气亏虚，聚湿成饮上泛，阻滞心脉。治法：拟温阳化饮，畅通血脉。处方：生晒参6克（炖服），熟附片9克（先煎），川桂枝6克，炒白术10克，云茯苓15克，新会皮6克，制半夏12克，丹参15克，当归10克，失笑散10克（包煎），广郁金10克。5剂。另：参三七1克，沉香粉1克，细辛粉0.6克，三味和匀分2次吞服。

二诊：心绞痛发作减为每日1次，胸闷心慌亦减，足跗肿胀未消，咳痰稠黏，左腰酸痛，纳、便、寐均正常，舌质淡红，苔薄白腻。辨证：痰饮内恋未化，心阳猝难恢复。治则：再予温阳养心以治本，化痰去饮以治标。处方：熟附片9克（先煎），红参片4.5克（另煎冲），桂枝10克，猪茯苓各15克，炒白术10克，汉防己12克，淮小麦30克，炒枣仁12克，甘草4.5克，制半夏12克，全瓜蒌12克，失笑散12克（包煎）。7剂。另：紫河车粉10粒，分吞，10瓶。

三诊：四日来心痛未发，足肿十消七八，咳痰减少，腰痛亦止，脉虚弦而细，舌质淡红。辨证：心脾肾阳气渐复，气血流行较畅，乃属佳象。治法：仍从原法出入，增其温补之力。处方：前方加鹿角片10克，10剂。另：参三七1克，肉桂粉0.6克，两味和匀，分2次吞服。

上药服完胸痛已除，精神转佳。从上方参入益肾之品，配制膏剂，缓缓调治，以巩固之。随访2年（1985年1月）胸痛未发。

病例3：患者，男，72岁，1982年12月13日初诊。患冠心病已14年，持续房颤史3年。两年来反复出现胸闷乏力，心悸怔忡，咳唾短气，下肢水肿，长期服强心利尿药效果欠佳。刻下心悸气急，动则尤甚，咳嗽痰白，两足水肿，尿少便软，脉沉细结代，舌淡暗。辨证：心病日久，脾肾阳衰，水气凌心射肺。治法：拟温阳化水，泻肺通脉。处方：熟附片20克（先煎），猪茯苓各20克，泽泻20克，生白术12克，赤芍12克，生姜皮4.5克，川桂枝9克，炒葶苈子20克，茶树根30克，丹参15克，车前子30克（包煎），7剂。

二诊：尿量增多，胸闷气急，足肿均减，心悸不宁，脉细结代不匀，苔薄。辨证：阳气稍振，水气渐退，心肺两虚。仍守前法参入益气养心品。处方：熟附片15克（先煎），猪、茯苓各20克，泽泻20克，生白术12克，赤芍12克，生姜皮4.5克，川桂枝9克，炒葶苈子15克，党参12克，黄芪18克，丹参15克，7剂。

三诊：足肿基本消退，气急亦平，脉细结代已减。治法：再予温阳养心，镇静定悸。处方：宗前方出入连服月余，诸症消失，心力衰竭控制，能轻便活动。

病例4：患者，女，48岁，1979年12月10日初诊。多年来胸闷时发时止，劳累后即有心悸。1978年11月起左胸疼痛，痛甚时肢冷汗出。近半个月心冷痛加剧，心慌气短，精神委顿，面色灰滞，脉沉细涩，苔薄白，舌边暗青。外院诊断：冠心病，不对称心肌梗死。辨证：阳弱阴盛，气血凝滞，心脉瘀阻。治法：温阳祛寒，活血化瘀以通心脉。处方：熟附片12克（先煎），干姜6克，炒白术12克，甘草3克，党参15克，丹参15克，红花9克，川芎10克，5剂。

二诊：左胸绞痛昨日又发，胸部冷痛彻背，四肢不温，心悸心慌依然，脉沉微细，舌净带暗。辨证：沉寒积冷未化，胸阳被遏，络病留阻。治法：再予温补通阳，理气活血。处方：熟附片18克（先煎），干姜9克，肉桂3克（后下），甘草6克，当归15克，党参15克，川芎10克，红花9克，降香6克，失笑散12克（包煎），7剂。

三诊：心绞痛得止，余症亦有减轻。辨证：阳气来复则阴寒自化，血流通畅则绞痛自止。治则：守上法而大其制。处方：附片增至30克，桂枝15克，干姜15克。服40剂后，证情大为好转。心电图复查也明显改善。又从原方加鹿角片、补骨脂、菟丝子、仙灵脾等为丸服，每日12克分吞。1985年

3月10日来院门诊谓诸恙均安，心电图检查已恢复正常。

病例5：患者，男，75岁。1982年4月2日初诊。素有冠心病史，胸闷气急经常发作，登高更甚，时发房颤，畏寒倦怠，脉虚弦迟，舌淡红。辨证：劳伤阳气，心不主令。治法：拟温阳益气，养心活血。处方：桂枝9克，甘草9克，孩儿参12克，黄芪15克，丹参15克，当归12克，红花6克，万年青根15克，全瓜蒌15克，赤白芍各6克，熟附片4.5克，5剂。

二诊：左胸闷减轻，恶寒气急稍有好转，脉弦小，舌淡红润。辨证：阳气渐振，心脏得养。治法：仍守前法加味。处方：上方去万年青根，加茶树根30克，7剂。

三诊：胸闷未作，房颤亦未发，气急渐平，苔薄白，心脉气血已得畅达。辨证：同上。治法：同上。处方：继以原法加入补肾之品肉苁蓉、补骨脂等调理善后。

病例6：患者，男，53岁，1983年10月27日初诊。胸闷心痛频繁发作2个月余，曾住某医院检治，心电图报告示窦性心动过速，部分S-T段压低。西医诊断：①高血压；②高心；③冠心病；④心绞痛。2周来病情反复，来院门诊。有高血压病史几十年。1983年6月起心悸心痛，进食后有气自少腹上冲胸胁与中脘，痞塞难忍，行走困难，动则心跳加快，恶寒倦怠，脉沉迟细，苔薄。辨证：心肾阳虚，肾不纳气，气逆上冲心脉。治法：拟温肾镇逆，养心活血法。处方：制附片6克（先煎），厚肉桂3克（后下），制熟地15克，丹参15克，赤、白芍各10克，当归、红花各9克，降香6克，党参12克，麦冬12克，紫石英24克（先煎），7剂。

二诊：气冲已平，胸痛未发，劳则心悸，脉虚缓，苔薄白。辨证：心肾之阳渐复，心气不足则悸。治法：再与温阳益气定悸。处方：熟附片9克（先煎），制熟地15克，厚肉桂3克（后下），党参12克，麦冬12克，紫石英24克（先煎），淮小麦30克，炒枣仁12克，甘草6克，丹参15克，当归10克，7剂。

按：冠心病多表现为标证较重，病邪侵扰，张老认为祛邪务尽，避免邪留体内，稽留而成后患，祛邪之剂往往损伤正气。另外，久病亦伤正，而正气虚，邪气安能尽除之。故而张老祛邪之时常兼以扶正，实证扶正为辅，虚证扶正为主，总之，扶正为治疗冠心病第一大法，临证之时需融会贯通，灵活运用。病急、邪实则祛邪治标为主，临证时应善用攻伐之剂以祛邪。冠心病心痛之症发作时，如伴有口干、口臭、大便秘结者，应善用阳明急下之法，以防排便不畅而引发危险。湿热交阻之证，以小承气汤和小陷胸汤加减；瘀血互结时，血府逐瘀汤加减。张老方中还喜用大黄加附子、半夏等温阳通滞、活血化瘀。冠心病同时伴有实邪时可先祛邪而后调补，本虚体弱者，补虚祛邪要兼顾得当，虽祛邪亦不忘补虚，方为治冠心病之正途。

（刘中良　李飞泽）

【参考文献】

[1] 郭良集. 张伯臾诊治冠心病经验介绍 [J]. 中医文献杂志，1997（4）：24-25.

[2] 蒋梅先. 张伯臾以补法治疗老年冠心病的经验 [J]. 上海中医药杂志，1989（5）：6-9.

[3] 张菊生. 温阳六法治"冠心"——张伯臾学术经验谈之一 [J]. 上海中医药杂志，1985（1）：6-8.

张学文治疗冠心病临床经验

【医家简介】

张学文（1935—），教授，首届"国医大师"，首批全国名老中医学术经验继承工作指导老师，陕西省名老中医。先后公开出版了《张学文中医世家经验辑要》《医学求索集》《疑难病论治》《中风病》等著作。

【诊疗思路】

张老认为冠心病发病原因复杂，是饮食、情志、吸烟等多因素综合作用导致的，病机复杂，起病隐匿，从血脉受损开始到出现心痛有一个较长缓慢的病理演变过程，属于慢性疾病。心痛发作也常因情志、饮食、受寒、劳累等因素的影响而突然出现，易反复发作和演变成厥证，认为其核心病理是血脉瘀滞，引起血脉瘀滞的病因虽然复杂，但主要是虚与痰。

本病常发生在 40 岁以后，此时脏腑功能开始衰退，宗气生化不足，从而心脉灌注不足，胸阳不振，血液运行无力，血脉瘀滞。长期过食肥甘厚味、过食咸味，则损伤脏腑，尤其是脾胃受损，导致运化失常，清气不升，浊气不降，津液内停，聚而为痰，壅塞心脉，阻遏胸阳，从而脉道不通、气血瘀滞。长期情志妄动，七情过激，或受寒，或劳累过度，损伤气机，导致气血逆乱，心脉失畅，血脉瘀滞。烟为辛燥之品，烟雾为浊气，长期吸烟则不仅浊气内入，壅塞胸中血脉，而且燥可伤津而使血脉失润，导致胸阳痹阻、血脉涩滞，心主血脉，心脉瘀滞则一身失养，机能衰退，是为虚。故本病是虚实夹杂之证。

【治疗方法】

张老治疗冠心病以益心宽胸通痹为总则，察兼夹，调五脏。益心分气血阴阳，心气不足者常劳累后发作，多短气、心慌心悸、脉细弱，常用人参、黄芪；心阳不振、阳气虚弱者常受寒后易发作，多畏寒、手足厥冷、唇甲青紫，常用附子、桂枝；心阴不足者多与吸烟有关，常心烦、口干咽燥、失眠、多梦、舌红少津、脉细数，常用西洋参、麦冬、五味子；心血不足者多心悸心慌、面色无华、唇舌淡白、脉细或涩或结代，常用鸡血藤、当归、地黄；宽胸主要是理气散滞，常用芳香类之薤白、香附、降香、檀香、柴胡、郁金。

通痹要分别痰和瘀，痰阻者多与过食肥厚、咸味有关，常胸闷、时有眩晕，常用半夏、菖蒲、瓜蒌、胆南星，同时要注意通过健脾和胃以化痰。瘀阻者常疼痛剧烈或刺痛、唇甲青紫、舌有瘀斑或瘀点，脉细涩，常用丹参、葛根、延胡索、三七、桃仁、赤芍、川芎。张老治疗冠心病心绞痛，分以下六型论治。

1. 气虚血瘀证

症见胸闷胸痛，心慌、气短，神疲乏力，少气懒言，肌肤甲错，舌质淡暗，舌下静脉迂曲，苔薄白，脉细结代。

治法：益气活血，通痹止痛。

补阳还五汤加减，药用：黄芪 30 克，桂枝 10 克，当归 10 克，川芎 10克，红花 10 克，地龙 10 克，生山楂 15 克，丹参 12 克，鹿寿草 12 克。失眠者，加酸枣仁、柏子仁、夜交藤；自汗者，加浮小麦、五味子；头晕者，加天麻、菊花；小便清长者，加益智仁、桑螵蛸、桑寄生。

2.痰瘀交阻证

症见胸闷如窒，闷重而痛轻，或痛引肩背，短气喘促，肢体沉重，舌暗红，舌下静脉迂曲，苔白腻，脉弦细涩。

治法：化痰散结，活血祛瘀。

丹参饮合瓜蒌薤白桂枝汤加减，药用：丹参15克，檀香6克，瓜蒌15克，薤白10克，姜半夏10克，桂枝10克，桃仁10克，地龙10克，川芎10克，三七粉3克（冲服），甘草6克。痰浊化热者，去桂枝，加黄连、胆南星；胸阳不振者，重用桂枝，加干姜、附子；气虚见神疲乏力、少气懒言者，加黄芪、党参、白术；疼痛剧烈者加乳香、没药、琥珀；失眠加夜交藤、柏子仁。

3.痰阻血瘀证

症见胸胁满闷，胸痛，心慌，气短，或胁肋疼痛，舌暗苔白，或舌下静脉迂曲，脉沉细或弦涩。

治法：宽胸理气，化瘀祛痰。

自拟宽胸通痹汤加减。药用：瓜蒌15克，薤白10克，降香10克，丹参15克，三七粉3克（冲服），麦冬10克，桂枝6克，生山楂15克，炒枣仁15克，鹿衔草15克，川芎10克，赤芍10克。便秘者，加柏子仁、火麻仁、芦荟；烦躁易怒者，加郁金、白芍、合欢花、荔枝核；肌肤甲错者，当归、白及、地肤子；脘腹胀闷或疼痛者，加元胡、枳壳；乳房胀痛者，加白芍、牡丹皮、当归。

4.气滞血瘀证

症见以胸痛心痛为主，疼痛以刺痛为主，部位固定，夜间多发，或心悸，或胁胀，短气，舌暗或紫暗有瘀斑、瘀点，舌下脉络紫曲怒张，脉弦涩或结代。

治法：通络行气，活血化瘀。

血府逐瘀汤加减，药用：当归15克，桃仁12克，红花、生地黄、赤芍、柴胡、川芎、牛膝各10克，桔梗16克，枳壳6克，甘草3克。兼痰浊者胸闷，舌苔浊腻，加瓜蒌、半夏、生山楂；兼阴虚者心悸心烦、失眠多梦，加鸡血藤、麦冬、五味子、酸枣仁、柏子仁；兼阳虚者面色白、手足冷，加附子、桂枝、干姜、薤白；肾阳虚者，下肢水肿、喘促不能平卧，用真武汤加减；若疼痛剧烈，舌下含服冠心苏合香丸，静脉滴注丹参注射液。

5.气阴两虚证

症见胸闷隐痛、心悸、气短，时发时止，倦怠乏力、头晕目眩、面色少华，舌淡、脉细无力或结代，失眠多梦、心烦不安、舌红少津少苔、脉细数或结代。

治法：益气养阴，养血活血。

生脉散合炙甘草汤加减，药用西洋参、五味子、桂枝各10克，麦冬、生地黄、丹参、生山楂各15克，炙甘草6克，三七粉3克（冲服）。失眠、心烦加酸枣仁、远志，偏气虚者加黄芪，偏阴虚者加酸枣仁、柏子仁、玄参。肝肾不足者，加杜仲、桑寄生；若心痛甚，大汗淋漓、面色苍白、呼吸细微、脉微欲绝，当益气救逆，舌下含服冠心苏合香丸，静脉滴注生脉注射液；若兼痰浊，舌苔腻，加瓜蒌、薤白。

6.阳虚寒凝证

症见胸痛、心悸、畏寒、汗出、肢冷、脉沉细为主。阳虚为主者，胸闷短气、腰酸乏力、面色苍白、唇甲淡白或青紫，舌淡白或紫暗；寒凝为主者心痛彻背、遇寒加重，手足厥冷，治以温阳通痹为主；阳虚为主者益气温阳、散寒通络。

人参汤合参附汤加减，药用人参、白术各15克，制附子10克（先煎），干姜6克，甘草5克；寒凝为主者辛温通阳、宣痹散寒，方用瓜蒌薤白白酒汤加桂枝、附子、檀香、枳实。重症常疼痛剧烈、大汗、面色灰暗、唇甲青紫、四肢厥冷、脉微欲绝，当回阳救逆，含服冠心苏合丸，静脉滴注参附注射液，汤剂用乌头赤石脂丸合苏合香丸。

【医案】

患者，男，63岁，2009年10月7日初诊。主诉：阵发性胸闷气短3年，加重伴胸痛半个月。现病史：胸闷以下午多发，舌质暗、边有齿痕，苔薄白，脉沉细。诊断：胸痹。辨证：心脉痹阻，宗气不畅。治法：宣通宗气，畅通血脉。方用瓜蒌薤白汤加减。处方：瓜蒌15克，薤白10克，丹参15克，川芎10克，葛根12克，降香12克，赤芍10克，草决明15克，鹿衔草15克，莱菔子15克，枳实12克，菊花12克。12剂，水煎服，每日1剂。

二诊：服药后，诸症锐减，偶发胸痛不甚。继用上方去莱菔子。前后服药月余，诸症消失。

按：张老治疗此病用药平淡无奇，以瓜蒌薤白汤合"冠心Ⅱ号"化裁。其中鹿衔草为平常少用，可补肾；同时结合药理研究成果辨证、辨病用药，如葛根、草决明、鹿衔草、丹参具有降血压、降血脂、扩张血管的作用。全方标本兼顾，药性平和，收效迅速。

（吴希泽　李　越　马跃海　庞　敏）

【参考文献】

［1］刘绪银．益心宽胸通痹治疗冠心病——国医大师张学文治疗心系疾病经验之一［J］.中国中西医肿瘤杂志，2011，1（1）：37-39.

［2］李联社．瓜蒌薤白半夏汤的临床应用——跟随张学文教授临证心得［J］.中医药学刊，2006，24（11）：2010.

［3］严亚锋，董斌．国医大师张学文治疗胸痹气滞痰阻血瘀证用药经验探析［J］.西部中医药，2018，31（5）：65-68.

［4］尤金枝，王永刚，李军，等．张学文教授治疗冠心病的临床经验［J］.陕西中医学院学报，2012，35（2）：21-22.

［5］王永刚，李军，尤金枝，等．张学文治疗稳定性心绞痛经验［J］.中医杂志，2012，53（22）：1909-1910.

［6］于为民，丰广魁．张学文教授运用补阳还五汤治疗冠心病的经验［J］.中医药研究，1994（3）：31-32.

［7］李军，袁有才．张学文从气虚痰瘀交结论治冠心病心绞痛［J］.国际中医中药杂志，2011，33（8）：758-759.

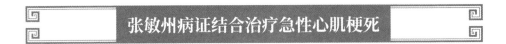

张敏州病证结合治疗急性心肌梗死

【医家简介】

张敏州（1953—），男，广州中医药大学教授，博士研究生导师。广东省中医院心脏中心副主任，重症监护科主任。国家卫计委临床重点专科学科带头人，国家中医药管理局"十二五"重点专科重症医学全国协作组工作委员会主任委员，中国中西医结合学会重症医学专业委员会主任委员，中国医师协会中西医结合医师分会副会长兼心脏介入专家委员会主任委员，广东省医师协会中西医结合医师分会主任委员。国医大师邓铁涛教授学术思想继承人。张敏州教授认为，中医学的精髓是辨证施治，若不辨证，不讲究阴阳平衡，就很难发挥中医的宏观治疗效果。

【诊疗思路】

急性心肌梗死发病迅速，死亡率高，是临床上常见的危重病之一。真心痛病机属本虚标实，本虚多为心阳虚、心阴虚或阴阳俱虚；标实或为瘀，或为痰，或痰瘀互见，而以气虚血瘀为其基本证型。张教授认为，岭南地区土卑地薄，气候潮湿，以气虚痰瘀型多见。气为血之帅，若心气不足，则帅血无力，心脉瘀阻，可见心动悸、脉结代（心律失常）；若心肾阳虚，水液代谢失衡，水邪内泛，凌心射肺，可见心悸、水肿、喘促（心力衰竭）；甚者可出现亡阳厥脱、亡阴厥脱，或阴阳俱厥（心源性休克）的危象。病属本虚标实，则通法与补法为治疗此病不可分割的两大原则。临床上应根据证型具体情况通补兼施，权衡而定。

【治疗方法】

急性心肌梗死需紧急进行西医再灌注治疗，尽快恢复缺血心肌血供，以挽救缺血的心肌细胞。在再灌注治疗的不同时期结合患者不同的证候特点，中医辨证治疗是有所侧重的。再灌注前，以标实为急；再灌注后，则血脉不通的标实有所缓解，本虚逐渐明显，如不能积极有效纠正患者的本虚，则易于再狭窄和闭塞。

（1）再灌注治疗前：心肌梗死为本虚标实，在发作期以标实为矛盾的主要方面，瘀血闭阻心脉是最主要、最关键的致病过程，急性心肌梗死的各种征象如寒象、热象、虚象均由此而来。因此，"活血通脉"为治疗过程中的关键环节。通过溶栓、介入或冠脉搭桥术，直接打通闭塞血管。及时大剂量使用参附针、参麦针、生脉针等益气固脱之品改善微循环，减轻心肌损害，应用丹参注射液、血栓通抗凝和溶栓。

（2）再灌注治疗：再灌注治疗虽然可以恢复缺血心肌血供以挽救濒死心肌细胞，但也会引起再灌注损伤，甚者可引起恶性心律失常和致命的心力衰竭等急危重症。心肌缺血—再灌注损伤亦属于气虚血瘀，当以补气、活血、化瘀为治疗原则。此时使用人参注射液、生脉注射液等益气活血中药，对迟发性心肌损伤，可以在辨证用药的基础上，选加川芎、丹参、桃仁、红花等具有钙拮抗作用的中药，以及人参、黄芪、菟丝子、三七等具有促进氧自由基清除作用的中药。

（3）再灌注治疗后：经皮腔内冠状动脉成形术和支架植入术后，再狭窄和再闭塞风险仍然存在，抗凝药物有引起严重出血的可能，存在一定的使用禁忌。张教授认为真心痛的病机除血瘀外，气虚痰阻也是其主要病机，再灌注治疗后应以益气活血化痰为治则，同时注意活血不忘益气，化痰不忘祛瘀，并注意其他各种证型的兼夹，做到审证求因，提高疗效。

益气化痰、行气活血或活血化瘀等法可有效防止再梗死的发生发展，祛痰多用温胆汤加减，补气用黄芪、五爪龙（即五指毛桃根），甚者加人参。兼阴虚者可合生脉散，兼高血压加珍珠母、决明子等，兼脾虚者可合四君子汤，随证加减，灵活运用。

心肌梗死患者在进入恢复期时，往往表现为阳损及阴、阴损及阳的阴阳失衡状态，因此后期多以益气扶正、调理阴阳的方法来治疗。阴虚常以生脉散为主方，气虚可用邓老冠心方加减，或选用通冠胶囊，阳虚选用邓老暖心方加减。

（4）心律失常：是急性心肌梗死的常见并发症。快速性心律失常属心气虚者选用人参、黄芪以补气；阴虚者选五味子、麦冬以滋阴；阳虚者选附子、肉桂、细辛以温通心阳；心脉瘀阻者选用三七、当归活血祛瘀以祛除胸中血瘀；痰浊痹阻者选用法半夏、石菖蒲以祛痰等。遵循西药治疗心律失常、中医治疗原发病病因，西药抗心律失常、中医消除症状，西药抗心律失常、中药消除抗心律失常药的毒副作用的原则应用中药。用丹参、三七活血祛瘀以疏通心脉改善血供；龙齿、琥珀末可镇静安神以消除心悸、心慌，天麻、川芎平肝息风以消除眩晕、头痛，酸枣仁、夜交藤养心安神以除失眠，人参、黄芪健脾益气以消除疲倦乏力等；用附子、细辛、吴茱萸、川芎、花椒及中成药心宝等来消除西药抑制心肌收缩力和传导阻滞的副作用。

（吴玉婷　周迎春）

【参考文献】

［1］郭力恒，曾影红，李松.张敏州教授病证结合治疗急性心肌梗死经验介绍[J].新中医，
　　　2007，39（4）：10-11.

［2］郭力恒，曾影红，李松.张敏州教授中西医结合治疗 AMI 的特点和体会 [C]// 中华中医药学会急诊分会.中华中医药学会第六届急诊学术年会论文集.北京：中华中医药学会，2006：162-167.

张琪运用"益气活血法"治疗冠心病稳定型心绞痛

【医家简介】

张琪教授（1922—2019），河北乐亭人，黑龙江中医药大学教授、博士研究生导师，国医大师。张老提出治疗稳定型心绞痛也应遵循李东垣"治病不宜损脾胃，克伐元气"，将升降、温清、燥润、补泻治疗方法灵活、巧妙地运用。遵循脾胃派思想治疗冠心病稳定型心绞痛。

【诊疗思路】

张老认为本病病机多为本虚标实，实则多为气滞、血瘀、痰浊，三者均可导致血行不畅，使心血瘀阻，不通则痛；虚则多是心气不足、胸阳不振所致，二者无力鼓动血液运行，不荣则痛。虚实常兼杂为患，最终导致心脉痹阻不通。

张老根据本虚标实病机，急性期主要以标实为主，故用行气、活血、化痰的治法，尤其重视化痰祛瘀；缓解期以本虚为主，故用培补心气、温通心阳的治法，尤注重温通心阳。张老治疗中无论血瘀或痰浊均重视补气，在豁痰祛瘀的基础上加入补气之品，主张治病不伤脾胃。

【治疗方法】

张老治病求本，祛邪扶正，提出"豁痰宁心、活血化瘀、益气通阳、理气活血"的治法。

1.针对本虚标实病机，益气与活血并用

张老多年临床经验也证实，单纯用活血之品治疗稳定型心绞痛初服有效，但后期疗效不显著，所以治疗时益气与活血并用。张老临床观察，胸痹心痛以气阴两虚、血液无力运行导致血瘀者多见。运用益气活血之法要辨明气虚阳虚阴虚之别，气阴虚而血瘀者，常益肺气与行气化瘀药并用，尤兼以补肾阴之品，滋阴常用女贞子、枸杞子、龟板、生脉饮、生地黄、玉竹、麦冬、阿胶、五味子；益肺气常用黄芪、党参，重用桃仁、红花、丹参、赤芍活血祛瘀，善用川芎行血中之气，柴胡、枳壳条达肝气。气虚阳虚而血瘀者则益气温肾阳祛瘀，常用附子、肉桂、人参、桂枝及益肺气活血之品。

2.化痰散结，兼顾脾胃

张老认为痰瘀交阻为患。脾胃是气血生化之源，为后天之本，同时脾统血，与血液生成密不可分，同时脾为储痰之器，痰浊阻滞气血运行导致血瘀，瘀血阻滞气机影响津液输布导致痰液停聚，影响络脉通畅。所以，张老临床常以温胆汤、橘枳姜汤合血府逐瘀汤进行加减，涤痰散瘀，同时又兼顾脾胃，常用白术、茯苓、健脾；陈皮、半夏行气以助脾胃运化。

3.行气宁心，散敛兼施

张老认为肝实兼夹痰瘀、肝火过盛、肝气郁结、肝阳上亢与痰瘀交结扰心，在治疗上常用桂枝甘草龙骨牡蛎汤作为基础方进行加减。张老认为无论患者有无便秘均应用大黄，不取其泄之功，取其疏肝清热之效；桂枝、茯苓、甘草温通心阳；桂枝为温心阳之要药；人参、龙骨、牡蛎益气敛神，以行气宁心。

4.培补元气，水火互济

张老认为此病本在心，根在肾，所以应以培补肾元为治则，使水火共济。常用真武汤、温阳益心饮加减，与附子合用温肾壮阳，与淫羊藿、补骨脂、杜仲及仙茅合用增强补肾阳之功；肾阳不足则血行瘀滞，常予以丹参、桃仁、红花等活血祛瘀；予何首乌、女贞子、枸杞子、左归饮合用来滋肾阴；小便短少者可加泽泻、猪苓、萹蓄、瞿麦以利水；常兼以当归补血，以求气血并补。

【治疗绝技】

早搏灵胶囊，由红参、黄芪、麦冬、山楂、丹参、当归、青皮、黄芩、苦参组成。具有益气养阴、理气活血之功效。

【医案】

患者，男，43岁，2017年5月13日初诊。主诉：近日心前区压榨性疼痛，活动后明显，伴后背痛、头痛，头重如裹，腹部疼痛伴腹泻，夜间多梦。曾服用中西药，治疗效果不佳。诊查：舌有齿痕，舌苔白厚腻，脉数。心电图示 Ⅱ、Ⅲ、aVF、V₅ 导联 ST 段下移。诊断：胸痹。辨证：痰浊阻滞，胸阳不振证。治则：当从通阳宣痹化痰法治疗。处方：温胆汤化裁。法半夏 15 克，陈皮 15 克，茯苓 20 克，甘草 15 克，竹茹 15 克，枳实 10 克，赭石 30 克，珍珠母 30 克，柏子仁 20 克，远志 15 克，酸枣仁 20 克，石菖蒲 15 克，丹参 20 克，川芎 15 克，赤芍 15 克，柴胡 15 克，桃仁 15 克，郁金 10 克，山药 20 克，薏苡仁 20 克，白术 25 克，莲子 15 克，黄芪 30 克，太子参 20 克。水煎取汁，温服，14 剂，每日 1 剂。

二诊（2017 年 5 月 27 日）：心前区疼痛减轻，偶有头痛，腹部疼痛好转，腹泻好转，肠鸣加重，夜间多梦。舌有齿痕，舌苔白腻，脉数。予首方加地龙 15 克，红花 15 克。14 剂，煎服法同前。

三诊（2017 年 6 月 10 日）：头晕头痛，胸痛好转，睡眠多梦好转，大便每日 1 次，偶乏力。舌体胖大，苔薄。予二诊方继续服用 14 剂。继服二诊方 1 个月，门诊随诊病情稳定。

按：结合患者症状及舌脉，诊断为痰浊阻滞、胸阳不振之胸痹。张老认为此患者心阳不振，嗜食肥甘厚味，脾胃运化失常，故而结聚成痰，治疗该患者应分 3 个阶段，首先应化痰，其次潜阳安神养心，最后温脾。一诊方以温胆汤化裁，温胆汤中法半夏、茯苓、陈皮、枳实、竹茹开胃化痰，降逆和中；赭石、珍珠母潜阳安神；柏子仁、远志、酸枣仁、石菖蒲养心安神；丹参、川芎、赤芍、桃仁活血化瘀；郁金、柴胡理气解郁，气顺则痰自消；山药、薏苡仁、白术、莲子健脾止泻；黄芪、太子参补气滋阴。二诊患者症状减轻，加用地龙、红花增强活血之功，达到气血通畅之目的。

（高 静 庞 敏）

【参考文献】

［1］陈晶晶，周亚滨，孙静，等 . 国医大师张琪治疗稳定型心绞痛经验 [J]. 中国中医急症，2019，10（28）：1834–1844，1854.

［2］陈波，宋雪，张琪，等 . 早搏灵胶囊治疗气阴两虚、心血瘀阻型冠心病早搏的疗效观察 [J]. 中国中医药科技，2015，22（4）：426.

张静生善用药对、经方辨证治疗冠心病

【医家简介】

张静生（1941—），沈阳人，博士研究生导师，首届全国名中医。兼任国际心脏病学会中国分会会员，中华医学会辽宁内科分会副主任委员。张老从医五十载，一直从事中医临床与研究，善用经方、名方、小方，诊治疾病广泛，尤其擅长冠心病、心律失常、重症肌无力等疑难病的诊治。

【诊疗思路】

张老认为冠心病的发生是五脏虚损、气血不足，病位在心，涉及五脏，属本虚标实之证；本虚指气虚、阳虚、阴虚及气阴两虚；标实指痰浊、血瘀、寒凝；本虚以气阴两虚多见，标实寒凝者少见。虚、痰、瘀三者相互关联，虚是根本，虚可致瘀，瘀可致虚，因虚因瘀导致痰浊阻滞。虚、瘀、痰是冠心病的共性。所以，本虚标实、虚实相兼是冠心病的主要病理机制。故张老提出以"益气养阴、祛痰化瘀"法为原则治疗冠心病。临证中善用药对、经方、名方、小方诊治冠心病。

【治疗方法】

张老治疗心血管病以理、法为纲，构成中医治疗学的辨证思维，以方、药为目，针对性地论治各种病证。

1. 善用药对

（1）菊花—羌活。张老常用菊花 10 ～ 15 克，羌活 10 ～ 15 克，每遇冠心病心绞痛由心气不足，心阴亏损，气滞血瘀，症见胸闷、心痛彻背、心悸气短、唇舌紫暗、舌下静脉怒张、脉弦细者，多用生脉饮配合此药对治疗，益气养阴，行气止痛。冠心病伴随肩背疼痛亦用此药对治疗。

（2）远志—石菖蒲。远志、石菖蒲配伍应用，名曰远志汤，出自《圣济总录》，主治久心痛。张老常用远志 10 ～ 15 克，石菖蒲 15 ～ 20 克，治疗心痛日久心虚夹痰，蒙蔽心窍，症见心神不安、惊悸怔忡、失眠健忘等。胆怯易惊、心烦不眠、夜多异梦，多合温胆汤；心血不足、虚烦少寐，加酸枣仁、夜交藤等以养心安神。

（3）延胡索—川楝子。张老常用延胡索15～25克，川楝10～15克，治疗热厥心痛，或作或止、久不愈，以心痛时发时止、口苦、舌红苔黄、脉弦数等为辨证要点。根据疼痛部位的不同，辨证加味柴胡、香附、木香、砂仁、乳香、没药等。

（4）佛手—香橼。张老常用香橼5～10克，佛手5～10克，治疗气滞心痛，以胸闷短气为主症，或伴肝郁气滞、胸膈不利、肝胃不和者。

（5）太子参—麦冬。张老常用太子参10～15克，麦冬10～15克治疗气阴两虚，太子参特别适合老年人或久病后体虚无力、自汗者，与麦冬合用补气、养阴、生津、润肺，用于冠心病辨证为气阴两虚者效果尤为明显。

2. 善用、活用经典方剂

张老辨证选用生脉饮、温胆汤、瓜蒌薤白桂枝汤、瓜蒌薤白半夏汤、丹参饮、乌梅丸等常用方剂为主方，急则治标，缓则治本，灵活加减药对。

（1）乌梅丸：张老提出乌梅丸的应用指证为消渴、心中疼热、气上撞心、饥不欲食，典型舌脉是舌赤少苔、脉沉无力。在内伤杂病中，如见舌淡或红、苔白或腻、脉弦细，或紧，或滑数均可用乌梅丸。

临证中乌梅丸随机化裁要针对具体病种，分辨其风动缓急、寒热多少、虚实偏颇，以及所涉及的脏腑，加减药物、调整比例。风甚重用酸味药，寒热甚重用苦辛，虚多者多用甘味等。对久病或辨证似是而非、虚实寒热均见者，皆可用乌梅丸化裁。

（2）温胆汤：张老总结温胆汤的应用指征为痰多，胸闷，口黏，纳呆，恶心，呕吐，苔腻，脉弦、细、濡、濡细等。

张老将温胆汤广泛应用于痰热内扰诸证如胸闷、胸痛、惊悸、怔忡、失眠、梅核气等。并总结出温胆汤十个常用加减法：恶心呕吐，去甘草，加砂仁、佩兰；腹胀，去甘草，加广木香、大腹皮；口腻者，加藿香、佩兰；梅核气，加苏梗、桔梗；失眠者，加酸枣仁、五味子、夜交藤；痰热甚者，加天竺黄、胆南星、黄芩；惊悸者，加石菖蒲、珍珠母；心烦者，加莲子心、黄连；味觉失常者，加乌梅、石菖蒲；躁狂及各种幻想症，加龙骨、牡蛎、五味、浮小麦、大枣。张老常仿《寿世保元》的高枕无忧散之意，在温胆汤中加入辛凉的石膏，以加强清心除烦的作用。

【治疗绝技】

冠心康。药用黄芪、丹参、葛根、瓜蒌、薤白、法半夏，适用于气虚血瘀兼痰浊型的冠心病，心绞痛之轻中型患者。现如今随着生活方式等明显的变化，张老发现冠心病多表现为气阴两虚、痰瘀交阻，于是在原冠心康处方中每多加入太子参、麦冬、五味子等益气养阴。

（庞天霄　李　越　吴希泽　庞　敏）

【参考文献】

［1］高晓冬，谢伟峰，乔文军，等.张静生药对治疗冠心病[J].实用中医内科杂志，2015，29（10）：16–18.

［2］张会永，冷锦红，谢伟峰，等.张静生学术思想及临证经验举隅[J].辽宁中医杂志，2020，47（9）：23–25.

张磊治疗冠心病的临床经验

【医家简介】

张磊（1929—），国医大师，河南中医药大学教授，第二批全国老中医药专家学术经验继承工作指导老师，深受儒学思想的影响，崇尚致中和平，在临证中对"异病同因""异因同病""复症多因"的复杂病症，明辨求本，洞悉症结，求其所主，或攻补兼施，或温凉同进，或标本先后，或主次逆从。有常有变，知常达变，有缓有急，层次井然，皆可法可从。创立了具有临证特色的八法：疏利法、涤浊法、轻清法、灵动法、运通法、斁理法、达郁法、固元法。张老在长期的教学和临床实践中，积累了丰富的临床经验，加之治学严谨，医理纯熟，医术精湛，已然形成了他独特的"动、和、平"学术思想。

【诊疗思路】

1. 审气血，治病求本

张老认为心血不足乃冠心病的发病根本，而心脉瘀阻则为致病之标。血液的运行既有赖于心气的推动，又靠胸中大气之鼓动、撼旋，并依肺之治节、肝之疏泄、脾之生化涵养。气血冲和，则心脉畅达，君安神明；反之，气血虚滞，则心脉瘀阻，心神失养。治疗上以"心血宜养宜活"立论，谨遵"气血同调""标本兼顾"之旨。心脾亏虚、运血无力而致心脉瘀阻者，以生脉散加味；大气不足、撼旋无权者，以升陷汤化裁；肺失治节、宣散不利者，以三拗汤、甘草桔梗汤合桃红四物汤治之；肝失疏泄、气滞血瘀者，以血府逐瘀汤增损治疗。

2. 燮理阴阳，豁痰涤浊

张老在临证中谨遵仲景胸痹之论，认为冠心病阴盛之因在于痰浊、蓄血、寒凝三者，阳弱之根在于心阳、脾阳和肾阳。胸为清阳之府，清旷之域，内藏心肺，居上焦君相之位，忌阴邪干忤。心阳虚损，清府阴霾结聚；脾阳虚弱，大气不运，撼旋无力；肾阳虚衰，命门衰弱，则君心失去温煦、鼓舞。治疗上分虚实两端，以阴盛为主者，治以豁痰涤浊，开结通阳，同时据"痰病治气""痰阻血瘀"之理，辅以理气活血之法；以阳弱为主者，治以温阳益气，以收阳光普照、阴霾消散之功效。痰浊壅塞者，以瓜蒌薤白白酒汤治之；痰浊重症，施以瓜蒌薤白半夏汤；痰阻气结者，用枳实薤白桂枝汤。蓄饮不散者，用茯苓杏仁甘草汤，其中寒饮用桂枝生姜枳实汤，饮停气结用橘枳姜汤。寒邪凝滞用乌头赤石脂丸，寒湿结聚用薏苡附子散。实证均可用瓜蒌豁痰开结，桂枝、薤白辛温通阳。心阳虚损用桂枝甘草龙骨牡蛎汤，中阳虚损用人参汤，肾阳虚衰施真武汤，阳损及阴，阴阳两虚用生脉饮加附子或重加附子。总之，燮理阴阳，补偏救弊，但勿忘益心化瘀之法。

【治疗方法】

张老根据病因病机精选药物，创制良方，使其更适用于临床实践。

（1）苓枳汤治短气：短气之病名首见于《金匮要略》，现代医学的无症状型心肌缺血可见此症。苓枳汤由《金匮要略》茯苓杏仁甘草汤、橘枳姜汤及桂枝生姜枳实汤化裁而来，组成：茯苓 10 克，杏仁 10 克，陈皮 10 克，炒枳实 10 克，桂枝 10 克，生姜 6 克，甘草 6 克。该方渗利水湿，温阳降气，适应于饮邪上犯、胸阳不振之证。

（2）丹百汤治心痛：心痛相当于冠心病心绞痛，该方由丹参饮、百合汤（百合乌药）化裁而成，组成：丹参 30 克，百合 30 克，乌药 10 克，全瓜蒌 10 克，郁金 10 克，降香 6 克，檀香 3 克（后下），砂仁 3 克（后下）。适用于心脉瘀阻兼有阴虚者。

（3）安心汤治心悸：心悸相当于冠心病之心律失常，该方由生脉散、酸枣仁汤及甘麦大枣汤加山茱萸化裁而成，组成：党参 10 克，麦冬 30 克，五味子 10 克，山茱萸 10 克，炒枣仁 30 克，茯苓 10 克，淮小麦 30 克，大枣 5 枚，炙甘草 6 克。本方用山茱萸取"心欲散，急用酸以收之"之理。本方益心气、滋心阴、养肝血、安心神，固护正气，缓以图功，适应于气阴两虚、心神失主之心悸怔忡之证。

（4）宽胸汤治心痹：心痹指胸痛不显，仅以心胸憋闷不舒，或兼活动后心慌、气促为主者，相当于缺血性心肌病。该方由仲景瓜蒌薤白半夏汤合葶苈大枣泻肺汤、苓桂术甘汤等化裁而成，组成：瓜蒌 15 克，薤白 10 克，制半夏 10 克，陈皮 10 克，茯苓 15 克，白术 10 克，桂枝 10 克，杏仁 10 克，葶苈子 15 克，甘草 6 克，大枣 5 枚。本方宽胸理气，宣痹化痰，涤浊利湿，适用于痰浊壅盛、蓄饮上犯之证。

【医案】

患者，女，60 岁，2006 年 9 月 29 日初诊。现病史：活动后气短 8 年余，善叹息，伴眩晕，唇紫，口淡乏味，自汗出，心烦多梦，入睡困难。舌略暗，苔厚腻微黄，脉沉涩而结。既往有高血压 10 年，自述控制良好。诊查：心电图示窦性心律不齐，前壁 ST-T 改变。冠状动脉造影示前降支远端狭窄 75%。处方：苓枳汤加减，茯苓 10 克，杏仁 10 克，陈皮 10 克，炒枳实 10 克，丹参 30 克，檀香 3 克（后下），砂仁 3 克（后下），党参 10 克，麦冬 10 克，五味子 10 克，山茱萸 10 克，节菖蒲 3 克，远志 6 克，炒枣仁 15 克，生甘草 3 克。水煎服，每日 1 剂。

二诊（2006 年 10 月 27 日）：服上方 25 剂，气短发作减少，可进行一般日常活动，入睡良好，醒后难再寐，时有心慌胸闷，久视眩晕，舌暗，苔薄白，脉沉细结。以安心汤加减：党参 10 克，麦冬 20 克，五味子 10 克，山茱萸 10 克，炒枣仁 15 克，柏子仁 6 克，丹参 30 克，生地黄 30 克，淮小麦 30 克，节菖蒲 6 克，桂枝 3 克，炙甘草 6 克，大枣 6 枚为引，水煎服，每日 1 剂。

三诊（2006 年 11 月 22 日）：服上方 20 余剂，心慌、眩晕减轻，寐可，但每晨五时许身热汗出。舌淡暗，苔白厚，脉沉细涩。仍以上方增损：党参 10 克，麦冬 20 克，五味子 10 克，山茱萸 10 克，丹参 30 克，降香 6 克，细辛 3 克，桂枝 6 克，节菖蒲 3 克，炒枣仁 20 克，淮小麦 30 克，炙甘草 6 克，大枣 4 枚为引。水煎服，每日 1 剂。

按：此乃饮邪上犯，胸阳不振，兼心气不足，心血瘀阻，阴阳失调之证，以苓桂汤去桂姜以宣利水湿，生脉散加山茱萸益心气，丹参饮养血活血散瘀，节菖蒲、远志祛湿化浊，通脉透窍，炒枣仁养心安神。再诊，饮邪渐化，心气不足，心脉瘀阻，心神欠安，以安心汤益气养心安神，丹参活血通心脉，重用生地黄以逐血痹，节菖蒲、桂枝少许，辛温通阳，水饮无由再生。三诊，心气渐充，胸阳来复，心神渐安，心脉顺畅，继以上方去生地，加降香、细辛辛温通窍活血而收功。

（陈召起　樊根豪　王永霞）

【参考文献】

［1］金先红，陶洁 . 张磊治疗冠心病的临床经验 [J]. 中医研究，2008，21（5）：40-41.

［2］杨漾，梁昊，张秋雁，等 . 从"阳微阴弦"论治胸痹研究进展 [J]. 中医学报，2020，35（3）：564-567.

［3］吕凤亚，邹澍宣 . 仲景之《金匮要略》胸痹心痛浅探 [J]. 亚太传统医药，2017，13（15）：37-38.

张镜人膏方调治心血管疾病

【医家简介】

张镜人（1923—2009），上海市第一人民医院主任医师，上海医科大学教授，首批全国名老中医药专家学术经验继承工作指导老师，首届上海市名中医，首届国医大师。兼任中华中医药学会副会长、上海市科学技术协会委员、上海市中医药学会理事长。出身于世代业医家庭，张氏内科第十二代传人，从事中医工作六十余载，医理渊博，学验俱富，具有高深的中医理论、独到的学术思想和丰富的临床经验。

【诊疗思路】

心血管疾病临床以高血压及冠心病为常见，多伴有高血脂、高血糖、高血黏度、动脉硬化等病症，病程一般较长。其病机甚为复杂，发病多与年老体衰、饮食失节、情志不遂、劳逸失度等导致脏腑气机失调，气血阴阳失衡有关，中医辨证多为本虚标实之证。本虚有阴阳气血亏虚的不同，标实则有瘀血、痰湿、阴寒之区别，病机复杂故而适合膏方大方图治。张老用膏方调治心血管疾病坚持通补兼施的原则，以宣痹通阳、健脾化痰、行气活血、益气养心等方法，针对小同的体质与病症，使补而不腻，通而不损，始终注意保持机体气血通畅与阴阳的平衡。

【治疗方法】

1. 宣痹通阳法

《素问·生气通天论》谓："阳气者，若天与日，失其所，则折寿而不彰。"故阳气为一身之主宰。"心主血脉""脉者，血之府"。血液运行除了"营气"作用外，还要依靠心脏的功能，这种功能称为"心气与心阳"。心气的鼓动全赖于心阳的温运，二者密切配合，维持人体正常血液运行。一旦心阳与心气痹阻，妨碍了营血的运行，血涩成瘀，"不通则痛"，胸痹心痛乃作。张老以膏方调治此病，常用瓜蒌薤白桂枝汤化裁。其中瓜蒌宽胸散结，"能使人心气内洞"（"内洞"即舒畅之意）；薤白性温、味辛苦，滑利通阳；桂枝辛从甘化，温补心阳。

2. 健脾化痰法

张老认为，痰湿和痰热是导致脂肪代谢病变的前提，而气滞血瘀则是脂质沉积的病变结果。脾胃健运失司，饮食不化精微，最易扰乱脂肪代谢，聚湿生痰；若肝胆失于疏泄，气郁化火，痰热亦可煎熬津液，变成痰涎。痰性黏腻，痰湿驻留，或痰与热胶固，都可促使心络的脂质沉积与浸润，导致心气痹阻。张老认为心血管疾病中所出现的心动悸、脉结代，与脾气不振、胃气虚弱有着直接的关系。阳气不足，心气虚衰；痰浊瘀阻，心脉不通，均与脾胃功能失调有关。脾胃乃气血生化之源，水谷精微所化生的元气具有注心灌脉之作用。张老在膏方中常用参苓白术散益气健脾化痰浊，每用白术健脾、半夏涤痰、陈皮理气、谷芽消积。脾胃得健，运化有力，则痰浊瘀阻得以消散，有利于心脉的疏通和心之气血的充养。

3.行气活血法

气与血，二者相辅相成，互相依存，互相影响。气血既为脏腑功能之表现，又是脏腑功能的产物。气为阳，血为阴，血之运行全靠气之推动，气不足或不畅，必然影响血液运行而形成瘀血。一旦心阳与心气痹阻，气滞则血瘀，血瘀则气阻，导致瘀血内停，脉络不畅，日久则胸痹心痛举发。张老在制方时常选用行气活血药物以促进血行，药如生香附、广郁金等。香附开郁散气，"生则上行胸膈"，且理气之力宏，故治疗胸痹使用香附以生为宜；广郁金为血中气药，擅入心络活血通滞。气行则血亦行，可助活血化瘀之力，配合化痰之品，每能提高宣痹理气的功效。

4.益气养心法

膏方补虚着眼于气血阴阳的调养，心血管疾病痹阻日久，则易耗伤心气、心阴，临床上常见到心悸气促、胸闷胸痛、心烦失眠等心气不足、心阴失养的症状。气阴两虚之体质易感邪热，邪热又加重气阴虚损，导致瘀热内阻，痰浊滋生。久病反复发作，迁延难愈，终致心气、心血俱损、痰瘀固结之顽症。治疗当以益气养心扶正治本，活血清热祛邪治标。张老以自拟"四参饮"（丹参、孩儿参、南沙参、苦参）为主之膏方独具特色。方中丹参调心血，且苦能降泄，微寒清肝，有除烦安神之效。张老补益脾胃之气善用孩儿参，不主张过早使用生晒参，恐壅塞气机反增胸闷之患。《饮片新参》谓孩儿参有"补脾肺之气，止汗生津，定虚悸"之功效，对心气不足者，用孩儿参既可健脾益气，又能止汗生津护及心阴，似较党参及生晒参更为适宜。南沙参滋润上焦之阴分，兼有清热祛痰之力，现代药理研究证实其有提高细胞免疫功能、强心、降低胆固醇的作用。苦参专治心经之火，与黄连功用相近，近代药理证实其具有抗心律失常之作用。

【医案】

病例1：患者，女，47岁。素有高血压病史，夜间时或胸闷，耳鸣塞聪，腰酸膝软，月经量多；舌苔薄，脉细弦。辨证：肝肾两虚，心气不足。治法：补益肝肾，养心益气。处方：生地黄30克，熟地黄30克，山萸肉60

克，炒山药 60 克，枸杞子 60 克，炒滁菊花 60 克，泽泻 60 克，牡丹皮 60 克，茯苓 60 克，女贞子 60 克，旱莲草 60 克，赤芍 60 克，白芍 60 克，水炙甘草 20 克，生牡蛎 90 克，生石决明 60 克，白蒺藜 60 克，制何首乌 60 克，明大麻 30 克，炒川续断 60 克，桑寄生 60 克，炒杜仲 60 克，沙苑子 60 克，川石斛 60 克，北沙参 60 克，孩儿参 60 克，大麦冬 60 克，水炙远志 20 克，炒酸枣仁 60 克。上药浸一宿，武火煎取 3 汁，沉淀滤清；文火收膏时，加入陈阿胶 240 克，白冰糖 400 克，熬至滴水成珠为度。每服 1 汤匙，温开水调送，临睡前服。如遇伤风食滞等症，则暂缓服用。

按：本例患者高血压病程迁延日久，肝肾诸脏虚损，肝肾阴虚、阴不制阳，上犯巅顶，眩晕而作。肾虚脑海失养，则耳鸣塞聪；肾府失养，冲任虚损，则腰酸膝软，月经量多。夜间时或胸闷乃心气不足、心失所养之征象。四诊合参，证属肝肾两虚，心气不足。刻值冬令潜藏封蛰之时，故膏方以补益肝肾、益气养心为法则，选用杞菊地黄丸加减滋肾养肝；天麻钩藤饮加减平肝息风，潜阳降逆；合二至丸补肝益肾，强壮筋骨；芍药甘草汤酸甘化阴，柔肝缓急；取孩儿参、北沙参、大麦冬、川石斛益心气，滋心阴，清心热，除心烦；参以水炙远志、炒酸枣仁养心安神，为护中州。膏方中又投清香和胃之品，如炒白术、佛手片、炒陈皮、炒神曲、香谷芽等，以醒脾健运。综观全方，通补兼施，用药清平，补而不滞。如生地黄、熟地黄用量各仅为 30 克，体现了张老处方中一贯注重顾护胃气之学术思想。

病例 2：患者，男，26 岁。既往有风湿性心脏病病史，胸闷心悸不宁，咽红气急，喉间痰稠，腰酸，大便带溏；舌苔薄，边有齿印，脉濡滑，时见结代脉。辨证：肺脾两虚，心气亏损。治则：拟养心健脾，兼佐益肺。处方：丹参 60 克，炒党参 60 克，孩儿参 60 克，赤芍 60 克，白芍 60 克，水炙甘草 20 克，南沙参 30 克，北沙参 30 克，苦参片 30 克，炒酸枣仁 60 克，水炙远志 20 克，淮小麦 60 克，广郁金 60 克，炒当归身 60 克，大麦冬 30 克，生香附 60 克，紫石英 30 克，茶树根 60 克，北五味 15 克，香扁豆 60 克，炒山药 60 克，建莲肉 60 克（去衣心），炒山楂 60 克，炒神曲 60 克，香谷芽 60 克，生地黄 30 克，熟地黄 30 克，砂仁 15 克，枸杞子 60 克，炒川续断 60 克，桑寄生 60 克，炒杜仲 60 克，旱莲草 60 克，制何首乌 60 克，水炙桑白皮 60 克，甜杏仁 60 克，炙百部 60 克，旋覆花 60 克，海浮石 60 克。上药浸一宿，武火煎取 3 汁，沉淀滤清；文火收膏时，加入清阿胶 240 克，冰糖 500 克，大红枣 30 枚，熬至滴水成珠为度。每服 1 汤匙，早晚各服 1 次。如遇伤风食滞等症，则暂缓服用。

按：本例患者有风湿性心脏病痛史。中医认为本病系外邪反复侵袭人体，久则累及内脏，引起脏腑亏虚，其病情错综复杂，虚实并见。《素问·痹证》曰："脉痹不已，复感于邪，内舍于心。"心气亏虚，血不养心，则胸闷心悸；痰浊壅盛，肺失宣肃，则气短气急，喉间痰稠；脾胃虚弱，运化失常，则大便带溏：肾虚腰府失养，则腰酸。察其舌脉皆为肺脾两虚、心气亏损之征象，故治当养心健脾，兼佐益肺，方用自拟方"四参饮"合生脉饮、安神定志丸。方中丹参、炒当归身、赤芍等和中缓脉，调心血；炒党参、孩儿参补益心气，其用量轻灵，以免壅塞气机；南沙参、北沙参、苦参片等滋阴泻火，清心热；炒酸枣仁、水炙远志、淮小麦养心宁神，除心烦；广郁金芳香宣达，活血通滞；生香附上行胸膈，开郁散气；紫石英温阳通脉，镇心定惊；茶树根强心利尿，活血降脂；投以香扁豆、炒山药、建莲内、炒山楂、炒神曲等健脾化浊，滋培后天；以枸杞子、炒川续断、桑寄生、炒杜仲、旱莲草等平补肝肾且不碍胃：以水炙桑白皮、甜杏仁、炙百部、旋覆花等开达上焦，肃降清肺，贯通上下之气机。诸药相合，攻补兼施，润燥相宜，升降通调，相辅相成，其效益彰。

（刘中良　李飞泽）

【参考文献】

［1］朱凌云，秦嫣.张镜人膏方调治心血管疾病精要[J].上海中医药杂志，2008，42（11）：23-24.

陆曙从"郁"论治冠心病

【医家简介】

陆曙（1963—），江苏无锡人，医学博士（博士后），主任中医师，教授，博士研究生导师，无锡市中医医院副院长，无锡市中医研究所副所长，中华中医药学会心病分会常委，无锡市名医、市首席医师之一，为第五、第六批全国名老中医药专家学术经验继承工作指导老师，江苏省中医药学会心系疾病分会副主任委员。陆曙教授擅长治疗中医内科疾病，尤其是心血管疾病的中西医结合防治，其研发的"降防保心胶囊"获省医学新技术二等奖和市科技进步三等奖，连续三届被评为江苏省优秀青年中医药（中西医结合）工作者。

【诊疗思路】

冠心病属胸痹、心痛范畴，前人多以正虚邪盛论述，强调了以上焦阳气虚为本，下焦阴寒盛为标，阴乘阳位，痹阻胸阳，发为胸痹。陆曙教授认为"郁"是胸痹发病的主要原因，郁者，滞留不通、结聚而不得发越，最初是气机运行郁滞、升降出入失常，渐渐殃及血脉，心主血脉，造成心脉瘀阻，直接表现为胸闷、胸痛、心悸等。

【治疗方法】

陆曙教授在临证中，常常抓住"郁"为冠心病的重要病机，治以行气解郁，选方常以"越鞠丸"为基础方，药用：醋香附、川芎、焦栀子、六神曲、炒苍术。临证时应灵活应用，随证加减。对脉弦紧、气机郁结者，酌加厚朴、枳壳；对舌色青紫、脉涩之血郁重者，加用红花、赤芍、丹参、降香；对舌红苔黄腻者，加连翘、黄连；对胸闷胸痛、头昏沉重、脉滑者，可加瓜蒌皮、法半夏、薤白头；对颈项不舒、血管搏动性头痛者，加葛根；对腰酸、耳鸣、脱发者，加野料豆、楮实子；对精神恍惚、精神难以集中者，加淮小麦、甘草；对咽干口燥、脉弦细、虚热内扰失眠者，加酸枣仁、生酸枣仁、知母；对不寐、心肾不交者，加黄连、肉桂；对虚烦不得眠者，加淡豆豉。

陆曙教授常用黄芪治疗胸痹、心力衰竭等心系病，黄芪用量 10～30 克，气阴两虚证常选取淮小麦、太子参、麦冬、北五味子、玉竹、紫苏叶、紫苏梗、白术、当归、茯神、炒酸枣仁、龙骨、牡蛎；心肾阴虚证常选取生地黄、玄参、天冬、麦冬、党参、炙甘草、茯苓、柏子仁、酸枣仁、益智仁、五味子、远志、丹参、当归、芍药、阿胶等；心肾阳虚证加用人参、附子、肉桂、桂枝、炙甘草、熟地黄、山茱萸肉、补骨脂等；心血瘀阻证常加用川芎、桃仁、红花、赤芍、柴胡、桔梗、枳壳、牛膝、当归、生地黄、降香、郁金、延胡索等；痰浊痹阻证常配伍桂枝、丹参、丹皮、楮实子、川芎、降香、半夏、薤白、瓜蒌皮、茯苓、厚朴、黑山栀、枳壳、九节菖蒲等；气滞心胸证常配伍柴胡、延胡索、枳壳、香附、陈皮、川芎、赤芍。治疗病毒性心肌炎时，黄芪用量可加至 50 克。

【治疗绝技】

交泰调脉方。

组成：丹参 9～15 克、楮实子 6～12 克、黄连 3～9 克、肉桂 1～5 克。

功能：调畅血脉，交通心肾，宁心安神。

主治：动脉硬化、血脂异常、糖耐量异常、期前收缩、冠心病、高血压性心脏病、缺血性脑血管病等证属心肾不交、血脉痹阻者。

每日 1 剂，水煎，1 日 2 次，于早晚餐后半小时分服。

【医案】

患者，男，47 岁，2016 年 7 月 30 日初诊。主诉：反复胸闷胸痛半年余，再发 1 周。诊查：既往住院查心电图示室性期前收缩，T 波改变。心脏彩超示左心室射血分数 60%，左右房室内径均正常，左室心尖部，各节段均肥厚 15～20 mm，肥厚心肌回声不均匀，余室壁不增厚，左室流出道未见明显梗阻。冠脉 CTA 示患者心率控制差，血管局部错层伪影；右冠动脉见多发钙化，管腔轻度狭窄；右冠起始段似见低密度充盈缺损；左冠状动脉前降支、对角支、回旋支、钝缘支多发钙化斑块，伴局部管腔低密度充盈缺损，管腔轻中度狭窄。左冠前降支中段局部壁冠可能。右冠状动脉优势型心脏。目前服用美托洛尔缓释片 23.75 mg/d。就诊时见胸闷胸痛，叹气，偶有头晕，视物晃动，行走欠稳，纳可，二便调，夜寐欠佳，苔白腻，质紫暗，脉弦滑。辨证：肝郁痰瘀，心脉失调。治法：疏肝理气，活血化浊，调和心脉。处方：

川芎 10 克，醋香附 10 克，炒苍术 10 克，六神曲 10 克，焦栀子 10 克，法半夏 10 克，瓜蒌皮 10 克，薤白头 10 克，葛根 30 克，紫丹参 10 克，炙甘草 6 克。7 剂，代煎，每日 1 剂，浓缩小包 90 mL，2 包分早晚饭后温服。

二诊：胸闷胸痛较前好转，头晕不显，自觉腹胀，喉咙紧缩感。续予上方，去葛根、炙甘草，加厚朴 5 克，枳壳 10 克调理，后门诊随访，胸痛少有发作。

按：患者系中年男性，反复胸闷胸痛半年余，再发 1 周，查心电图及冠脉 CTA 后诊断明确。不通则痛、不荣则痛、心脉失养、心血瘀阻故见胸闷、胸痛；气机不畅、肝郁气滞，故见叹气；肝阳上亢，故见头晕、视物晃动、步态不稳；痰浊上泛，故见苔白腻，脉弦滑；因体内存在瘀阻故舌质紫暗。总体辨证考虑肝郁痰瘀、心脉失调，治则为疏肝理气、活血化浊、调和心脉，拟方越鞠丸加减。处方中川芎、醋香附、炒苍术、六神曲、焦栀子行气解郁；法半夏、瓜蒌皮、薤白头化痰宽胸；葛根升清降浊，紫丹参等活血化瘀。二诊时胸闷胸痛好转，头晕改善，因腹胀，喉咙紧缩，酌加厚朴、枳壳行气、健脾、疏肝。收效良好。

（赵金伟　李飞泽）

【参考文献】

［1］朱德建，陆曙.陆曙从"郁"论治冠心病 [J]. 江西中医药，2018，49（7）：20-22.

［2］陶国水，陆曙.陆曙诊治心系疾病学术经验介绍 [J]. 新中医，2020，52（21）：176-179.

［3］马旬旬，陆曙.陆曙教授从气血论治舒张性心力衰竭经验 [J]. 四川中医，2018，36（10）：20-22.

［4］戴飞，陆曙.陆曙教授治疗心胀病经验 [J]. 中华中医药杂志，2013，28（8）：2329-2331.

［5］周悦，陆曙.陆曙治疗高血压经验 [J]. 河南中医，2014，34（8）：1498-1499.

［6］陆曙.交泰调脉方 [J]. 江苏中医药，2009，41（4）：13.

［7］费园.陆曙教授疏肝健脾祛风泄浊法治疗冠心病心绞痛经验 [J]. 中国中医急症，2011，20（2）：240，281.

陈可冀"三通两补法"治疗冠心病心绞痛

【医家简介】

陈可冀（1930—），男，教授，中国科学院院士，国医大师，中国中医科学院首席研究员，博士研究生导师，全国名老中医药专家学术经验继承工作指导老师，享受国务院政府特殊津贴专家。兼任中国中西医结合学会会长，世界中医药学会联合会心血管病分会主席，中华医学会常务理事及老年医学学会主任委员，中国老年学会名誉会长，中央保健委员会专家组副组长，北京大学医学部兼职教授，北京大学中医药现代化研究中心及北京大学衰老研究中心学术委员会主任，人事部博士后管委会专家组成员，世界中医药联合会高级专家顾问委员会副主席，国家中医药管理局专家咨询委员会委员，中国药典委员会委员。香港浸会大学荣誉博士，香港大学、香港中文大学及香港浸会大学名誉教授，美国加州大学洛杉矶分校客座教授。亲随冉雪峰、岳美中、赵锡武、郭士魁等名医研习中医，提出了通补兼施或先通后补的治疗原则，更新了前人"痛无补法"的传统认识。

【诊疗思路】

陈可冀教授善用中西医结合的方法研究活血化瘀法治疗心血管疾病的效果，提倡病证结合及"三通"和"两补"的辨证应用，注重气血辨证，用药法度谨然，师古不忘创新。以活血化瘀为主，根据血瘀证之兼夹和患者的体质虚实，辨证用药，疗效甚佳。

冠心病属于中医学"胸痹""心痛"的范畴。陈可冀教授认为冠心病心绞痛患者血小板黏附聚集、血栓形成、微循环障碍、动脉内膜增厚、脂质沉积、血管狭窄等病理改变，皆可影响血液的正常运行，导致血行不畅，滞而不行，可归属于中医"血瘀"的范畴。陈可冀教授认为冠心病心绞痛主要病机为"血脉瘀滞"，活血化瘀法可作为中医治疗冠心病的基本治法，同时注重气血相关、病邪相兼及脏腑气机生化，衍生出理气活血、化痰活血、益气活血、温阳活血等多种治法。重视脏腑相关、心胃同治，常用三通两补法标本兼治。

【治疗方法】

1.“三通两补法”治疗心绞痛

针对冠心病虚实夹杂的复杂病机，陈可冀教授提出“三通两补”法治疗冠心病的临证思路，“三通”即“芳香温通”“宣痹通阳”“活血化瘀”；“两补”即“补肾”“补气血”。通法收效较快，寒凝心脉者，治法芳香温通，予苏合香丸、宽胸丸、麝香含片、心痛丸等。胸阳不振、心阳不宣者，治法宣痹通阳，予瓜蒌薤白半夏汤、枳实薤白桂枝汤、瓜蒌片等。气滞血瘀者，治法活血化瘀，理气止痛，常予血府逐瘀汤、失笑散、三七粉、沉香郁金粉、冠心Ⅱ号注射液等。冠心病乃本虚标实证，通法常需兼补法巩固疗效。肾虚者选用补骨脂丸、左归丸、右归丸、首乌延寿丹等。气血虚弱者予八珍汤加泽兰、益母草及当归补血汤等。

2.心胃同治，心肾同治

临床治疗重视五脏的整体性，心和胃两脏关系密切，治疗冠心病时常心胃同治，《金匮要略·胸痹心痛短气病脉证治》治疗“胸痹心痛”常用和胃之品，如枳实、生姜、厚朴、橘皮等。临床中多见患者餐后痛剧，餐后规律地发作各类心律失常，用桔枳姜汤、温胆汤、三仁汤、平胃散、六君子汤调理脾胃，针对痞满食滞、肝胃不和、湿热中阻、脾虚胀满等发作心绞痛疗效显著。

心主血脉，肾内蕴真阴真阳，主水液代谢，为五脏六腑之本，心阳依赖肾阳鼓动才能推动气血运行。若肾阳虚，难以助心阳推动血液运行，则气血瘀阻，脉道阻塞，发为胸痹心痛。故冠心病虽定位在心，与五脏盛衰相互关联，但和肾脏关系最为密切。正如《素问·五脏生成篇》所称：“心之合脉也……其主肾也。”本病常好发于肾精衰惫的中老年人，临床症状多见腰膝酸软、眩晕耳鸣等肾虚之象。

3.疏肝解郁，调理气机

肝主疏泄，调节情志。郁怒伤肝，肝失疏泄，肝郁气滞，则血行不畅，脉络失利，发为心绞痛。此类心绞痛常与情绪变化有关，并伴有两胁不适、喜太息、脉弦等症。陈教授常采用越鞠丸、甘麦大枣汤、逍遥散、四逆散、血府逐瘀汤、丹参饮等方通过疏肝理气活血止痛治疗心绞痛。

4.选用软坚散结及含黄酮类中药

软坚散结药如海藻、昆布也可结合辨证治疗动脉粥样硬化。毛冬青、丹参、葛根、银杏叶（白果叶）都含有黄酮类化合物，而该化合物对改善冠脉循环是有益的。此外，含黄酮类化合物的中药还有川芎、红花、茜草、络石藤、槐米、虎杖草、桑寄生、栀子、密蒙花、陈皮、天花粉、淫羊藿、朱砂莲、芫花、贯众、良姜、荞麦叶、洋葱、白桃花等，分别具有活血、理气、祛风、补虚、利水、抗炎等作用，临证时辨证选用，对提高疗效大有裨益。

5. 心绞痛当辨寒热虚实

寒性凝滞主收引，易造成血脉收缩而疼痛，多数医家认为胸痹心痛属寒，实际上心绞痛有偏寒痛、偏热痛、偏虚痛、偏实痛之不同，清代叶天士之《临证指南医案》提出的"胸痹无热证"见解值得商榷。偏热痛者，痰浊与瘀血相互搏结蓄积，日久可蕴热成毒，临床表现为胸痛、胸闷、烦躁、口干、心悸、口苦、大便秘结、舌质红、苔黄腻、脉数等，治疗予凉血活血药合小陷胸汤；偏寒痛者，胸闷气短，面色苍白，四肢厥冷，脉沉细，以温通类方药如苏合香丸合活血化瘀药；偏虚痛者，形气较虚，胸闷隐痛，劳累则痛剧且频，心悸气短，倦怠懒言，面色少华，脉细弱无力，舌胖、苔白、并有瘀斑，以生脉散、保元汤合活血药调治；偏实痛者，胸闷如窒，形体俱实，易激动，脉弦而有力，苔黄或燥，多伴有高血压，加平肝息风潜镇药合血府逐瘀汤及冠心Ⅱ号方等活血方药。

【医案】

患者，男，77 岁，2004 年 7 月 20 日初诊。主诉：阵作胸闷气短 9 年，加重 3 个月。现病史：患者于 9 年前首次发生急性广泛前壁心肌梗死，当时在校医院内科用药治疗，未进行冠脉介入及溶栓治疗，以后症状不明显。只在天气变化及活动量大时发作胸闷、气短、乏力。近 3 个月外感后前述症状明显加剧，另伴自汗、盗汗、畏寒、口干喜饮、大便时有秘结，夜眠、食纳尚可。经常服用中成药物治疗。既往高血压病史 10 余年，血压最高 170/90 mmHg，平时口服降压药，但近日因血钾偏低改用尼莫地平，平时血压控制不稳。查体：舌暗、苔根部厚腻发黑，脉沉细弦；血压 150/100 mmHg，心率 76 次 / 分，心界不大。超声心动图心肌节段性运动障碍。心电图示QRS、V_1-V_4 呈 QS 型，陈旧性前壁心肌梗死。中医诊断：胸痹，气虚血瘀痰阻。西医诊断：冠心病陈旧性前壁心肌梗死，心功能Ⅱ级，高血压病。治法：益气养阴，化痰活血。方选生脉散合瓜蒌薤白半夏汤及冠心Ⅱ号方加减。处方：全瓜蒌 30 克，薤白 30 克，半夏 10 克，太子参 15 克，麦冬 15 克，北五味子 10 克，丹参 15 克，赤芍 12 克，川芎 10 克，红花 10 克，郁金

10克，石斛20克。水煎分服，每日2次，共14剂。

二诊（2004年8月4日）患者服前方诸症明显好转，尤以乏力胸闷气短改善明显，现畏风明显、汗出，舌暗、苔腻明显发黑，脉沉弦硬。上方加姜黄20克，远志20克，半夏加至20克以加强活血化痰通心窍之功。续服14剂。

按：本案通补并调，标本兼治，予冠心Ⅱ号方、瓜蒌薤白半夏汤宣痹通阳，结合生脉散益气养阴，切中病机关键，此法常用于冠心病患者特别是心肌梗死后心功能的保护方面。冠心Ⅱ号方中去降香者，以其略带温燥故未选用。此方加石斛是陈教授之妙用，石斛滋阴清热，炒养胃生津之力，用于治疗口干、目暗昏花效果颇佳，郁金行气活血，兼可抗心律失常。二诊根据舌苔加用姜黄、远志，半夏加量以加强活血化痰通心窍之功。

（芦瑞霞　白瑞娜）

【参考文献】

［1］张京春.陈可冀学术思想及医案实录[M].北京：北京大学医学出版社，2007：22–34.
［2］陈可冀.陈可冀学术思想与医疗经验选集[M].北京：北京科学技术出版社，2018：272–286.

陈阳春从三焦论治胸痹痰湿证经验

【医家简介】

陈阳春（1935—），江西永新县人，河南省中医药研究院研究员，教授，全国名老中医药专家学术经验继承工作指导老师，河南省终身中医成就获得者，河南省心血管病优秀专家，享受国务院政府特殊津贴，兼任中国高血压联盟理事，全国中医血疗专业技术委员会理事，中华医学会河南分会心血管会副主任委员，河南省药品评审委员会委员，《中国行为医学》和《中医研究》杂志编委。陈阳春教授从事临床和科研工作50余年，临床经验丰富，尤其擅长中西医结合治疗心血管疾病。

【诊疗思路】

《难经·六十六难》云："三焦者，元气之别使也，主通行三气，经历于五脏六腑。"《素问·灵兰秘典论》谓："三焦者，决渎之官，水道出焉。"由此可知，气的升降出入，津液的排泄和输布都有赖于三焦的功能作用。《金匮要略·胸痹心痛短气病脉证治》中讲胸痹心痛时，提出了痰饮痹阻心（胸）阳，不通则痛而产生胸痹心痛。其治胸痹心痛的 10 个方剂中有 6 个方是化痰通阳的。

"湿热之证，脉无定体"，故湿病在辨证方面，重苔而不重脉。水饮内停，舌苔可见白腻；痰湿阻遏型舌多为深暗或灰暗色，以湿痰为主者舌苔多白腻，以热痰为主者舌苔多黄白。若痰热偏重者可见大便秘而不爽。胸阳闭阻型其舌淡紫，舌体胖而水滑，舌苔多白厚，甚则如粉积。

【治疗方法】

（1）上焦痰湿。痰为阴邪，居于胸中，干扰心阳，阻塞心脉，因而胸痹不得卧，心痛彻背。《金匮要略》瓜蒌薤白类方，宽胸理气、通阳化痰。如若阳气亏损过重，酌加温补阳气之品，以逐阴寒，根据程度不同，轻者选桂枝、川椒目、干姜，较甚选吴茱萸、细辛、肉桂，更甚者用熟附子，熟附子用量 3～15 克，熟附子先煎 1～2 小时。

（2）中焦痰湿。脾虚生湿，湿浊弥漫，阻滞气机，症见胸部闷痛，头晕昏蒙，脘腹胀满，纳呆欲呕，或大便不爽，小便不利，舌淡，苔白水滑、白腻或厚腻。临证还要分清三类：一是苔腻纳呆，属于湿阻中焦，宜芳香开胃，投温胆汤、保和丸类化裁；二是苔薄纳呆，属脾不健运，宜健脾开胃，投香砂六君子、养胃汤类化裁，兼热用王氏连朴饮；三是临床可见部分患者口中涎唾极多，甚者张口欲滴清涎，伴或不伴畏寒肢冷，与妇科妊娠恶阻中的"脾冷流涎"同理，可用温脾法酌加固摄之品。

（3）下焦痰湿。肾中阳气虚衰，不能鼓舞五脏之阳，则心气不足或心阳不振，无以行血，血流缓滞；阳虚不能化气行水，水湿内聚，而成水饮痰浊，阻闭心脉，气血不运，发为胸痹心痛，可用瓜蒌薤白半夏汤及类方加桂枝、茯苓、生姜合冠心Ⅱ号方。膀胱与肾气化功能失常，影响水液代谢，水湿泛滥，上凌心肺，胸阳不振，出现胸闷、胸痛、气短、咳喘不能平卧等症状，选五苓散、肾气丸类。心肾阴虚，相火妄动，热炼津亏，生痰成瘀，郁滞心脉，血流失畅，引发心痛。临床多见于女性冠状动脉粥样硬化性心脏病，治以六味地黄丸或天王补心丹合瓜蒌薤白类方，若患者胸闷减轻，舌苔不滑腻，寸脉或关上不滑数，可转为治本，治本以健脾益气为主。

另外，久患湿热之人，一方面湿阻气机、气机不畅、气滞血停而生瘀血；另一方面热邪灼阴、阴血损伤、津伤血稠以致瘀血。《丹溪心法》"血受湿热久必凝浊"，湿热病治疗应注意久病夹瘀时适当加入虎杖、山楂、丹参、桃仁等活血化瘀药。若患者正在使用三联抗血小板药物，活血化瘀药应避免选用峻猛破血之品，以防增加出血风险。此外，遵循"风能胜湿"理论，临证中不忘记使用"风药"，如防风、川芎、羌活、鸡血藤，冠脉痉挛型冠状动脉粥样硬化性心脏病患者，使用本法常有奇效。

【医案】

患者，女，68岁，2012年10月18日初诊。主诉：阵发性全身乏力、胸闷痛3个月。刻见：胸前区疼痛，时有全身乏力，气短心慌，腿发软，平时畏寒，夜晚汗出，睡眠差，依靠安眠药，纳可，大便偏稀，口干，脉沉细无力，舌质淡红，微暗。心电图示广泛T波异常倒置。中医诊断：胸痹。辨证：宗气下陷证兼阳虚证。治法：升补宗气兼温阳通络。处方：黄芪30克，柴胡10克，葛根15克，桂枝5克，黄精15克，葶苈子15克，丹参30克，青皮、陈皮各10克，白豆蔻10克，云茯苓15克，柏子仁、酸枣仁各30克，合欢花20克，延胡索15克。7剂，水煎，分早晚温服。

二诊：胸闷缓，胸胁时有胀痛，大便稍稀，加以行气除胀燥湿之品。

处方：黄芪30克，丹参30克，赤芍15克，黄精15克，郁金15克，柴胡10克，葶苈子15克，桂枝5克，白芍15克，鸡内金10克，白豆蔻10克，茯神15克，延胡索15克，砂仁5克，青皮、陈皮各10克，法半夏15克，7剂后症状明显缓解，嘱每日用西洋参5克、三七（粉）5克，冲服。

按：张锡纯在《医学衷中参西录》中认为宗气"不但为全身诸气之纲领，并可为全身血脉之纲领"，宗气之生成赖天气、地味、肾精，如《吴医汇讲》所言："人之生命，天气最急，地味次之，二时不呼吸，绝天气而死。七日不饮食，绝地味而死，此其缓急可知也。"《灵枢·刺节真邪》中云："宗气不下，脉中之血，凝而留止。"故本案以黄芪、黄精、柴胡、葛根补益气，又升提宗气；葶苈子、丹参、青皮、陈皮、白豆蔻、云茯苓、延胡索行气化痰、健脾祛邪以应肺、脾，实为补肺、脾之气；桂枝温阳以应肾，佐以柏子仁、酸枣仁、合欢花养阴血，共奏升补宗气之功。宗气足则诸症消，再予益气活血之泡茶方养生又防病，促进康复。

（王新陆　樊根豪　王永霞）

【参考文献】

［1］马玉兰 . 胸痹的舌象与辨证 [J]. 中国医药学报，1996，11（3）：59-60.

［2］王振华，张富汉，赵章华 . 陈阳春从三焦论治胸痹痰湿证经验 [J]. 中医学报，2016，31（9）：1315-1317.

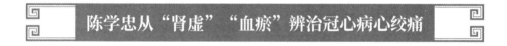

陈学忠从"肾虚""血瘀"辨治冠心病心绞痛

【医家简介】

陈学忠（1957—），男，四川省中医药科学院中医研究所（四川省第二中医医院）中西医结合主任医师，国家临床重点专科学科带头人，四川省中医药老年病防治中心主任，第三、第四批全国名老中医药专家学术经验继承工作指导老师，全国优秀中医临床人才指导老师，四川省学术和技术带头人，四川省中医药发展先进个人。兼任中国中西医结合学会理事、中国中西医结合学会虚证与老年医学专业委员会委员、中国中西医结合学会养生学与康复医学专业委员会常务委员、四川省中西医结合学会副会长及常务理事、四川省中西医结合学会学术委员会主任及虚证老年病专业委员会主任委员等。

【诊疗思路】

陈学忠教授临证时坚持中医辨证与西医辨病相结合，尤重辨证。擅治内科诸症，尤其对心脑血管疾病的治疗颇有心得。擅长滋肾柔肝法治疗眩晕病（高血压）、补肾活血法治疗胸痹（心绞痛）、佐制温阳利水法治疗心力衰竭。并创立滋肾柔肝汤、冠心康汤、茯苓四逆汤加麦冬、五味子汤，治疗高血压、冠心病、心力衰竭疗效显著。

陈学忠教授提出了"肾虚血瘀导致衰老"的观点，以"补肾化瘀"为主要治则去防治老年病，在临床取得较好效果。年过四十，肾气自半，中年以后肾精亏虚、肾气渐衰，冠心病发病率明显上升，可见胸痹的发生与肾虚存在必然的内在联系。张景岳认为，"五脏之阴气，非肾不能滋；五脏之阳气，非肾不能发。心本乎肾，所以上不宁者，未有不由乎下，心气虚者，未有不由乎肾"。五脏精气的盛与衰，与肾之精气充盈与否有着密切关系。心肾同属少阴，心的诸般功能有赖于肾气温煦与滋养。肾为先天之本，内藏元阴元阳。肾阳隆盛，则心阳振奋，鼓动有力，血可畅行。若肾气亏虚，肾阳不能蒸腾，不能温煦心阳，则心阳不振，血脉失于温运，血运迟缓，闭塞胸阳，发为胸痹。若肾阴亏虚，不能濡养心阴，则脉道失润，血行滞涩，心脉瘀阻，发为胸痹。由此可见，肾虚是导致本病发生的根源所在。在长期的临床实践中，发现中老年患者普遍存在耳鸣、脱发、齿摇、舌瘀暗、腰背酸痛、性功能减退等肾虚挟瘀的症状及体征，肾虚与血瘀相互影响。

【治疗方法】

冠心病心绞痛多以心肾亏虚、血络瘀阻为主要病机。由虚致瘀，血瘀存在又可加重肾虚，将"补肾"与"活血"法有机结合，补肾促活血，活血益补肾，迅速改善肾虚血瘀的病理变化，改善胸痹患者的临床症状。陈教授自创冠心康汤，由淫羊藿、丹参、桂枝、黄芪、太子参、当归、川芎、红花、赤芍、麦冬、五味子组成。加减：阳虚突出加附片、炙甘草，血瘀胸痛突出加土鳖虫、延胡索，肾虚突出加河车粉，痰浊加瓜蒌、薤白，心悸、怔忡加炒枣仁、琥珀，高血压加葛根、生龙牡，高血脂加生山楂或草决明。

【医案】

病例1：患者，女，71岁。主诉：反复胸闷、心前区压榨样不适15年，加重2天。症见：劳累后胸闷、心前区不适明显，每次发作持续10～30分钟，每天发作1～2次，含服"救心丸"缓解不明显，伴耳鸣、夜尿频多。舌质偏暗红，苔薄白，脉弱。曾于某医院做冠脉造影显示冠状动脉狭窄75%，建议安置冠脉支架，但患者未采纳。西医诊断：冠状动脉粥样硬化性心脏病；劳累性不稳定型心绞痛。中医诊断：胸痹心痛。辨证：心肾亏虚，血络瘀阻证。治法：补益心肾，活血化瘀。处方：太子参40克，黄芪30克，麦冬20克，五味子12克，丹参30克，红花10克，川芎15克，淫羊藿30

克，桂枝 12 克，远志 6 克。每日 1 剂。经治疗，3 周后患者胸闷、心前区不适明显减轻，耳鸣、夜尿频多等肾虚症状明显改善。

按：本例属心肾亏虚、血络瘀阻证，故方用陈教授自拟冠心康汤，淫羊藿、桂枝、黄芪以补肾、通阳、益气，同时用太子参、麦冬、五味子益心气、养心阴，能增强心脏功能，丹参、川芎、红花活血化瘀、通脉络。诸药合用疗效良好。

病例 2：患者，女，67 岁。主诉：反复胸闷、心悸 5 年余，加重 3 天。症见：胸闷、心悸，活动后易发作，近 3 天发作次数增加，每天发作 2～3次，每次发作持续 5～10 分钟，含服硝酸甘油可缓解；伴腰膝酸软，食纳可，夜眠差，夜尿 4～5 次。舌质偏瘀暗，苔白，脉弱。门诊心电图显示窦性心律，心率 71 次/分，心律齐，电轴左偏，无钟转，ST-T 改变（Ⅱ、aVF、$V_4 \sim V_6$ 导联 ST 段下移 ≥ 0.05 mV）。西医诊断：冠状动脉粥样硬化性心脏病；劳累性不稳定型心绞痛。中医诊断：胸痹心痛。辨证：心肾亏虚，血络瘀阻证。治法：予以补肾活血之剂冠心康汤。处方：太子参 30 克，晒参须 25 克，麦冬 20 克，五味子 12 克，川芎 15 克，丹参 30 克，红花 10 克，桂枝 15 克，淫羊藿 30 克，赤芍 12 克，酸枣仁 20 克。

服用 7 剂后胸闷、心悸症状减轻，发作次数明显减少；腰膝酸软、夜尿频多明显等肾虚症状明显好转。复查心电图提示窦性心律，心率 55 次/分，律齐，电轴左偏，逆钟转，T 波低平（V_5、V_6），较服中药前有所改善。

按：患者为老年女性，兼有肾虚与血瘀之证，施以自拟方冠心康汤加减，方中以淫羊藿补肾壮阳，鼓舞肾气；丹参、川芎、红花、赤芍活血化瘀、通调血脉；同时加以太子参、晒参须、麦冬、五味子益心气、养心阴；桂枝温通心阳，酸枣仁养心安神。诸药合用，使肾气充沛，瘀血得除，血脉通畅，胸痛自止。

（王新陆　张孟孟　王永霞）

【参考文献】

［1］邹景霞，王文平，陈学忠，等.名老中医陈学忠经验方滋肾柔肝汤治疗眩晕（高血压病）的疗效分析 [J]. 中医临床研究，2019，11（13）：41-43.

［2］娄伦田，杨榕，聂翔，等.陈学忠应用佐制温阳利水法治疗慢性心力衰竭经验总结 [J].

亚太传统医药，2018，14（9）：144-146.

［3］杨霞，陈学忠.陈学忠教授以补肾活血法治疗冠心病心绞痛经验 [J]. 广西中医药，2012，35（5）：47-48.

［4］杨霞，陈学忠.导师陈学忠补肾活血法治疗冠心病心绞痛经验 [J]. 中医临床研究，2012，4（11）：63-64.

陈宝贵从脾胃论治冠心病

【医家简介】

陈宝贵（1949—），男，主任医师，天津中医药大学教授，博士研究生导师，全国第三、第四批全国名老中医药专家学术经验继承工作指导老师，首届天津市名中医。为津门名医张锡纯的再传弟子。现任中华中医药学会常务理事、中华中医药学会老年病分会副主任委员、天津中医药学会副会长。获得天津市和中华中医药学会科技进步奖，获 9 项国家发明专利。陈宝贵教授从中医学整体观念出发，认为冠心病病位虽然在心，但发病与脾胃两脏关系非常密切，所以在临床诊疗过程中创立了从脾胃论治冠心病的治疗方法，疗效显著。

【诊疗思路】

陈教授认为心与脾胃之间的关系是冠心病从脾胃论治的生理基础，心与脾胃之间存在着密切的经脉络属关系，在经脉走行上是相互衔接的，不只在《黄帝内经》中，其他古代文献中也有许多这方面的论述。《灵枢·经脉篇》曰："脾足太阴之脉，起于大指之端……入腹属脾络胃，上膈，挟咽……连舌本，散舌下；支者，复从胃，别上膈，注心中。"《仁斋直指方》中记载："心之包络，与胃口相应，往往脾痛连心。"

（1）从哲学理论出发研究冠心病的脾胃论治。在五行相生关系中，心属火，脾属土，火能生土，心与脾（胃）乃母子关系，两者联系非常密切，如心阳不足，火不能生土，母病及子，脾失其健运，饮食入胃后，水谷精微化生气血减少；脾胃虚弱，化源不足，则无以养心，致脾虚不运，宗气不生，运血无力，脉道瘀阻，或脾虚不运，湿浊内生，郁久化为湿热，熏浊于心，可为心痹，即"子病累母"。

（2）从藏象学理论出发研究冠心病的脾胃论治。心主血，脾主统血，血是心脾两脏相关的媒介，心与脾的功能协调统一，才能使血液在脉中正常运行。心主血脉，心阳温煦使得血液在脉中正常运行，脾胃运化与心阳温煦密不可分。脾主升清，升清阳于上，以养心胸；胃主降浊，降浊阴于下，脾胃居于中焦，为气机升降之枢纽。若脾气虚弱而不能升清，则上不得精气之滋养；浊气亦不得下降，易痹阻胸阳，发为胸痹。

【治疗方法】

（1）健脾益气，活血化瘀。适用于气虚血瘀之胸痹。患者可见胸痛隐隐，遇劳加重，时作时止，倦怠懒言，心悸乏力，纳差食少，舌暗，可有齿痕，脉细或结代。治当益气健脾，活血化瘀。方药可选人参养荣汤加减。强调临床要十分注意老年患者多有气虚，常常用黄芪、人参等大补元气，慎用破气之品。

（2）健脾化痰，通阳宣痹。症见胸闷，心中痞塞，甚则不通则痛，出现咳嗽痰黏，肢体沉重，纳差乏力，舌暗，苔腻，脉滑等症。辨证属胸阳痹阻，治当健脾化痰治其本，通阳宣痹治其标，方以枳实薤白桂枝汤加减。《金匮要略》云："病痰饮者，当以温药和之。"陈教授强调痰饮为阴邪，得温则消，振奋阳气，通行水道，以和为治疗原则。

（3）活血化瘀止痛。治疗心脉瘀阻、气虚血滞的心绞痛，甚至需行介入术的心绞痛严重患者，陈教授常用血府逐瘀汤加减，治拟活血化瘀止痛。药用桃仁、红花、川芎、丹参、延胡索活血理气止痛，三棱、莪术、土鳖虫破血化瘀，当归、白芍补血活血养阴，黄芪、党参、炙甘草益气。

（4）益气养阴。陈教授认为介入治疗后心脉通，血瘀解，而骤然破瘀耗伤气阴，加之患者本属气虚体质，邪衰正亦亏，故血瘀证转为气阴两伤证，治疗由攻邪转为以扶正为主，以人参养荣汤加减：黄芪加量以补气通脉，生地、麦门冬、五味子滋养心阴，减三棱、莪术以防伤血。

（5）宽胸化痰，通阳散结。陈教授常用枳实薤白桂枝汤治疗胸阳不振、痰浊痹阻的冠心病心绞痛者，症见心胸闷痛，遇寒冷尤甚，痰浊痹阻故见恶心欲呕、脘痞胀满、头重，脾气虚则见四肢乏力倦怠、舌质暗淡、舌胖、有齿痕、苔腻、脉滑。

【医案】

患者，女，55岁，2017年10月21日初诊。心胸闷痛，遇寒冷尤甚，每日发作，劳累后明显，自服硝酸甘油5分钟内可缓解，乏力，多汗，恶心欲呕，脘痞胀满，头重，四肢乏力倦怠。舌质暗淡，舌胖，有齿痕，苔腻，脉滑。辨证：痰浊痹阻，胸阳不振。治法：健脾化痰，通阳宣痹。方以枳实薤白桂枝汤加减。处方：姜半夏10克，薤白30克，枳实10克，桂枝5克，郁金10克，厚朴10克，焦三仙各10克，荷叶15克，砂仁10克，炙甘草10克，石菖蒲15克。7剂，水煎服。

二诊（2017年10月28日）：胸前疼痛减轻，心慌，舌暗淡，加刘寄奴15克，丹参15克。7剂，水煎服。

三诊（2017年11月4日）：自述饭后胃脘不适，心烦，闻油腻恶心，大便1日2～3次，原方加莱菔子15克。7剂，水煎服。

四诊（2017年11月11日）：胸闷，气短，心慌缓解，寐尚可，舌暗，加三七粉3克（冲服）。14剂，水煎服。

五诊（2017年11月25日）：胸闷好转，舌暗，气机不畅，后背不适，加葛根30克。14剂，水煎服。

之后随访1个月，未再服药。

按：胸阳不振故见心胸闷痛，遇寒冷尤甚，痰浊痹阻故见恶心欲呕、脘痞胀满、头重，脾气虚则见四肢乏力倦怠、舌质暗淡、舌胖、有齿痕、苔腻、脉滑，均为胸阳不足、痰浊痹阻之征象。故治疗以健脾化痰，通阳宣痹为主。上方中以枳实、薤白、桂枝、半夏通阳宣痹散浊；以炙甘草、砂仁、焦三仙、荷叶醒脾益气；以石菖蒲、郁金化痰祛浊。全方有健脾化痰、通阳宣痹之功效。方药对证，故二诊时症状减轻，加刘寄奴、丹参以活血通络。三诊时胃脘不适、心烦、闻油腻恶心为胃气不降所致，故加莱菔子降气化浊。四诊时加三七粉以增强活血化瘀之力。五诊胸闷好转，舌暗，后背不适，加葛根以通经脉。患者共服60余剂而病得以控制。

（陈　鑫　白瑞娜）

【参考文献】

［1］张永乐，李春生，梁燕山，等.陈宝贵教授从脾胃论治冠心病临床经验[J].天津中医

药，2018，35（11）：801-803.

［2］林小林，唐林，李继慧，等.从"胃心相关"论治脾胃病[J].吉林中医药，2020，40
（4）：444-447.

陈镜合"心病治肝"辨治冠心病

【医家简介】

陈镜合（1937—），男，广东省广州市人。广州中医药大学首席教授，博士研究生导师，全国中医急症诊疗中心主任，国家级重点学科——中医内科学、心血管方向学术带头人，广东省名中医，全国老中医药专家学术经验继承工作指导老师。陈教授从医50余年，坚持"能中不西，先中后西，中西结合"理念，擅长治疗心血管疾病及各种疑难杂病，对冠心病的研究有较深造诣，并首提"心病治肝"理论，首创的治疗冠心病的"开心方"在临床上颇具疗效。

【诊疗思路】

陈教授认为，心脏是血液循环的动力器官，这种动力来源之一是"心气"，由心"神"所主宰，它推动血液在脉管内按一定方向流动，从而运行周身，维持各脏腑组织器官正常生理活动；血液在血脉中运行的另一动力来自肝的疏泄功能，由"肝魂"调控，肝的疏泄、藏血功能相互协调是心主血脉的根本保证，也是本脏保证的功能正常和其他脏腑功能协调的重要条件。对于冠心病从肝论治，陈教授有独到的见解。

冠心病总属本虚标实之证，本虚以脾虚为主；标实以气郁、血瘀、痰浊为主，病机特点可概括为"虚、郁、痰、瘀"。脾虚是发病之本，肝郁是发病的关键，肝郁脾虚是病机的本质。《薛氏医案》云："肝气通则心气和，肝气滞则心气乏"。肝郁气滞，疏泄失调，津停为痰，血滞为瘀，痰瘀交结，涩滞脉中，反阻气行，互为因果，胶结为病，痹阻心脉。此外，木郁克土，升降失衡，运化失司；抑或恣肆厚味，内伤脾胃，土虚木乘，常致肝郁脾虚。脾气亏虚，子病及母，累及心气不足，鼓动无力，血行不畅；脾枢不运，津液不化，聚湿成痰，则加重瘀血、痰浊的蕴积而发病。

现代社会随着社会文明的进步与变革，各种竞争日益激烈，社会和心理因素对疾病的影响越来越大，情志所伤已成为包括冠心病在内的许多疾病的重要发病因素，是诊治冠心病时不可忽视的重要因素。陈教授根据《素问·举痛论》之"百病生于气也"，以及《丹溪心法·六郁》之"气血冲和，百病不生；一有怫郁，诸病生焉"等论述，并结合多年临床实践，观察冠心病患者多有情志抑郁，临床多有胸中闷痛、胁肋胀满、气息短促、善太息、脉弦等表现，病情经常随情绪波动而变化，从而提出冠心病的邪实因素，虽有气、血、痰、食、湿、火六郁，而以气郁为先。从中医脏腑理论角度看，主司情志的肝与心关系密切，为木火相生关系，心病往往可由肝病引起。一旦气郁，肝疏泄不及，则可在肝胆经和心经循行部位同时出现疼痛。

"心病治肝"是陈教授独树一帜的冠心病治疗思路。陈教授认为治疗冠心病时应调和肝脾，又因郁为冠心病发病和转变的关键，治疗时应着重于调肝。《薛氏医案》云："凡心脏得病，必先调其肝。"王冰云："肝藏血，心行之，动则血运于诸经，静则血归于肝。"病理状态下，肝之病变也必然可以从多方面影响心主血脉的功能，肝失疏泄则不能维持气血的正常运行而产生气滞血瘀、心脉不通，出现胸胁部闷痛、刺痛、憋气、短气等临床表现。

【治疗方法】

陈教授治冠心病常用疏肝解郁治法，主方为柴胡疏肝散或越鞠丸，若有脾虚见证用逍遥散。夹瘀疼痛者加丹参、郁金、田七或失笑散。

【治疗绝技】

"开心方"是陈教授以疏肝解郁为冠心病治疗大法独创的一首治疗冠心病的有效方剂，此方由越鞠丸合失笑散加西洋参、红花等组成，具有行气活血、祛湿化痰、开郁降脂的作用。香附、川芎、苍术、栀子、神曲、五灵脂、蒲黄、红花、西洋参，诸药合用，理气开郁为主，活血化痰、益气养阴为辅，标本并治，祛邪不伤正，扶正不留邪，虚实兼顾而以泻实为主。

【医案】

患者，男，48岁，2008年9月12日初诊。现心悸，伴见胸闷，气促，乏力，舌淡胖、苔白厚，脉缓。实验室检查示高脂血症；B超检查示中度脂肪肝；心脏彩超示肺动脉高压。中医诊断：心悸。辨证：痰浊阻滞型。治法：健脾豁痰，温通心阳。处方：党参30克，茯苓15克，法半夏、枳壳、白术、薤白、瓜蒌仁、砂仁（后下）、三七各10克，陈皮5克，甘草3克。每日1剂，水煎服。服药7剂，症状明显好转。守方继服14剂。随访5个月无复发。

按：心悸可由多种原因引起。其病位在心，脾为关键。脾为后天之本，气血化生之源。其经脉之支"上膈注心中"，通于心脉，脾失健运，生化乏源，心失所养；清浊不分，痰湿滞留，心脉不通，则心悸。临床表现为心悸气短，胸闷，食少腹胀，恶心呕吐，苔白腻，脉弦滑。陈教授强调，本病治疗坚持以理脾为要、标本同治的原则，理脾即所以治心。方选陈夏六君子汤加减，健脾益气化痰，补而不滞，消而不峻。另外，陈教授临证观察本病脾虚同时夹郁者颇多，故常加入理气解郁药而获奇效。

（陈广鸿　周迎春）

【参考文献】

［1］庄逸洋，卢茵茵，李荣，等.基于数据挖掘探讨陈镜合治疗冠心病用药规律 [J]. 广州中医药大学学报，2018，35（2）：333–336.

［2］余锋，陈镜合.陈镜合教授论治心衰学术思想撷菁 [J]. 云南中医学院学报，2017，40（2）：89–93.

［3］余锋，陈镜合.陈镜合论治病态窦房结综合征经验介绍 [J]. 新中医，2017，49（3）：174–175.

［4］庄逸洋，黄楚栓，李荣，等.基于数据挖掘的陈镜合治疗心悸用药规律研究 [J]. 中国中医基础医学杂志，2017，23（10）：1402–1404，1432.

罗铨"益气活血法"治疗冠心病临床经验

【医家简介】

罗铨教授（1938—），云南罗氏调气理血学术流派创始人，云南省名中医，全国名老中医药专家学术经验继承工作指导老师，从事中医药临床工作60余年，荣获云南省政府特殊津贴。罗教授擅长"调气活血"理论治疗心脑血管疾病，临床经验丰富。罗教授认为气虚血瘀是冠心病的基本病机所在，益气、养阴、活血是治疗冠心病的基本原则，同时治疗中不忘补益肝肾，他善于灵活运用活血药对，并提出了多个针对气虚血瘀型冠心病的自拟方：生脉饮加味、生脉丹参饮、冠心Ⅱ号方、通痹方等，其疗效甚验，对临床治疗冠心病具有重要的指导作用。

【诊疗思路】

罗教授认为该类患者年高正虚，脏腑渐衰，以元气亏虚为主。气虚日久及阳，阳气渐亏，温煦推动血脉运行的功能减弱，致血行不畅、心脉瘀滞。另阳气亏损时，不能温化水液，或"血不利则为水"致痰浊、寒饮等阴邪内生，闭阻心脉，此乃"阳微阴弦"发为胸痹。由此可知，胸痹的发病以气虚为本，瘀血为标，气虚血瘀导致阳微阴弦是胸痹的病机关键。

【治疗方法】

罗教授认为老年人的特点为"多虚多瘀，以虚为主"，主张"扶正祛邪，调理气血"。对于冠心病心绞痛的治疗，罗教授提倡补气（或益气养阴）为主，兼活血通脉为法，将益气活血法贯穿始终，最终通过达到"气血和，血脉通""阴平阳秘"的生理状态。

罗教授治疗冠心病以生脉散为基础方加减。平补气阴则用太子参、党参，甘温补气用生晒参易党参，加用黄芪，合丹参饮（丹参、檀香、砂仁）辛温散血，加川芎、赤芍、降香、红花、血竭活血通脉，炙黄精、鹿衔草补肾活血，鸡血藤养血活血。加减：若胸痛较重时，适当加重活血理气之药；若胸痛微而气虚甚，则补气占七分，活血占三分，最终达到以补助通，以通助补，通补兼施，补而不滞，通而不损正气的治疗特色，使心气充沛，心脏正常舒缩，保持正常的心搏、心率和心律，临床症状自然缓解。

【医案】

患者，女，53岁，2018年3月6日初诊。主诉：胸闷隐痛3月余。病史：既往有高血压病史，现服用苯磺酸氨氯地平片每次1片，1次/天控制血压，血压控制尚可。自诉血脂偏高，目前服用阿托伐他汀钙片10 mg/次，1次/天调脂。患者3个月前因过度劳累后出现胸闷、隐痛，每次发作5分钟，每周发作2～3次，伴有心悸气短不适，遂至当地社区医院行心电图检查提示多数导联T波改变，予盐酸曲美他嗪片、速效救心丸自备口服。但仍自觉胸闷胸痛症状反复发作，今日为求进一步诊治，遂来就诊。刻下症见：感胸闷隐痛，时有心慌心悸，心烦，自觉神疲乏力，双下肢无力明显，时有头晕头昏，腰酸，口干，纳食一般，夜寐欠佳，二便尚调。舌淡暗，苔薄白，脉沉细。中医诊断：胸痹。辨证：气虚血瘀证。治法：益气活血，宣痹止痛，兼养阴通脉为法。处方：用生脉丹参饮加减，黄芪30克，太子参30克，麦冬15克，五味子10克，丹参15克，檀香6克（后下），砂仁10克（后下），石菖蒲10克，炒酸枣仁20克，川芎15克，全瓜蒌20克，薤白15克，山楂15克，枸杞子15克，淫羊藿15克。6剂，水煎服，每日3次，饭后1小时温服，每2日1剂。

二诊（2018年3月27日）：上方6剂服毕，胸闷隐痛症状每周发作1次，每次持续几秒到几分钟，较前明显缓解，自觉神疲乏力、双下肢无力较前有所减轻，心慌心悸明显改善，偶有心烦，腰酸减轻，口干有所缓解，纳食一般，夜寐欠佳，二便尚调。舌淡暗，苔薄白，脉沉细。辨证为气阴两虚，血络瘀阻，治以益气养阴，活血通络，方用生脉饮加味，即在上方基础上去檀香、砂仁、石菖蒲、全瓜蒌、枸杞子、淫羊藿，加炙黄精15克，鹿衔草15克，炒泽泻15克，玉竹15克，赤芍15克。3剂，水煎服，每日3次，饭后1小时温服，每2日1剂。3剂服毕，患者上述症状明显缓解，以上方续进6剂。

按：本例患者病位在心，久病体虚，日久心气心阴受损，久及脾肾。以气虚为本，血瘀为标，故治以补气为主，活血为用。在用药方面，补气力量强于活血之力，即补气与活血的比例为7∶3，才能达到祛瘀不伤正，活血不留瘀的目的。首诊时患者胸痛明显，"瘀滞"较重，故以黄芪生脉配伍丹参饮加减，配合枸杞子、淫羊藿补益肾气，瓜蒌、薤白通阳宣痹等进行治疗。经治疗，患者胸痛减轻，二诊主要以黄芪生脉饮配合活血化瘀药，加入炙黄精、鹿衔草，黄精益气补肾（阴），鹿衔草活血补肾（阳），取其阴阳相配。

（王新陆　樊根豪　王永霞）

【参考文献】

［1］陈丰.阴阳理论解构《金匮要略·胸痹心痛短气病》浅析 [J].浙江中医杂志，2020，55（6）：401-402.

［2］余海英，张绍兰，童晓云.罗铨益气活血法治疗冠心病的临证经验 [J].辽宁中医杂志，2020，47（1）：29-32.

［3］李晓，赵华.罗铨主任治疗冠心病的经验 [J].云南中医中药杂志，2002，23（6）：2-3.

周仲瑛从"病机辨治"诊疗冠心病

【医家简介】

周仲瑛（1928—），浙江慈溪人，国医大师，南京中医药大学教授，主任医师，博士研究生导师，全国名老中医药专家学术经验继承工作指导老师。出生于中医家庭，自幼随父亲周筱斋先生学习中医，1948 年开始从事中医临床工作，1956 年进入南京中医学院附属医院（江苏省中医院）工作，先后任住院医师、讲师、主治医师、副教授、副主任医师、主任医师、副院长等职，1983 年调任南京中医学院，曾任院长，目前担任中国中医科学院学术委员、江苏省中医学会终身名誉会长等职。2019 年 9 月 29 日荣获"全国中医药杰出贡献奖"。

【诊疗思路】

周仲瑛教授辨证治疗冠心病，认为其病位以心为主，还可涉及肝、肾、胃、肺、脾、胆等脏腑，病理因素有瘀、痰、热、湿、郁、风，病机有心营不畅、气阴两虚、肝肾亏虚、痰瘀痹阻、胸阳失旷、心经郁热、肾虚肝旺、心胃同病等。

周仲瑛教授治疗冠心病的方法灵活多样，针对各种证型的冠心病，有活血通脉、祛瘀生新、益气养阴、通阳泄浊、化痰散结、理气止痛、补益肝肾、清热解毒、安神定志、补益气血、益气健脾、平肝息风、利水渗湿等治法。

【治疗方法】

治疗冠心病用药：活血通脉、祛瘀生新用丹参、川芎、鸡血藤、姜黄、红花、莪术、桂枝、生山楂、泽兰、鬼箭羽、当归、桃仁、郁金、降香、丹皮、水蛭等，益气养阴用麦冬、太子参、知母、赤芍、玉竹、北沙参、石斛、百合、南沙参等，通阳泄浊、化痰散结用半夏、瓜蒌、薤白、瓜蒌皮、炙僵蚕、檀香、夏枯草等，理气止痛选娑罗子、砂仁、甘松、延胡索、香附、枳壳、陈皮等，补益肝肾选生地黄、桑寄生、仙灵脾、枸杞子、山萸肉、制首乌、黄精等，清热解毒选黄连、功劳叶、玄参、白薇、决明子、苦参、土茯苓、莲子心等，安神定志选酸枣仁、石菖蒲、龙骨、牡蛎、夜交藤等，补益气血选党参、黄芪、九香虫等，益气健脾选炙甘草、白术等，平肝息风选天麻、白蒺藜、罗布麻叶等，利水渗湿选茯苓、泽泻、路路通等。临床上，首先确定病机，其次确定病位，再予辨证论治，分型论治如下。

（1）气阴两虚、心营不畅、心经郁热。益气养阴、温通心脉、清化郁热并用，常用方药为太子参、大麦冬、五味子、炙甘草、川芎、丹参、黄连、大生地、生蒲黄、葛根、炒玉竹、娑罗子。

（2）气阴两伤、心脉瘀阻、气血失调。在益气养阴的基础上，加活血通络之品。常用方药为太子参、大麦冬、炒玉竹、丹参、川芎、葛根、片姜黄、路路通、九香虫、炮山甲、鸡血藤、炒枳壳、瓜蒌皮等。

（3）痰瘀痹阻、心经郁热、气阴两虚。化痰消瘀、清热滋阴为主，常用方药如瓜蒌薤白半夏汤、香附旋覆花汤、丹参饮等合方，加生蒲黄、黄连、石菖蒲、泽泻、娑罗子等。

（4）肝肾阴伤、痰瘀互结、络热血瘀。滋养肝肾、活血化痰或凉血散瘀通络，常用方药为瓜蒌、丹参、地黄、太子参、石斛、川芎、泽兰、鸡血藤化痰活血、益气养阴通脉，加用抵当汤合地龙、僵蚕，增强凉血散瘀通络之功，泽泻、猪苓、茯苓等淡渗化湿祛痰，桑寄生补益肝肾，瘀热为主者加丹皮、赤芍、炒栀子等合生地黄凉血散瘀通络。

（5）痰瘀痹阻、胸阳失旷、气阴两虚、心营不畅。治疗当分清本虚与标实的先后主次，以痰瘀证候居多时，治疗以瓜蒌薤白半夏汤加桂枝、丹参、川芎、九香虫、砂仁化痰活血、温通心营为主；气阴两虚证候居多时，以黄芪、党参、太子参合麦冬、百合、酸枣仁、知母补益气阴，养心安神为主。

（6）湿热中阻、心胃同病、痰浊瘀阻、胸阳不足。本型胃病以湿热中阻、肝胃不和为主，心病以痰浊瘀阻，胸阳不足为主。治疗应采用心胃同治、寒热并进、虚实并调。常用方药如六君子汤、瓜蒌薤白半夏汤合丹参饮化裁，加白檀香、娑罗子、甘松等辛香理气通络，或加黄芪、桑寄生补益脾肾。

【医案】

患者，男，68 岁，2000 年 7 月 31 日初诊。外出旅游方返，期间复发胸闷不舒，但无绞痛，腹泻渐缓，稍有头昏，大便正常，心电图示冠状动脉供血不足。舌苔薄黄，质红稍暗，有齿印，脉滑。病机：气阴两伤，心营不畅。诊断：冠心病，高血压，脑梗死。处方：太子参 12 克，麦冬 12 克，川芎 10 克，丹参 15 克，鬼箭羽 15 克，红花 10 克，娑罗子 10 克，片姜黄 10 克，葛根 15 克，生地黄 10 克，7 剂。

二诊（2000 年 9 月 4 日）：停药间有胸闷心慌，心前区隐痛，进食有梗阻感，食纳不馨。舌苔黄质暗红，脉细弦。病机属气阴两伤，心营不畅，治当培补肝肾，益气养阴，养心和血，宽胸开痹。药用原方加砂仁 3 克，生山楂 12 克，14 剂。

三诊（2000 年 11 月 7 日）：经治以来，头昏、心慌十减七八，近来胸前区常有闷痛不舒，寐差，口干，颈僵，手麻减轻，腰酸腿软。舌苔黄薄腻，质暗，脉小弦滑。病机属气阴两伤，心营不畅，再予益气养阴，活血通脉。处方：太子参 12 克，麦冬 12 克，川芎 10 克，丹参 15 克，鬼箭羽 15 克，红花 10 克，葛根 15 克，制黄精 10 克，桑寄生 15 克，生地黄 12 克，炙水蛭 3 克，娑罗子 10 克，片姜黄 10 克，生山楂 15 克，夜交藤 20 克。

随访至 2010 年 7 月，患者诸症平稳。

按：患者为老年男性，冠心病、高血压、脑梗死诊断明确，病史清楚，心脉痹阻，见胸闷不舒；气阴两伤、心营不畅见质红稍暗；心脾两虚伴痰湿见腹泻头昏、齿印、脉滑。结合病史，从病机来看，整体辨证为气阴两伤、心营不畅。选用太子参、麦冬益气养阴，川芎、丹参、鬼箭羽、红花、娑罗子、片姜黄行气、活血、化瘀，再以葛根升阳，酌加生地黄生津以达到对症治疗。二诊时停药间药效不济，见胸闷心慌发作，心前区隐痛，脾胃不和、肝气不舒，故见进食梗阻感，纳差，从舌苔黄质暗红，脉细弦，仍存在气滞血瘀，前方加砂仁行气健脾，生山楂健脾、化瘀。至三诊，症状已大为改善，腰酸腿软，考虑肝肾不足，前方加减：增炙水蛭以加强化瘀，另加桑寄生等补益肝肾，强壮腰膝。此外，加夜交藤安神，最终取得良好效果。

（赵金伟　李飞泽）

【参考文献】

［1］李瑞敏.周仲瑛教授辨治冠心病临床经验及学术思想研究[D].南京：南京中医药大学，2017：40–45.

［2］李瑞敏，梁秋雨，叶放.周仲瑛教授基于复合病机辨治冠心病[J].南京中医药大学学报，2017，33（3）：320–322.

［3］杨涛，胡孔法，陆明，等.基于复杂网络的周仲瑛治疗冠心病用药规律研究[J].辽宁中医杂志，2017，44（11）：2253–2255.

［4］方樑.周仲瑛辨治气阴两虚型心悸验案分析[J].上海中医药杂志，2013，47（1）：12–13.

［5］赵惠，王志英.周仲瑛从脾论治心病2则[J].四川中医，2015，33（1）：141–142.

周信有治疗冠心病临床经验

【医家简介】

周信有（1921—2018），男，汉族，山东省烟台市牟平区人。甘肃中医药大学终身教授。甘肃省首届名中医，第一、第二批全国名老中医药专家学术经验继承工作指导老师，2017年被评为第三届国医大师，是甘肃省首位国医大师。出版著作有《内经讲义》《内经类要》《内经精义》《决生死秘要》《中医内科急症证治》《老年保健》《周信有临床经验辑要》等。

【诊疗思路】

周信有教授认为本虚标实贯穿冠心病始终，在冠心病发生、发展过程中，自始至终存在着脏腑内虚与邪实为患这样一对矛盾，脏腑内虚既是冠心病发生发展的内在基础，又是内生邪实的发病原因。临床上，脏腑内虚以心肾为基础，又分别有气血阴阳的偏盛偏衰，心气（阳）虚与脾肾（命门）之气（阳）虚密切相关，心阴虚与肾阴不足息息相关。在脏腑内虚的基础上，可使阴阳气血津液失调，变生气滞、血瘀、痰浊等内生邪实，痰瘀阻闭，心脉不通，复加劳累、情绪、受寒、饱食等诱因发为心痛。内生邪实进一步加剧脏腑阴阳气血的紊乱，耗伤正气，可使心痛的病情继续发展。因此，脏腑内虚与邪实内生往往交互为患，因虚致实，因实致虚，形成虚虚实实的恶性病理循环，成为贯穿冠心病发生、发展全过程的基本病机。

周信有教授将冠心病分为气虚血瘀、痰浊阻滞型，气阴两虚、心脉瘀阻型，阴虚阳亢、血脉瘀滞型和心肾阳虚、寒滞血瘀型4种（这4型皆表现了虚实交错的特点，一般都是虚实分开）。

1.气虚血瘀、痰浊阻滞型

此型为临床所常见，主要表现为"虚实夹杂"的特点。突出表现为心前区疼，痛有定处，心脉瘀阻，常见的血瘀气滞也是心肺气虚的表现，表现为气短乏力、胸闷、气憋、疲乏、舌质紫暗、脉弦细或结代等。

2.气阴两虚、心脉瘀阻型

此型虚的症状比较突出，不仅气虚，而且气损及阴。突出表现为心前区痛、胸闷、气短、心悸、疲乏、自汗、五心烦热、口干、舌质红或淡红胖嫩、脉细数或结代。

3.阴虚阳亢、血脉瘀滞型

此型之虚是以阴虚阳亢为主，表现为心前区痛、胸闷、心悸、五心烦热、口干、头晕、耳鸣、颜面潮红、舌质红、脉弦数等。此型患者一般伴有高血压病史。

4.心肾阳虚、寒滞血瘀型

此型是最严重的一型，突出表现为虚与瘀交错出现的症状与病理特点。表现为心前区持续疼痛、胸闷、气憋、心悸、精神疲倦、身寒肢冷、面色苍白、冷汗、舌质紫暗、脉沉细或结代等。一般多见于心肌梗死或呈现心源性休克的病证。

【治疗方法】

周信有教授治疗本病，采用益气补肾、活血祛瘀、宣阳通痹、芳香开窍四法。

1.益气补肾法

通过扶正培本调治整体机能，从而增强抗邪能力，此法针对气虚而治。肾为先天之本，脾为后天气血生化之源，故扶正培本当以培补脾肾为主。常用药如黄芪、淫羊藿等。在实际运用中，扶正与祛瘀孰轻孰重，尚须根据标本缓急的原则，随证而治。

2.活血祛瘀法

瘀是指心血瘀阻、心脉闭阻不通而言。瘀包括冠状动脉的粥样硬化斑块、冠状动脉血栓形成，以及高脂血症、高凝血症等所形成的病理解剖与病理生理的有效变化。这些有形的东西痹阻了血脉，因此，使用活血化瘀药的目的是疏通血脉，改善微循环，增加冠状动脉血流量，改善心肌供血状态，恢复心肌生理功能。活血祛瘀法是治疗冠心病的重要方法。

3.宣阳通痹法

该法是指宣发阳气，通调气机，消除痹阻，这实际是指温经通脉、利肺化痰的治则，也是治胸痹重痰说的理论根据，因为心肺同居膈上胸中，故胸中为心肺之府，为阳气所居，心主血脉，肺司呼吸，有理气化痰之功。今胸阳不振，肺气不宣，寒凝气滞，而致痰瘀交结，闭塞主脉，阻滞气机，发为胸闷、胸痛，故张仲景《金匮要略》谓之"胸痹"，亦称"心痹"。痹者闭也，即痰瘀交结、闭塞心脉之意。

4.芳香开窍法

本法适于本病急性发作。瘀血、痰浊闭塞心窍，病势危急，刻不容缓，宜急用芳香走窜之品，如苏合香丸可化险为夷。待病情缓解，还须坚持上述治疗原则。

【治疗绝技】

心痹Ⅰ号（又名益元通痹汤），本方适用于正气亏虚、痰瘀交结（即气虚血瘀、痰浊阻滞型）的患者，是治疗冠心病的基本方。再按证型不同，随证加减。药用：瓜蒌9克，川芎15克，赤芍15克，丹参15克，郁金15克，元胡20克，生山楂20克，广地龙15克，桂枝6克，降香6克，黄芪30克，淫羊藿 20 克，三七粉 5 克（早、晚分冲），水蛭粉 5 克（早、晚分冲）。每日 1 剂，水煎服。

【医案】

　　患者，女，65 岁。现病史：患者阵发性胸闷、胸痛、气短、双下肢水肿 2 年余，曾诊断为"冠心病、心绞痛、慢性心衰"，多次心电图显示 ST-T 改变。心绞痛严重时需含服硝酸甘油，患者病情每因情绪因素及劳累加重。近 1 年来患者因家庭纠纷，病情加重。每周心绞痛发作 6 次，每次持续 5 ～ 10 分钟，需服硝酸甘油才能缓解。本次发作在附近医院就诊予地奥心血康，2 片 / 次，每日 3 次治疗，症状无明显好转。查体：脉搏 78 次 / 分钟，呼吸 18 次 / 分钟，血压 16 / 11 kPa（120 / 83 mmHg），心肺（ - ），舌质暗红、苔白腻，脉滑。心电图示 ST 段 Ⅱ、Ⅲ、aVF，V_4 至 V_6 均下移 0.05 ～ 0.1 mV。中医诊断：胸痹（痰浊血瘀证）。西医诊断：冠心病（劳累性心绞痛）。治法：以通为补。以化痰宣痹、活血化瘀为法，选用心痹Ⅰ号。

　　服药 1 周病情改善，心绞痛发作次数每周减至 4 次，每次发作持续 5 ～ 10 分钟，双下肢水肿减轻。

　　服药 2 周，心绞痛发作次数减至每周 2 次，每次持续 2 分钟，再未服用硝酸甘油，心电图大致正常，气短不明显。

　　服药 6 周后，心绞痛症状消失，无气短，双下肢无水肿，心电图正常。

　　按：周信有教授认为患者年高，多为阳虚，气虚则血滞，心脉痹阻，心阳不振；阳虚寒凝，则血瘀痰浊内生，津液不得输布，发为水肿。气虚、痰瘀闭塞心脉，不通则痛，治以宣阳通痹，理气化痰，活血祛瘀。以心痹Ⅰ号方治疗，使心阳充足，脾气健运，血行通畅，津液输布正常，故诸证自消。

（马跃海　高　静　李　琳　庞　敏）

【参考文献】

[1] 周信有. 中国百年百名中医临床家丛书（第二版）- 内科专家卷 [M]. 北京：中国中医药出版社，2013.

［2］孟宪宗，周语平．周信有教授辨治冠心病经验［J］.甘肃中医学院学报，2007，24（2）：1-3.

［3］申秀云．周信有教授冠心病辨治经验［J］.甘肃中医学院学报，2000，17（1）：5-6.

赵立城以"痰"论治冠心病

【医家简介】

赵立诚（1938—），男，广东省台山市人，广东省名中医，广州中医药大学主任导师，中医内科学心血管专业博士研究生导师，第三批全国名老中医药专家学术经验继承工作指导老师，享受国务院政府特殊津贴专家。曾任中华医学会广东省心血管病专业委员会委员，广东省中西医结合学会虚证与老年病专业委员常委，荣获广东省中医药科技进步二等奖、教学成果特等奖和优秀研究生导师奖。早年师从全国著名中医学家邓铁涛教授，深得其传，临床崇尚"治病求本""四季脾旺不易受邪""正气存内、邪不可干"的学术思想，力倡"辨证与辨病相结合"，长期致力于内科心血管疾病的临床研究，擅长用中医药方法防治冠心病，在临床上运用化痰法治冠心病疗效颇著，尤其擅长应用温胆汤加减。

【诊疗思路】

赵教授精研古籍，博采众家，亦尊"百病皆由痰作祟"之论，其在冠心病的治疗中也常常以"痰"立论。赵教授认为，冠心病虽是本虚标实，本虚为阳虚、气虚、阴虚、血虚，标实有痰饮、气滞、血瘀和寒凝之不同，但岭南气候潮湿，易生痰浊，痰邪致病更具普遍性。痰浊可以引起或加重气滞、血瘀，痰与瘀都是病理产物和致病因子，既能互结，又能互化。因此，赵教授在治疗冠心病时常常从痰论治，尤其对来自岭南之患者，紧紧抓住"痰"这一中心环节，谨守病机，辨证论治。

陈言在《三因极一病证方论》中提到温胆汤主治"胆虚怯，触事易惊，或梦寐少祥，或异象感，心惊胆怯，气郁生涎，涎与气搏，变生诸证，或短气悸乏，或体倦自汗，四肢浮肿，饮食无味，气虚烦闷，坐卧少安"。赵教授法陈言之说，认为应用温胆汤治疗冠心病，一般必以"心胸烦闷"一类情志症状为主线，复与"胃不和则卧不安"、纳呆等独具脾胃特征的病症相合，赵教授在辨证时以厚腻苔为辨证要点，根据舌质红否、苔黄腻或白腻来区别痰热与痰湿。

【治疗方法】

赵教授以"豁痰通络法"为其治疗冠心病的重要法则。首先应审因论治与审证论治相结合，杜绝生痰之源。其次当疏通痰浊，或以化散，或以攻逆，因势利导。再次当知常达变，杂合他法，以达气、血、水三者平调。

痰浊初起，治宜化散；中期已病之痰盛未坚，治宜开消；后期久病之痰，郁结体内，病久势缓，虚实错杂，当标本同治，疏理气机，兼顾攻泻涤逐。因冠心病多为重症、急症，急则治标，缓则治本。先化痰祛瘀清热，再补虚善后。

赵教授认为温胆汤温凉并用，清热而小寒，化痰而小燥，常用于冠心病的治疗；痰热者可使用黄连温胆汤。根据冠心病清阳不升、浊阴不降的特点，用桂枝、半夏、薤白、杏仁、茯苓、化橘红、羌活、川芎等药物；如是寒痰蔽心，加用细辛以芳香化浊；如是血脂偏高，加炒山楂、莱菔子以祛脂化痰，不但重视祛痰，而且重视益气健脾，以绝生痰之源，所谓"治病必求于本"。

【医案】

患者，男，75岁，2004年12月初诊。病史：反复胸痛13年，曾经在香港多家医院治疗，症状反复。于2003年6月，在香港地区某医院行心脏介入治疗手术，植入支架3个。1年后又出现胸痛、胸闷，伴疲倦、心悸、头身困重，服用西药治疗无明显好转，乃至我院就诊。查体：身体肥胖，心率76次/分，心律不齐，闻及期前收缩4~5次/分，呼吸20次/分，血压138/86 mmHg，心脏左下扩大，肝脾（-），NS（-）；舌暗苔黄厚腻，脉滑。中医诊断：胸痹。辨证：痰瘀内结。治法：当以化痰开结，佐以祛瘀。处方：茯苓15克，半夏15克，枳实12克，竹茹12克，胆星15克，瓜蒌15克，元胡10克，木香9克，桃仁15克，黄连9克，丹参15克，甘草5克。

7剂，每日1剂，水煎服。

二诊（2004年12月中旬）：服用上药7剂后，胸痛减少，胸闷、伴疲倦、心悸、头身困重减轻，舌暗苔黄腻，脉滑。由于患者要回香港，继续服用上方21剂，1个月后来电话称症状明显好转，委托亲戚前来开本院制剂温胆片10瓶继续服用。随访半年，长期服用温胆片，病情稳定。

按：赵教授治疗冠心病以"痰"立论，此患者以痰热为扰，痰瘀内结，故以黄连温胆汤为底，加以元胡、木香、瓜蒌宽胸行气止痛，佐丹参、桃仁化瘀活血，甘草调和诸药，护中焦脾胃。

（韩　新　周迎春）

【参考文献】

［1］杨忠奇，赵立诚. 赵立诚教授从痰论治冠心病 [J]. 按摩与导引，2006，22（9）：39-40.

［2］郭晋梅，李南夷. 赵立诚教授运用温胆汤治疗心脑血管病的经验 [J]. 新中医，1999，31（7）：11-13.

赵锡武从"扶阳抑阴"治疗冠心病

【医家简介】

赵锡武（1902—1980），原名赵钟录，河南省夏邑县人。曾任西苑医院心血管病研究室主任、中医研究院副院长。兼任中华全国中医学会副会长、中华医学会中西医学术交流委员会委员、卫生部医学科学委员会委员、中国药典编委会委员、《中国医学百科全书》编委会副主任委员、古典医籍整理委员会主任委员。早期自学中医，后随陶卿学习实践五年，成为经方大家，对《伤寒论》及《金匮要略》多有独到的见解。又是内科大家，对老年慢性病重视扶阳抑阴，提出小儿麻痹症应从小儿中风论治，在肺炎治疗中提出治未病思想，对心脑血管病有独到的诊疗经验。

【诊疗思路】

赵老主张中西医结合，临床上要辨病与辨证结合，认为无病就无证，病是本，证是标，证常变而病有规律。重视阳气，认为生老病死，人所不免，但其间有寿夭长短之差别，治病不忘记年长阳衰阴盛，要有胆量以扶阳救逆，抑制阴邪，常可在危笃之际，化险为夷。对冠心病的治疗也体现了赵老这一学术思想。

赵老认为，冠心病属于胸痹心痛的范围，胸痹心痛与心肺、血脉和胃皆有关系，张仲景在《胸痹心痛短气病脉证并治篇》中指出："师曰：夫脉当取太过不及，阳微阴弦，即胸痹而痛，所以然者，责其极虚也。今阳虚知在上焦，所以胸痹、心痛者，以其阴弦故也。"因心阳虚微，造成血运失常而致血流阻塞甚至浊阴不化形成心肌梗死，阳微是因，阴弦是果。阳气之虚造成脉络阴弦之实。

营气、宗气、卫气三者皆源于中焦，上焦阳虚，心火不足，胃气无余，谷气不化，胃强心亦强，胃弱心亦弱，心绞痛是上焦阳气极虚，胸中阳微，心血不足，血运失常，产生猝然而痛。正如《金匮要略·呕吐哕下利病脉证并治篇》说"寸口脉微而数，微则无气，无气则荣虚，荣虚则血不足，血不足则胸中冷"，胸中冷是阳虚，脉不通是阴弦。

【治疗方法】

赵老擅长使用瓜蒌薤白半夏汤系列方加减治疗冠心病，同时亦强调冠心病治疗应心胃同治，通过益气健脾，使气血充足，以破解极虚之难题。对冠心病的治疗，主张辨病与辨证相结合，冠心病虽以上焦极虚为本，但临床表现仍是多样，故分为六法以治之。

（1）宣痹通阳：是冠心病正治法，上焦极虚，阳气不通，是冠心病的核心，临床症见胸痹不得卧，心痛彻背。以瓜蒌薤白半夏汤为主方加减治疗，其中瓜蒌宣痹以通阳，薤白通阳以宣痹，半夏和胃以降阴逆。阳虚甚，心痛彻背，背痛彻心者，加乌头赤石脂丸，伴失眠者加酸枣仁汤，兼有脏躁者加甘麦大枣汤，合并有百合病者酌加百合知母、百合地黄汤等，咽中如有炙脔者加半夏厚朴汤。胸胁逆满、肢冷者用枳实薤白桂枝汤。

（2）心胃同治：此法从《金匮要略·胸痹心痛短气病脉证并治篇》而来。胃主纳，为阳中之阳，人体之热产生于胃，集于脉，附于血，借助于心阳之鼓荡而充运行于周身，胃寒则血薄，胃热则血浊。本法适用于胸痹、胸中气塞、短气者。偏于实者用橘枳姜汤加减；病在肺无胃的症状者则用茯苓杏仁甘草汤加减；偏于中虚气馁者，宜以人参汤化裁。如"胸痹心中痞，留气结在胸，胸满，胁下逆抢心，枳实薤白桂枝汤主之；人参汤亦主之"。食后腹胀满闷或进食后诱发心绞痛者，宜厚姜半甘参汤加减。

（3）补气养血：有胸痹之脉证，久病稳定者宜补气养血，可以当归补血汤，若是胸痹同时有发热、不渴、脉虚为气血两虚，宜瓜蒌薤白半夏汤合当归补血汤；气短、心悸者加炙甘草汤；脉有间歇，宜用瓜蒌薤白半夏汤合当归芍药散；心悸脉数者合用生脉散、枣仁、生龙牡、当归等。

（4）扶阳抑阴：心阳虚或他脏阳损而及心阳，则需扶阳抑阴，振奋心阳。如果胸痹时缓时急，用薏苡附子散；胸痹四肢厥逆、脉微下利者，加四逆汤；阳虚胃冷者用加附子汤；寒甚者加细辛、桂枝等或合以麻黄附子细辛汤；若兼见下肢水肿、小便不利，以主方与真武汤合方治之。

（5）活血行水：适用于冠心病出现水肿者，是为胸痹心痛（冠心病）伴现水肿（冠心病心力衰竭）而设立的。因血运失常、壅塞瘀积、络脉充胀、体液渗出而成。临证每以真武汤为主化裁，血瘀水肿加当归芍药散；有肺淤血或肝大充血之征象者，加参苏散（人参、苏木）。

（6）补肾养筋：心肾相互为用，气伤精，精化于气。肾不能还精于心则心功能虚衰，肾不能还精于肝则不能柔肝养筋，致筋膜憔悴、脉管渐硬。本法适用于胸痹见胸闷、心悸、眩晕、耳鸣、腰腿、酸软、面色晦暗、虚烦少寐、脉沉或迟、两尺无力等或兼见高血压者，宜以瓜蒌薤白半夏汤合杞菊地黄丸久服建功；大便干结加火麻仁、草决明、槐角或合脾约麻仁丸；形寒肢冷，脉微而迟，偏于阳虚者，宜以瓜蒌薤白半夏汤合桂附八味久服，或者合右归丸；若兼见心动悸、脉结代，增炙甘草汤；血压高、阴虚阳浮者合天麻钩藤饮。

【医案】

患者，男，53岁，1979年10月20日初诊。冠心病6年，伴有心律不齐病史。近2年来血压波动，时偏高偏低。刻下血压90/60 mmHg，心率56次/分，心律不齐。心电图示偶发室性期前收缩。赵老诊之，曰：胸痹心痛时作，今心胸痞闷，头眩畏冷，腹微满，饮食、二便调，脉虚而结者，当从通阳宣痹法治。处方：全瓜蒌30克，薤白15克，半夏15克，炙甘草9克，党参 30 克，干姜 9 克，肉桂 9 克。每日 1 剂，水煎服。

二诊：头眩痞闷诸症减轻，期前收缩几近消失，血压基本稳定。再合当归补血、生脉等方调治数周，以善其后。

按：本案心胃同治，重在温通胸阳。以瓜蒌薤白半夏汤为主方，再合以人参汤加肉桂温煦之力，温复心阳、通畅经脉。去白术者，以其饮食二便调，但有心胃阳气不足耳。赵老治疗强调辨病辨证，尤善仲景辨病之法，曾谓《伤寒论》长于辨证，《金匮要略》长于辨病，此属正合胸痹之病，以其病之主方瓜蒌薤白半夏汤合人参汤药精力专，辨证精准，故有是效。

（袁敬柏）

【参考文献】

[1] 中国中医研究院西苑医院．赵锡武医疗经验 [M]．北京：人民卫生出版社，2005：1-2，8-16.
[2] 朱邦贤．赵锡武冠心病证治六法举要 [J]．上海中医药杂志，1998（6）：2-5.
[3] 朱邦贤．赵锡武冠心病证治六法举要（续）[J]．上海中医药杂志，1998（7）：16-19.
[4] 于天星，赵荃．赵锡武老中医谈扶阳抑阴 [J]．中医杂志，1980（8）：15-17.

胡翘武从脾胃论治冠心病经验

【医家简介】

胡翘武（1915—2002），安徽中医学院第一附属医院中医内科主任医师，首批全国名老中医药专家学术经验继承工作指导老师。师古不泥，善融新知，审证慎微，处方精练，药物选用更是丝丝入扣，对内科杂证的诊治见解独到。曾任宣城地区中医学会会长、安徽省中医内科学会理事、新安医学会顾问、《中医临床与保健杂志》顾问、省中医高级职称评委会委员、全国中医老年病学会委员等职。

【诊疗思路】

　　冠心病虽病位在心，但与脏腑之生克制化有着不可分割的联系。考虑此疾之人以老年患者为多，其违和乖逆之脏腑又以脾胃失运为显。脾胃呈属阴阳两土，但其斡旋上下，运达四旁，降浊阴升清阳则为其独擅。虽居中州，但与心仍有经脉相连，且脾胃乃后天之本、气血生化之源，心脉血液之盈亏，无不与"中焦受气取汁，变化而赤，是谓血"之多少有关；心脉血液之运行又与"脾胃散精，上归于肺"之气及呼吸而得自然之气合为之宗气密不可分。因宗气能上出喉咙而行呼吸，并注于心脉而行气血，故健运之脾胃诚为心血灌注、心脉运行提供了可靠的物质基础与动力源泉。若脾胃虚败、运化失常、气血生化乏源、清阳不升，浊阴不降，久则心无资助，心气、心阳无不伤损；血脉失充，运行涩滞欠畅，心系之疾由此而生或由微而甚，实为其原因之一。与此同时，失运之水湿，不化之谷物又多凝滞壅遏，久则聚为痰饮、湿浊、积滞之邪，上渍心脉，阻遏心阳，更碍心血之运行。疗治者或化或消或导等法，又无不从中焦入手。是故本多中州之患的中老年人脾胃失运实为本病不可忽略的一个重要致病因素。然脾胃之疾非但有阴阳气血之别，更有虚实寒热之异。

【治疗方法】

　　1.脾胃气虚，宗气不足

　　大多为身体羸弱、脾气亏虚之人。症见面色少华、语声低微、胸膺隐痛、气短似喘、纳差神疲、四肢无力、稍劳则诸症有加，舌淡、边有齿痕、苔薄白，脉细弱无力。疗此疾时忌服理气破气、活血祛瘀之品，只宜补中益气、升清和络，稍佐开痹行气之品为法，待宗气一充，职司其权，血脉流畅，诸症则瘥。方宜补中益气汤合张锡钝之升陷汤化裁，白芷、川芎等行气开痹之品可辅佐其间。

　　2.中焦虚寒，心阳失煦

　　多见胸痹冷凉，刺痛阵作，心下痞满，感寒则甚，脘腹不温，倦怠无力，畏寒肢冷，口淡乏味或泛清涎，或便溏溲清，舌淡润苔白滑，脉沉迟或迟弱，结、代之脉偶现。治当温中补虚以振中阳，通络开痹以止冷痛，如斯标本兼治，胸阳一振阴霾自散，寒凝冰释，络脉遂通。方宜附子理中汤合保元汤加荜茇、威灵仙、薤白、桂枝甚合病机。

3.脾胃阴虚，心络失濡

临床有胸膈隐痛、发止无恒、形体消瘦、面颊时红、五心烦热、性情急躁、心悸怔忡、夜寐不安、时或盗汗、口干微苦喜饮、纳谷不馨、舌红体瘦长乏津、苔薄黄、脉细弦数等。治以滋沃中州，养阴濡络。方宜生脉散易人参为沙参合甘麦大枣汤加太子参、葛根、黄精、天花粉、橘络、藕节等。邪火偏盛者再加玄参、川连。

4.痰湿郁结，上清心脉

此型患者大多为痰湿素盛、形体肥胖之人，常见胸膈憋闷，心前区顿痛，虽形体不衰，但稍动则微喘气促，胸憋心痛则甚。面色晦滞，中脘痞满，吸气时作，喜咳吐白黏液，肢体沉重，困顿乏力，或头重如裹，舌淡苔白腻，脉弦滑。治以祛痰宣痹、通阳导滞为主。方宜《瘟疫论》之半夏藿香汤（半夏、藿香、干姜、茯苓、陈皮、白术、甘草、生姜）合越鞠丸化裁。湿热壅遏痹阻者可予宣痹汤合菖蒲郁金汤化裁则佳。

5.积滞中蕴，瘀热扰心

见于偏嗜辛辣、过食膏粱之人，症见胸闷刺痛，心痛彻背，恶心呕逆，口渴喜饮，口中矢气颇甚，上腹胀满，大便秘结，矢气恶臭，溲黄，舌红苔黄垢腻，脉滑数或结。治当以消积导滞，清热化痰为要。方宜桃仁承气汤合小陷胸汤去芒硝加莱菔子、山楂、生首乌等。峻药缓投或小剂量予之，在消导清化中释解脾之克伤，恢复其健运斡旋之职，取效后复以上药丸缓投服，以助侧支循环之建立。

【医案】

患者，男，51岁，1995年7月10日初诊。患冠心病3年余。近来自觉心前区疼痛闷气症状加剧。心电图示窦性心动过缓；ST-T段缺血性改变。症见：左侧胸膺隐痛阵作，胸闷气短，头晕纳差，全身倦息，形寒肢冷，脘腹冷痛，大便稀溏，小便清长，舌淡润、苔白薄，脉沉迟。辨证：中焦虚寒，心阳失煦。治法：温阳理中，通络开痹。处方：附子6克（先煎），白术10克，炙甘草6克，党参20克，肉桂10克，干姜6克，薤白10克，桂枝6克，黄芪20克，路路通10克。法半夏10克。水煎服，每日2次，7剂。

二诊（1995年7月18日）：述药后胸闷、气短等症状明显好转，胸膺疼痛次数减少，大便成形，精神见振，效不更方，再进上方10剂。

三诊（1995 年 7 月 29 日）：心电图示窦性心律。胸膺渐舒，隐痛未作，神清气爽，二便调畅，舌淡苔白，脉沉细。病已向愈，离照当空，则阴霾自散。上方去肉桂、干姜，加茯苓 10 克，佛手 6 克，更进 10 剂，以巩固疗效。

按：胡老认为冠心病虽病位在心，但与肺、脾、胃、肝、胆、肾等脏腑密切相关，主张辨证与辨病相结合，辨证上除应注意生克制化之规律外，还要密切注意与病情相结合。嗜于烟酒、肥甘之人，伤及肝胆，再由其殃及冠脉而致冠心病复发者不少。故仲景在《金匮要略·胸痹心痛短气病脉证治》中，首开以人参汤从脾胃论治胸痹之先河。在巩固阶段，胡老常以理气健脾之法善后。

（康法宝　郑萍红　李飞泽）

【参考文献】

[1] 胡世云 . 胡翘武从脾胃论治冠心病经验 [J]. 中医教育，1998，17（5）：57–58.

钟坚以"气血失和论"辨证治疗冠心病

【医家简介】

钟坚（1946—），浙江桐庐人，主任医师，教授，第三、第四批全国名老中医药专家学术经验继承工作指导老师，浙江省衢州市首批名医专家，曾任浙江省衢州市中医院门诊部主任，兼浙江省中医学会理事、衢州市中医学会秘书长。

【诊疗思路】

钟坚教授认为冠心病主要病机为心脉痹阻，病位在心，与肝、脾、肺、肾等脏器密切相关。

钟坚教授认为冠心病的发生发展与风邪有密切的关系，历史渊源较久。就发病时间而言，冠心病发病多在夜半肝气所主之时，肝为风木之脏。

气血失和为本病发病基础。临床所见气滞、血瘀、痰浊、寒凝及阴阳气血亏虚，均由气血失和所致。《素问·调经论》云："血气不和，百病乃变化而生。"脏腑功能紊乱，可引起全身气血运行失常；气血失和，必然会造成脏腑功能紊乱，导致疾病发生，可见气血失和是脏腑病变的基础。解决"血运"的关键在于气，所谓"气行则血行，气止则血止，气温则血滑，气寒则血凝"。因此，本病应以气血和调为治本之纲要。

痰浊与血瘀交互为患是冠心病的一大特点。痰浊与血瘀既是病理产物，又都是重要致病因素，二者相互影响。《黄帝内经》云"年四十而阴气自半也"，中年以上的人，平素过食肥甘厚腻之品，聚湿生痰，闭阻心脉，筋脉失养，久之脉道狭窄，运行艰涩而发本病。

在治疗上，钟坚教授将宏观辨证与现代微观辨证、辨病有机结合，衷中参西，进行个体化、整体化的辨治。针对冠脉介入术后患者耗伤气血、原有瘀血痰浊被手术清除的特点，钟坚教授主张早期以益气和血为主，中后期以活血化痰为主，如针对冠心病心绞痛急性发作时，治疗上以"速通"最为紧要，不论中药、西药，只以救急为先，待病情稳定后再缓图之。同时在治疗过程中注意结合中药现代药理多途径、多靶点的特点，遣方用药，能既遵循中医四气五味理论，又具有现代药理明确的治疗靶向性。

【治疗方法】

钟坚教授临证往往在辨证的基础上，加用疏肝柔肝、调脾护胃、补肾温肾、补肺宣肺之品，以调和五脏、助心护心。

（1）结合药理作用用药：合并心律失常者，可选用苦参、枳实、枳壳、麻黄；合并高脂血症者，可选用当归、丹参、蒲黄、桑寄生、决明子、泽泻、山楂、黄连等；兼有糖尿病者，可选用玉竹、黄精、麦冬、山茱萸、黄芪、人参、苍术、黄柏、威灵仙、淡竹叶、荔枝核等；合并高血压者，可选用天麻、钩藤、决明子、潼蒺藜、白蒺藜、泽泻、夏枯草、黄芩、黄连等。

（2）风药的使用：风药属木，善入肝经而助少阳升发之气，善行气升阳解郁，能疏通气机，助心调畅气血；就临证表现而言，冠心病发病常有发作无时、突发突止的特点，发病部位常放射至左肩、左臂内侧达无名指和小指，或至颈咽或下颌部，发病性质或为压榨感或为紧绷感，与"风性善行而数变"的特点相似。

（3）钟坚教授在临床工作中倡导防治结合，注意日常生活调摄，强调建立一个阴平阳秘的良好健康状态，防重于治。冠心病发病与季节、气候的关系密切。冬季天气寒冷时会引起冠脉痉挛，造成冠脉血流减少，从而诱发冠心病。所以"顺应时气，谨守阴阳"，注意寒温适宜。

【医案】

患者，女，67岁，2008年9月3日初诊。主诉：反复胸闷、心慌10余年，伴气促、咳嗽、尿少10余天。症见：胸闷心慌，动则气促，不能平卧，偶有咳嗽，痰黏不易咳出，纳差乏力，大便难解，尿频、尿少，双下肢水肿。舌淡、质胖大、苔少、脉沉细无力。西医诊断：冠心病、心力衰竭。中医诊断：胸痹。辨证：肺肾两虚，痰瘀互结，心脉痹阻。治法：补肺益肾、化痰行瘀、理气通络。处方：薤白10克，瓜蒌皮10克，姜半夏10克，炙甘草6克，黄芪20克，党参20克，炒白术10克，茯苓15克，陈皮6克，桔梗10克，紫苏子10克，杏仁10克，淫羊藿15克，益智仁15克，麦冬10克，五味子6克，地龙12克，三七粉3克（冲服）。共7剂。每日1剂，水煎服。同时加用西药螺内酯和呋塞米利尿消肿，并告知患者清淡饮食，注意休息，调节情绪。

二诊（2008年9月10日）：服药后大小便增多，纳可，胸闷减轻，舌淡红、质胖大，苔稍黄燥，脉细。加强健脾化湿，原方去麦冬，加薏苡仁30克，续服7剂，症状明显好转。

按：患者老年女性，反复胸闷、心慌10余年，伴气促、咳嗽、尿少10余天，冠心病、心力衰竭诊断明确。从中医角度来看，胸阳不展故见胸闷心慌；肺肾两虚、肾不纳气故见动则气促、不能平卧；痰浊留滞胸中故见咳嗽、痰黏；纳差乏力，大便难解，考虑脾虚；尿频、尿少、双下肢水肿亦为肾气不足之象，舌脉亦为佐证。中医诊断为胸痹，辨证为肺肾两虚，痰瘀互结，心脉痹阻，治法为补肺益肾、化痰行瘀、理气通络，拟方《金匮要略》瓜蒌薤白半夏汤加减，予薤白、瓜蒌皮、姜半夏通阳散结，祛痰宽胸，加黄芪、党参、炒白术、茯苓、陈皮健脾益气，予桔梗、紫苏子、杏仁止咳化痰，配淫羊藿、益智仁温养脾肾，再予麦冬、五味子补肺，地龙、三七粉化瘀，共奏补肺益肾、化痰行瘀、理气通络之功，效果良好。

（陈 琳 李飞泽）

【参考文献】

［1］王体华.钟坚从痰论治疑难病经验 [J].浙江中医杂志，2009，44（6）：410-411.

［2］余龙龙.钟坚应用活血化瘀法治验举隅 [J].浙江中医杂志，2010，45（5）：316-317.

［3］王体华.钟坚治疗高血压病经验 [J].山东中医杂志，2008，27（1）：57-58.

［4］许宝才，毛志远，陈伟.钟坚主任医师论治冠心病特色探析 [J].中国中医急症，2016，25（5）：823-825.

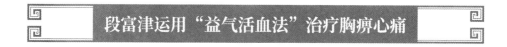

段富津运用"益气活血法"治疗胸痹心痛

【医家简介】

段富津（1930—2019），男，黑龙江省肇东市人，教授，中医药学家，中华中医药学会方剂学委员会常务副主任，黑龙江中医药大学博士研究生导师，从事中医临床工作 50 余年。段老精于仲景学说，对金元四大家的理论颇有研究，崇尚补脾论，在中医药治疗心脏病、肾病、肝病、风湿病及消渴病方面有很深的造诣，遵循脾胃派思想治疗胸痹心痛。

【诊疗思路】

段老认为胸痹的主要病机为心脉痹阻，病理变化为本虚标实，虚实夹杂。其本虚可有气虚、血虚、阴虚、阳虚，标实为血瘀、痰浊、气滞、寒凝。急性发作期以标实为主，缓解期以本虚为主。段老认为虚证以气虚为多，实证以血瘀为最，然临床实践中多见虚实夹杂之证。气为血之帅，气行则血畅，气虚鼓动无力，常见血瘀，临床上气虚血瘀型胸痹心痛者亦不在少数。

【治疗方法】

段老认为心气虚弱证用养心汤加减，心血虚少证用四物汤加减，心阴亏虚证用生脉散加减，心阳不足证用参附汤合桂枝去芍药汤加减，心血瘀阻证用血府逐瘀汤加减，气滞心痛证用瓜蒌薤白白酒汤合橘枳姜汤加减，痰浊内阻证用瓜蒌薤白半夏汤加减，寒凝心脉证用瓜蒌薤白白酒汤合通脉四逆汤加减。

【治疗绝技】

1. 三参丹饮

本方是段老根据多年临证诊治气虚血瘀型胸痹心痛的经验化裁而来。由白参、生黄芪、川芎、丹参、三七、血竭、当归组成，其功效为益气养心、行气活血。

2. 冠心康胶囊

主要成分有人参、山楂叶等，具有益气活血、化瘀通络之功效，是段老经过多年临床经验总结出的治疗冠心病的方剂。诸药合用有祛瘀通络作用，抗心肌缺血是其重要机制之一。

3. 养心汤

最早见于宋代杨士瀛的《仁斋直指方》，为气血并补之剂。方药：人参、黄芪、当归、酸枣仁、麦门冬、柏子仁、茯苓、五味子、川芎、煅龙骨、牡蛎、丹参、地龙、炙甘草。

【医案】

患者，男，56 岁，2011 年 11 月 8 日初诊。左胸部刺痛 2 年余，劳累后加重。胸闷气短，神疲乏力，自汗，寐差多梦，大便秘结，2 日一行。舌略暗有瘀斑，苔白，脉弦缓无力。冠脉 CT 示心脏右冠脉硬斑块形成，心脏左冠脉前降支混合斑块形成，心脏左冠脉回旋支软斑块形成。诊断：胸痹心痛。辨证：气虚血瘀证。治法：益气活血。处方：三参丹饮加减。白参 15 克，生黄芪 30 克，当归 15 克，川芎 15 克，丹参 20 克，三七粉 3 克，血竭粉 7 克，姜黄 15 克，瓜蒌 15 克，郁金 15 克，元胡 15 克，枳壳 15 克，桃仁 15 克，炙甘草 15 克。7 剂，每日 1 剂，水煎，早晚分服。

二诊（2011 年 11 月 15 日）：胸痛减，仍寐差。原方加炒酸枣仁 20 克。

7剂，每日1剂，水煎，早晚分服。

三诊（2011年11月22日）：胸痛明显缓解，胸闷热。二诊方加牡丹皮15克、赤芍15克。7剂，每日1剂，水煎，早晚分服。

四诊（2011年11月29日）：近1周胸不痛，时自汗出。三诊方加煅龙骨30克、煅牡蛎30克。7剂，每日1剂，水煎，早晚分服。

五诊（2011年12月6日）：症不著，近2周内未发心痛。仍用三诊方。14剂，每日1剂，水煎，早晚分服。

按：气为血之帅，气行则血畅，气虚鼓动无力，血行迟滞，瘀阻血脉，故发胸痛。劳则耗气，故活动后疼痛加重。胸闷气短、神疲乏力、舌淡、脉无力均为气虚之象。气虚卫气不固，故自汗出。舌暗有瘀斑为瘀血之象。上述医案既见气虚之象，又见血瘀之征，为气虚血瘀并重之证，故治以益气活血，均施以"三参丹饮"加减疗之。方中白参、生黄芪、炙甘草合用，取保元汤之意，补一身内外之气，共为君药，其中炙甘草既补气合参、芪为君，又调和诸药为使。"一味丹参散，功同四物汤"，丹参、血竭粉为臣，活血祛瘀。当归、川芎能养血活血，治一切血病，二药相合名为芎归汤，此方既能祛瘀不伤正，又能祛瘀新生；姜黄活血行气止痛；三七粉能散瘀定痛，共为佐药。在病案中，舌见瘀斑，故加桃仁以活血祛瘀，且有润肠通便之效；为使气行血畅，故加姜黄、元胡活血行气止痛；瓜蒌、枳壳能理气宽胸，行胸膈滞气，血随气行，亦能宽肠通便。二诊时患者胸痛症状缓解，仍寐差，加炒酸枣仁以养心安神。三诊时，因瘀久化热，患者见胸中闷热，加牡丹皮、赤芍以凉血活血。四诊时表气仍虚，卫外不固，故自汗出，加煅龙牡以收涩敛汗，并能重镇安神。服药1个月后，气虚得补，瘀血渐消，继服14剂以固疗效。

（吴希泽　李　琳　庞天霄　庞　敏）

【参考文献】

[1] 宋歌，段富津. 段富津教授运用养心汤经验举例 [J]. 中医药信息，2007，24（4）：27-28.

[2] 李冀，段凤丽. 中国现代百名中医临床家丛书：段富津 [M]. 北京：中国中医药出版社，2007：21.

[3] 唐明哲，韩淑丽，段富津. 三参丹饮治疗不稳定型心绞痛气虚血瘀证的临床观察 [J].

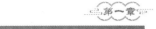

医学美学美容，2014（7）：225.

[4] 唐明哲，李志翔，牛丁忍，等.国医大师段富津教授活用"三参丹饮"治疗胸痹验案举隅 [J]. 中医药学报，2017，45（2）：113-115.

秦伯未辨证论治冠心病心绞痛

【医家简介】

秦伯未（1901—1970），名之济，字又辛，号伯未，又号谦斋居士，上海市陈行镇人。秦伯未出生于中医世家，为宋代诗人秦少游第 27 世孙，祖父秦迪桥为晚清名医，精于临证，驰誉医林，其父锡祺、伯父锡田均承庭训，精医通儒。秦伯未自幼酷爱文典医籍，早年就读于上海中医专门学校，为江南名医丁甘仁先生的得意门生。新中国成立后曾任中央卫生部中医顾问、北京中医学院顾问、院务委员会常务委员、药典编委会委员、中华医学会副会长、国家科委中药组组长，毕生致力于中医教育和临床实践，从医超过半个世纪，著述颇丰，是现代著名的中医学家、中医教育家。其在治疗心律失常方面有独特的认识。

【诊疗思路】

秦伯未先生认为，冠心病主要由心主血脉，心气不足，运行障碍所致。心病心绞痛属于心脏与营养心脏之脉络的疾病。其病因多源，又与机体内在脏腑功能失调密切相关，主要是由于年老体衰、正气亏虚，脏腑功能损伤，阴阳气血失调，加上饮食不节、七情内伤、寒冷刺激、劳逸失度等因素的影响，导致气虚血瘀，气滞血瘀，胸阳不振或伴痰浊内生，使心脉痹阻，不通或不荣而痛；脏腑经络气血功能失调，人体阴平阳秘的平衡被破坏，是发病的内因。脏腑功能虚损导致本病的发生主要以阳气虚为主，本虚标实是冠心病心绞痛的病机特点。

"辨证求因、审因论治"过程中存在复杂的推理步骤，辨证论治技能不足成为阻碍中医临床疗效提升的重要因素，秦伯未先生非常重视辨证论治并对其有深入研究，后辈总结为"三步八项一式"。三步分别是理、法与方药。

第 1 步："理"既有理论之意，又有理清之意，包含辨主证、辨兼证、鉴别诊断（如探案般理清病因、病位）三项。

第 2 步："法"即"针对病因病位定治则，结合主证定治法"，共两项。

第 3 步：依据论治的结果选方用药，即"针对病因病位选成方，根据治则选治本药，结合治法选治标药"，共三项。概括而言处方针对 3 个方面立定，即病因 + 病位 + 症状，亦称为"处方公式"。

辨证论治是以理法方药为基础："辨，就是分析、鉴别；证，就是证据、本质；论，就是讨论、考虑；治就是治疗方针"。证和治是现实的；辨和论是灵活的，要通过分析思考的。以秦伯未先生核心学术思想为指导的心律失常中医诊治方案，正是长期应用秦氏辨证论治方法取得的临床成果，也是解析中医临床思维过程的范例。

【治疗绝技】

胸痹方为秦伯未治疗冠心病之经验方，意在扶心气活心血。方由党参、丹参、三七、红花、血竭、郁金、桂枝、甘草组成。

【医案】

患者，男，39 岁。心主营，肺主卫，二者交弱失其和谐，则胸痛心慌，四末易冷，因心神不宁而睡寐多梦，肺液不布而咳吐黏痰，传于腑而肠燥便难，形于脉而濡缓无力，皆一家为之也。辨证：营卫不和，心脉失养，血脉不通。治法：强心调荣和卫；进桂枝新加汤而奏效者，以具有强心调荣和卫之功也。即本斯旨，为制膏方。处方：党参 90 克，黄芪 90 克，麦门冬 45 克，桂枝 90 克，白芍 90 克（上 2 味同炒），远志 24 克，酸枣仁 90 克，白术 45 克，茯神 90 克，石斛 90 克，杏仁 90 克，半夏 45 克，柏子仁 90 克，黑芝麻 90 克，青龙齿 120 克，熟地黄 90 克，制何首乌 45 克，山茱萸 45 克，枸杞子 60 克，女贞子 90 克，刺蒺藜 90 克，郁金 45 克，橘白、橘络各 45 克，款冬花 45 克，百合 45 克，合欢花 45 克，麻仁 90 克，核桃仁 120 克。上味浓煎 2 次，滤汁、去渣，加阿胶 120 克，龟板胶、鹿角胶（陈酒烊化）各 120 克，煎熬，再入白纹冰糖 500 克，文火收膏，以滴水为度。

按：此验案主症为胸痛心悸，四肢易冷，失眠多梦。中医诊断为心劳，系心肺气虚、病情迁延日久、伤及血分所致。证属气血两伤，心神动摇。治宜益气和营，宁心安神。气血不足，营卫失和是虚劳疾患的主要病机。桂枝汤是调和营卫、调和阴阳的代表方。桂枝汤类方，其证之病机以营卫不和或气血阴阳失调为共性。本经方依理化裁，前投桂枝新加汤益气和营、鼓正祛邪而安。药中病机，有转圜余地后利用膏滋，以润济燥。党参、黄芪补中益气健脾；因患者有标实之证，如咳吐黏痰，故宜半夏祛痰、祛心烦；款冬花化痰止咳、镇咳下气、润肺祛痰；麦门冬、百合、杏仁重在滋阴清肺；橘络通经络、疏气化痰、和血脉；桂枝温经散寒、行气活血；郁金行气解郁、凉血破瘀；合欢花通阳散郁；青龙齿重镇安神、兼以清痰；制何首乌明目、轻身；柏子仁、茯神宁心安神；用黑芝麻、枸杞子、女贞子、核桃仁、刺蒺藜润补之品，以使后天补养先天，达填精补髓之效；熟地黄补肾元，与山茱萸相伍益肝肾，强筋骨；大队滋腻药物中加用白术去肠燥，增强吸收功能，《医学启源》载白术"除湿益燥，和中益气，温中，去脾胃中湿，除胃热，强脾胃，进饮食，止渴，安胎"；橘白和胃、化浊腻；麻仁润肠通便；龟板胶、鹿角胶如《本草纲目》指出，龟鹿皆灵而有寿，龟首常藏于腹，能通任脉故取其甲，以补心、补肾、补血，皆以养阴也；鹿鼻常返向尾，能通督脉故取其角，以补命、补精、补气，皆以养阳也；再加上党参、枸杞子益气生精。四者合一，可达精生而气旺、气旺而神昌的境界，久服可延年益寿。但二药均较贵，不利于大众化普及。收膏可用阿胶一味，阿胶主心腹内崩、和血滋阴、除风润燥、化痰清肺、利小便、调大肠，可用于治疗虚劳咳嗽喘急、肺痿唾脓血及痈疽肿毒（《本草纲目》）。诸药合用，共奏益气补血、合营安神之效。

（刘中良　李飞泽）

【参考文献】

［1］韩一益，袁艳红.秦伯未处方用药模式临证应用体会 [J]. 中医药导报，2020，26（15）：184-186.

［2］闫俊丽.基于数据挖掘秦伯未膏方的用药规律研究 [D]. 太原：山西中医药大学，2020.

［3］章红英，李博群，黄盈婷，等.魏执真基于秦伯未辨证论治思想的心律失常诊治方法 [J]. 国际中医中药杂志，2019（5）：510-513.

［4］刘欣.名医秦伯未 [J]. 中国医学人文，2016，2（12）：23-26.

袁金声从"痰"论治胸痹

【医家简介】

袁金声（1942—），女，贵州贵阳人，教授，主任医师，硕士研究生导师，曾任贵阳中医学院基础部主任及伤寒教研室主任。国家级名老中医，贵州省名老中医，第三、第六批全国名老中医药专家学术经验继承工作指导老师。全国中医药学会仲景学术分会委员，贵州省仲景学术专业委员会主任委员，贵州省中医药学会常务理事。主持省厅级科研课题 6 项，"加味炙甘草汤对放疗损伤防治作用的动物试验"获 2008 年贵州省科技成果奖。

【诊疗思路】

袁教授宗张仲景胸痹"阳微阴弦"之病机，认为"阳微"即是本虚，当指"上焦阳虚"，指心、肺之阳气虚。但中、下焦阳气亏虚亦不可忽视，尤其肾阳为诸阳之本，胸痹久不愈者，责其源，必有肾阳、脾阳等的亏虚；"阴弦"即是标实、痰浊、气滞、血瘀等。在多年临证中体会到，痰浊与胸痹关系密切，认为胸痹多为痰浊阻塞，胸阳不运，以致气痹不通，不通则痛，发为胸痹。

胸痹之痰浊的诊断，分以下几种情况。

（1）若见胸痛憋闷，乏力困倦，口吐清涎，口唇发绀，面色㿠白，气短不能续，喘促久不能平，畏寒肢冷，小便清长，舌淡紫，苔白腻，脉弦紧，为阳虚夹痰证。乃因上焦阳虚，水气痰饮乘袭阳位，邪正相争，胸中阳气闭塞，不通则痛，发为胸痹。

（2）若见胸痛，呈刺痛，夜间为甚，胸闷气短，肢体倦怠，纳少，舌质紫暗有瘀点，苔白腻，脉细涩，为痰浊血瘀证。乃因血液运行不畅，血滞成瘀，瘀血阻滞，气机不畅，气不布津而生痰浊，瘀血痰浊阻滞胸中，发为胸痹。

（3）若见胸痛，眩晕，头胀痛，失眠多梦，舌红，苔黄腻，脉弦，为痰浊闭阻兼肝阳上亢证。因情志失调，痰气郁结化火，损伤肝阴、肝血，肝之阴血不足，不能制约肝阳，则阳亢于上所致。

【治疗方法】

袁教授从事《伤寒论》理论研究，擅长伤寒方（经方）治疗胸痹病，常用瓜蒌薤白半夏汤合二陈汤加减，通阳化痰宣痹。并于此方基础上创治经验方薤白化痰汤、柴胡活血汤。

（1）阳虚夹痰证。治宜散寒化饮，通阳泄浊。方拟薤白化痰汤加减。方药：枳实10克，薤白20克，桂枝15克，厚朴10克，瓜蒌10克，半夏15克，橘红15克，茯苓10克，五味子6克，干姜10克，细辛10克，甘草6克。

（2）痰浊血瘀证。治宜逐瘀通络，行气化痰。痰阻可加重瘀血，瘀滞亦可加重痰阻，两者胶结难解，互相影响，互为因果，故化痰要配合通络之品。方拟柴胡活血汤。方药：瓜蒌10克，薤白10克，红花10克，当归10克，桃仁15克，穿山甲1克（打粉冲服，编者注：现在临床不用），丹参10克，柴胡10克，陈皮10克，川芎15克，半夏10克，芍药10克，枳壳10克，甘草6克。

（3）痰浊闭阻兼肝阳上亢证。治宜平肝潜阳，化痰散结。方用瓜蒌薤白半夏汤合镇肝熄风汤加减。方药：瓜蒌壳15克，薤白15克，陈皮10克，法半夏10克，茯苓10克，枳实15克，佛手10克，川芎15克，钩藤15克，怀牛膝15克，生龙骨30克（先煎），生牡蛎30克（先煎），天冬10克，丹参15克，黄芩10克，丹皮10克，生石决明20克（先煎），炒酸枣仁30克。

（4）加减：湿痰合苓桂术甘汤，热痰则合温胆汤，痰重时胸痹、心痛则以胸部憋闷为主，苔腻，脉多弦滑，可加浮海石、胆南星、远志等化痰，生地黄、白芍等滋阴腻滞之品少用。在化痰祛瘀同时，必须配以行气之品，选用陈皮、木香、佛手、枳实之类。避免呆滞。辨治胸痹、心痛，应从整体出发，既要重视心之阴阳、气血虚损及脏腑功能失调，又要注重痰浊、瘀血、气滞之标证，通补兼施，标本兼顾。

【医案】

患者，女，70岁，2019年2月3日初诊。主诉：反复胸痛、胸闷5年，加重1周。现病史：患者5年前出现胸痛、胸闷，乏力，活动后加重，休息后可缓解，多次于我院心内科就诊，冠脉造影示狭窄50%，心电图示T波改变。长期口服冠心病常规药物治疗，近期天气寒冷症状加重。现症见：胸痛、憋闷，乏力困倦，双下肢酸软，气短声微，怕冷，四肢肢端冰凉，纳少，小便清长，夜尿频，大便可，夜寐不安，舌紫暗，苔白腻，脉弦紧。中医诊断：胸痹。辨证：阳虚夹痰证。治法：散寒化饮，通阳泄浊。处方：薤白化痰汤（自拟方）加减。枳实15克，瓜蒌壳15克，薤白10克，厚朴10克，桂枝15克，半夏10克，陈皮10克，茯苓10克，细辛10克，干姜10克，五味子6克，炒酸枣仁20克，合欢皮20克，甘草6克，7剂，水煎服，每日1剂，分3次温服。

二诊（2019年4月11日）：患者服药两月余，已无明显胸痛、怕冷症状，胸闷次数减少，发作时间缩短，仍感乏力。继予薤白化痰汤，方中去细辛、干姜、五味子，加黄芪15克，太子参15克，续服药1个月，后未以胸痹就诊。

按：本案患者早年操劳，冬日失于保暖，后年高体虚，年老之人脏腑精气、气血阴阳都逐渐走向衰竭，阳虚之象尤为明显，故怕冷，四肢肢端冰凉，小便清，舌紫暗，苔白腻。证属阳虚夹痰证，治宜散寒化饮，通阳泄浊，方以袁教授自拟方薤白化痰汤加减。患者夜寐不安，再加炒酸枣仁、合欢皮宁心安神。此方虚实兼顾，重在补虚，阳气复温化寒痰，痰去气机条达，胸痛得以缓解。复诊时患者已无明显胸痛、怕冷症状，已无阳虚之象，故细辛、干姜、五味子。患者仍感乏力，气虚明显故加黄芪、太子参益气。

（陈召起　樊根豪　王永霞）

【参考文献】

[1] 向怡，郭磊磊，谢易瑾，等.袁金声教授从痰论治胸痹经验[J].贵州中医药大学学报，2020，42（3）：77-80.

[2] 马春成，李叶枚，李文峰，等.袁金声教授应用经方治疗胸痹验案2则[J].新中医，2008，40（2）：119.

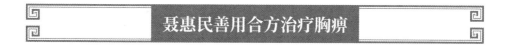

聂惠民善用合方治疗胸痹

【医家简介】

聂惠民（1935—），女，教授，主任医师、博士研究生导师，国家级名老中医，第二、第三、第四批全国名老中医药专家学术经验继承工作指导老师。享受国务院政府特殊津贴专家。兼任中华中医药学会理事，中华中医药学会仲景学说委员会副主任及秘书长。聂教授从事中医教学、科研及临床工作近60年，对中医学尤其对于《伤寒论》，具有独到见解，积累了丰富的经验。聂教授治疗胸痹颇具特色，认为胸痹多属本虚标实之证，本虚不仅有心阳虚，更多有心气阴不足；标实主要包括痰饮、气滞、血瘀。因此，聂教授经常采用经方合方来治疗胸痹，灵活进行加减，疗效显著。

【诊疗思路】

聂教授守《金匮要略·胸痹心痛短气病脉证治》中所述胸痹的病因病机，认为胸痹心痛是由胸中阳气不足，下焦阴邪偏盛，痰浊寒饮上乘阳位，搏结于心胸，阻塞气机所致。此外，聂教授在仲景理论上进行了创新，认为胸痹病机中的本虚，除了仲景强调的阳气虚以外，在临床上更多见到气阴两虚证，大多数胸痹患者到门诊治疗时，急性期已过，邪气实已不是主要矛盾，而是虚实错杂，本为气阴两虚，标为瘀血、痰浊、水饮，治疗一定要标本兼顾。

聂教授认为引起胸痹的原因复杂多变，在治疗时决不能只用一法一方，一定要进行辨证论治，要运用中医的整体观念，利用五脏之间生克制化的关系进行整体的调治。聂教授不赞同一味地放支架，认为虽然支架能机械性扩张冠脉血管，但是心脏和血管本身的功能并未得到改善，而是主张冠脉介入治疗或支架术后应尽早运用中医中药调治，发挥中医药的优势。

【治疗方法】

聂教授治疗冠心病，以宣痹通阳为胸痹的基本治法，用瓜蒌薤白类方进行合方加减，若兼有气阴不足，合并生脉饮进行加减。痰饮内阻、气阴不足证，治以解郁宣痹、宽胸养心，选用瓜蒌薤白半夏汤合生脉饮加减。气滞不通者治以解郁理气宽胸，常用小柴胡汤合四逆散加减。心血瘀阻、气阳不足证，治以活血化瘀兼以温补心阳，常用血府逐瘀汤合桂枝甘草汤加减。胸阳痹阻与神志关系非常密切，很多胸痹患者往往伴有心烦、失眠等症状，治疗时也配伍调养心神的药物，若痰浊内盛，用远志、石菖蒲；若瘀血较重，鸡血藤、夜交藤并用；若肝阳上亢，用天麻、珍珠粉；若肝血不足，用酸枣仁、柏子仁；若肝郁太重，用白梅花、玫瑰花。

【医案】

患者，男，33岁，2008年12月19日初诊。患者诉胸闷、心悸、气短。既往有"三高症"，即血压高、血糖高、血脂高。近日胸闷加重，如有物堵塞，心悸，气短，便燥，唇暗，舌质略暗、舌尖红，苔薄根略厚，脉沉细弱。中医诊断：胸痹。辨证：痰饮内阻，气阴不足证。治法：以解郁宣痹、宽胸养心为法，方药以瓜蒌薤白半夏汤合生脉饮加减。处方：瓜蒌皮15克，薤白10克，法半夏10克，西洋参5克（入煎），太子参20克，天麦冬各15克，五味子3克，百合30克，炒白芍15克，当归15克，郁金10克，丹参20克，川厚朴12克，柴胡10克，天麻10克，生石决明30克（先煎）。14剂，每日1剂，水煎服。

二诊（2009年1月2日）：患者诉药后症状减轻，胸闷心慌已微，便和。处方：上方去太子参、生石决明，加玉竹15克，丹皮15克，虎杖15克，夏枯草10克。14剂，每日1剂，水煎服。

三诊（2009年1月16日）：患者诉药后诸症大减，聂教授继在上方基础上加减，调治1个月，巩固疗效。

按：患者因胸闷、心悸、气短就诊，根据舌苔脉象，可辨证为痰饮内阻、气阴不足。首诊聂教授治以解郁宣痹、宽胸养心之法。用瓜蒌薤白半夏汤和生脉饮进行加减。方中瓜蒌涤痰散结，开胸通痹；薤白通阳宽胸，化痰散寒；法半夏祛痰散结，逐饮降逆，共奏行气解郁、通阳散结、祛痰宽胸之效以治其标。生脉饮益气养阴以固其本，其中，人参大补元气，补肺生津；麦冬养阴生津，清热除烦；五味子酸收，敛肺止汗，生津止渴；三药合用，一补一润一敛，共奏益气生津、敛阴止汗之功。加百合、炒白芍、当归补血养阴；丹参、郁金、川厚朴、柴胡活血理气。诸药合用，既可祛痰散结、活血行气，又可益气养阴，标本同治。二诊时，患者症状减轻，聂教授以上方去太子参、生石决明，加玉竹养阴，丹皮、虎杖活血化瘀，夏枯草清热泻火。三诊时，患者诸症大减，聂教授继以上方进行加减，巩固疗效。

（王玲玲　白瑞娜）

【参考文献】

［1］路广林，张秋霞，郭华，等.聂惠民运用经方合方临证治验举隅 [J].北京中医药，2011，30（7）：500–502.

［2］路广林，张秋霞.聂惠民教授辨治胸痹临床经验探究 [J].北京中医药大学学报，2011，34（4）：274–276.

［3］张秋霞，张沁园.聂惠民用经方治疗冠心病经验 [J].山东中医杂志，2004，23（12）：751–752.

［4］韩刚，张秋霞.聂惠民教授运用"合方"法则治疗冠心病的经验 [J].北京针灸骨伤学院学报，2000，7（2）：28–30.

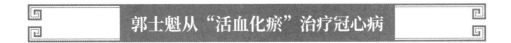

郭士魁从"活血化瘀"治疗冠心病

【医家简介】

郭士魁（1915—1981），北京人。曾任中医研究院（现为中国中医科学院）西苑医院心血管研究室主任、西苑医院副院长。自幼在仁和堂、太和堂药店当学徒，曾师从赵树屏、冉雪峰等名医大家。从事中医药工作 40 余年，对临床各科疾病的诊治有丰富的经验，尤擅长心血管疾病治疗。20 世纪 50 年代从事冠心病研究，创造性地将活血化瘀法应用于该病的治疗，创制了冠心Ⅰ号方、冠心Ⅱ号方等多种活血化瘀的有效方剂，并将活血化瘀法发展为治疗冠心病最主要、最常用的方法。

【诊疗思路】

郭老从王清任《医林改错》诸活血方出发，将活血化瘀治法发扬光大。

郭老认为气血是人生之根本，任何疾病的发生均与气血失调有关，因而，在其临床中十分重视血瘀与活血化瘀法的应用。

郭老认为，冠心病所发生的胸前区及相关经络循行部位疼痛的原因主要为血瘀脉络不通，张仲景在《胸痹心痛短气病脉证并治篇》中指出"夫脉当取太过不及，阳微阴弦，即胸痹而痛"，血瘀、浊阻、寒凝、气滞等"阴弦"是在以心阳虚为主的若干脏器阳虚的基础上形成的有形物质，正是这些有形之物导致心脉不通，从而产生疼痛的症状，其中血瘀是根本因素，并将活血化瘀法大量应用在冠心病的治疗中。在冠心病血瘀证的诊断方面，郭老常能抓其核心症状来诊断血瘀，如皮肤瘀斑、舌质紫暗或瘀斑，胸痛呈时间长或反复发作且部位相对固定的特点。

【治疗方法】

郭老系药店学徒出身，对药物认识高人一筹，将活血化瘀药分为活血化瘀、养血化瘀及破血逐瘀三类，川芎、赤芍、红花（小剂量）、山楂、蒲黄、五灵脂为活血化瘀药，丹参、当归、鸡血藤为养血活血药，大剂量红花、三棱、莪术、水蛭、虻虫、蟅虫、穿山甲、大黄为破血逐瘀药。根据血瘀程度不同，选择不同的活血化瘀药物。

郭老治疗冠心病时，常将活血化瘀法与其他治法结合，伴随气虚者兼以益气，合黄芪、党参、白术、人参、山药、黄精、太子参等，如治疗急性心肌梗死常用的益气活血汤（黄芪、党参、黄精、当归、川芎、赤芍、郁金）；兼气滞者合以理气，配伍薤白、玫瑰花、木香、佛手、瓜蒌皮、莱菔子、檀香等，或用冠心Ⅱ号方；兼有气虚及气滞者，郭老则采用益气理气活血法，如活血通脉片（鸡血藤、桃仁、丹参、赤芍、红花、降香、郁金、三七、川芎、陈皮、木香、石菖蒲、枸杞、黄精、人参、麦冬、冰片）就是典型的方剂；如果寒凝痹阻，心脉不畅，常配伍温阳法，如宽胸丸为郭老为血瘀合并阳虚或内寒者所设，方中除活血化瘀药之外还有荜茇、高良姜、细辛、檀香等温通药；痰瘀互结者，合用二陈汤、温胆汤、导痰汤、瓜蒌薤白半夏汤等加减，冠通汤（党参、当归、丹参、鸡血藤、瓜蒌、薤白、红花、郁金、延胡索）为治疗这类病证的典型方剂。郭老辨证治疗冠心病经验如下。

1.阴虚阳亢，血脉瘀阻型

常见于冠心病合并高血压者，症见胸痛，头晕头痛，目涩舌麻，或四肢麻木，手足心热，面色微赤，舌质正常或暗赤，苔白或薄黄，脉弦或尺寸较弱。

治法：育阴潜阳，活血平肝。

药用：川芎10～15克，钩藤15～20克，菊花12～15克，葛根15～20克，丹参12～15克，元参15克，茺蔚子12～15克，红花12～15克，郁金12～15克，降香10～15克，瓜蒌25～30克，黄连10克，薤白15克，珍珠母30克（先煎）。

2.肝肾阴虚，血脉瘀阻型

症见胸闷胸痛，头晕头痛，耳鸣健忘，疲乏无力，足跟痛，口干口渴，尿频，舌质赤，脉沉细而弱。

治法：滋阴通络，活血化瘀。

药用：制首乌12克，黄精12～15克，女贞子12～15克，旱莲草12～15克，黑桑椹15克，黑芝麻12～15克，菟丝子15克，赤芍12克，丹参15克，川芎12～15克，葛根15～20克，降香10克，香附12克。

3.气阴两虚，血脉瘀阻型

症见心前区疼痛或胸骨后闷痛，并向左肩放射，有时肩臂亦痛或有酸麻感，心慌气短，疲乏无力，汗出口干，舌胖，脉弦细。慢性稳定性心绞痛多见。

治法：益气育阴，活血化瘀。

药用：党参15～20克，生芪15～20克，玉竹12～15克，麦冬12克，五味子10克，赤芍10～12克，丹参10～12克，川芎12克，红花10克，香附12克，郁金12克，厚朴10克。

如急性心肌梗死症见脉结代，心悸气短，口干，面色㿠白，舌质暗，苔白，为气阴两虚、阳虚心脉痹阻，宜益气复脉，通阳活血，药用党参15克，当归12克，生地12克，麦冬10克，玉竹10克，生姜10克，桂枝10克，柏子仁15克，五味子10克，炙甘草10克，生龙骨30克（先煎）。

4.心血痹阻，气虚液脱型

常见于急性心肌梗死，症见精神呆滞或烦躁，面色苍白，微汗出，皮肤湿润，手足逆冷，舌质紫暗或舌尖暗赤，苔薄或无苔少津，脉细弱或结代。

治法：益气固脱，养荣活血。

药用：红人参10克，麦冬12克，五味子10克，当归10克，川芎12克，生黄芪20克。郭老往往合用生脉散注射液或参麦注射液治疗。

【治疗绝技】

（1）宽胸丸：药物组成为荜茇、元胡、良姜、檀香、冰片、细辛。适用于寒凝痹阻、心脉不畅型心绞痛，症见胸闷，并有心痛如刺，痛处固定，遇冷而发，舌质暗，舌苔薄。

（2）冠心Ⅱ号方：药物组成为赤芍、川芎、红花、丹参、降香。适用于血脉瘀阻型心绞痛，症见心痛如刀割，如针刺，痛有定处，脉弦，舌质紫暗或有瘀斑。

（3）血竭散：血竭粉1.5克，分2次服。适用于中、重度心绞痛，症见心痛如刀割，如针刺，痛有定处，脉弦，舌质紫暗或有瘀斑，体格尚壮实。

（4）乳没散：乳香粉、没药粉各1.5克，调匀分2次服。适应于中、重度心绞痛，症见心痛如刀割，如针刺，痛有定处，脉弦，舌质紫暗或有瘀斑，体格尚壮实。

【医案】

患者，男，46岁，1978年8月3日初诊。患者于4年前患急性前壁及高侧壁心肌梗死，治疗好转后偶有胸骨后疼痛，服用硝酸甘油可缓解，同时服用双嘧达莫、烟酸肌醇、冠心苏合丸等药物治疗。近1个月来因生气后心绞痛发作频繁，每日7～8次，每次持续数分钟到半小时左右，并向肩背及左上肢放射，伴有汗出、头晕、乏力，在门诊治疗效果不明显，为求进一步诊治收入病房。郭老于8月26日查房，患者心绞痛每日3～5次，每次持续5～20分钟，伴胸闷气短、头晕乏力，甚则汗出。畏寒，睡眠欠佳，舌质淡，有瘀斑，边有齿痕，苔薄白，脉细缓，心律齐，心率72次/分，血压100/70 mmHg。诊断：胸痹心痛。辨证：阳虚气虚，气滞血瘀。治法：益气温阳，活血化瘀，理气止痛。处方：党参20克，桂枝12克，丹参18克，川芎15克，赤芍18克，荜茇12克，细辛3克，良姜10克，陈皮10克，香附15克，红花3克。9月11日查房：服药4剂后心绞痛发作次数减少，程度减轻，每日0～1次，每次0.5～1分钟，精神好转，睡眠进步，血压90～100/58～70 mmHg，心律齐，心率70～80次/分，舌暗，边有齿痕，脉沉细。又继续服用原方4剂后，3天未发心绞痛，后因活动量大引起心绞痛又发，1～3次/日，程度轻，可自行缓解。睡眠不佳。原方加首乌藤继服。

9月22日查房：患者近日发生过一次胸骨后疼痛，4～5秒后自行缓解，易汗出，睡眠欠佳，舌暗，边有齿痕，苔薄白，脉沉细，血压100/70 mmHg。治以原方去陈皮，加生黄芪15克，郁金15克。

10月9日查房：患者半月来为发生心绞痛，头晕已除，出汗减少，精神明显好转，睡眠进步，舌暗，边有齿痕，苔薄白，脉细，心率齐，心率80次/分，血压104/70 mmHg。患者病情好转，带药出院休养。

按：本例为心梗后心绞痛、患者主症为胸闷气短、头晕乏力、甚则汗出、畏寒、舌质淡、有瘀斑、边有齿痕、苔薄白、脉细缓。证属阳虚气虚、气滞血瘀。郭老用益气温阳、活血化瘀之法治之，党参、黄芪、桂枝益气温阳，丹参、川芎、赤芍、红花为郭老冠心Ⅱ号方的主要药物，有很好的活血化瘀的功效，荜茇、细辛、良姜、陈皮温通行气，合为一方取得了较好的效果。

（闫子安　袁敬柏）

【参考文献】

［1］翁维良，于英奇.郭士魁临床经验选集——杂病证治［M］.北京：人民卫生出版社，2005：66-91，179-213.

［2］郭士魁，陈可冀，翁维良，等.活血化瘀文献选辑［M］.重庆：科学技术文献出版社重庆分社，1980：1-4.

［3］翁维良，于英奇.中国百年百名中医临床家丛书——郭士魁[M].北京：中国中医药出版社，2001.

［4］郭士魁，陈可冀，张家鹏，等.关于高血压病中医分型的讨论[J].中医杂志，1960（3）：4-5.

［5］郭士魁.在研究防治冠心病的道路上[J].山东中医学院学报，1981（4）：1-3.

［6］郭士魁.治疗冠心病的体会[J].陕西中医，1980（2）：23-24.

［7］郭士魁，陈可冀.冠状动脉粥样硬化性心脏病治疗规律的探讨[J].中医杂志，1962（4）：20-22.

［8］郭士魁，陈可冀，张家鹏，等.关于高血压病中医分型的讨论[J].中医杂志，1960（3）：4-5.

［9］翁维良，于英奇.郭士魁治心律失常经验[N].中国中医药报，2006-12-29（6）.

［10］郭维琴，郭志强.郭士魁治疗冠心病经验简介[J].中医杂志，1985（11）：14-15.

［11］孙爱军，郭明冬，于英奇，等.郭士魁活血化瘀学术思想探析 [J].天津中医药，2017，34（2）：82-85.

［12］焦东海.郭士魁老中医冠心病Ⅱ号方创立依据及经验方 [J].中成药，1990，12（3）：23.

［13］马继松.郭士魁活血化瘀七法——《杂病证治》拾零 [J].贵阳中医学院学报，1987（2）：15-17，26.

［14］陈可冀，张问渠，于英奇，等.郭士魁运用散剂治疗心绞痛的经验 [J].中医杂志，1983（10）：16-17.

［15］郭士魁，高德."胸痹心痛"证治述要 [J].上海中医药杂志，1964（6）：11-13.

［16］郭士魁.急性心肌梗塞及其并发症的临床处理 [J].新中医，1983（1）：13-15.

郭子光从"气虚血瘀"辨治冠心病

【医家简介】

郭子光（1932—2015），出生于四川省荣昌县，第三批全国名老中医药专家学术经验继承工作指导老师，首届"国医大师"，《伤寒论》和各家学说专家，中医康复学科开拓者。兼任四川省中医学会常务理事，四川省仲景学说研究会主任，四川省中医现代化研究会副会长，国务院学位委员会学科评议组秘书，卫生部全国高等中医药院校教材编审委员会委员。郭老中医理论功底深厚，临证经验十分丰富，擅长治疗内科诸病，尤其对冠心病的中医发病机理认识深刻，临床疗效确切，许多临床医学治疗棘手的难治性冠心病多能应手而效。

【诊疗思路】

郭老认为冠心病心绞痛的病机为本虚标实：气虚为本，血瘀为标，并贯穿全过程。病因大多为年老体衰，加之情志损伤，或劳逸失度，或饮食不节，或不良嗜好等使脏气亏损，尤其心气耗伤，而心主血脉，心气亏虚运血无力，血行不畅，则心脉瘀滞，不通则痛，发为心绞痛；心气不足，心脉痹阻，心失所养，不荣则痛，又发胸痛、气短、心累、心悸、失眠。气虚有偏阴虚、阳虚，血瘀有夹痰、湿、气、郁等不同。又根据兼有胃、胆、肝、肺相关病变不同分为单纯气虚血瘀、胃心不和、胆心不和、肝心同病、肺心同病 5 型。

【治疗方法】

1.单纯气虚血瘀型

气虚血瘀是冠心病心绞痛的基本病机，以益气化瘀为其治疗原则。芪葛基本方由黄芪 30 ～ 50 克，制首乌 20 ～ 30 克，丹参 20 ～ 30 克，葛根 20 ～ 30 克，川芎 15 ～ 20 克组成。

加减：若气虚偏心阳不振，症见畏寒、面白少神、肢冷、舌淡苔白润、脉沉细弱，用基本方加桂枝甘草汤温通心阳，阳虚重者，再加制附片 15 ～ 20 克；偏气阴虚、虚阳浮亢，症见面红、心烦、口苦口干、舌红苔薄黄少津、脉多细数者，基本方去黄芪加太子参、麦冬、苦参或黄连；血瘀夹气郁，症见胸紧缩感或堵塞感、嗳气略舒、苔无定象、多有瘀点、脉弦者，加延胡索、香橼、郁金；大便干结、腑气不通者，每加重心脉瘀滞，加瓜蒌仁 30 克；血瘀夹痰湿，症见胸憋闷、多形肥、舌淡胖苔白滑者，加入薤白、全瓜蒌、法半夏；睡眠不佳者，更损气阴，可酌加合欢皮、酸枣仁；或心痛原本较甚，或安装支架，或搭桥手术后阻塞又致心痛者，均为心络瘀阻太甚，当搜剔络脉，酌加水蛭、血竭、三七粉之类。

2.胃心不和型

当胃心同治，偏湿热者见舌苔黄厚滑腻，脉滑数，芪葛基本方加黄连、法半夏、槟榔、煅瓦楞子；偏湿盛者见舌苔白厚滑，脉多濡象，加豆蔻、法半夏、藿香、厚朴、茯苓、神曲。胃症状特重者，治胃为主兼治心，偏湿热盛者，黄连温胆汤加丹参、延胡索、煅瓦楞子、郁金；偏湿盛者，藿香、豆蔻、法半夏、茯苓加丹参、石菖蒲、郁金、延胡索、神曲。胃的症状缓解则转入治心为主。

3.胆心不和型

当胆心同治，芪葛基本方加黄芩、郁金、茵陈、延胡索即可。胆症状重者，暂停治心药而治胆。湿热偏盛者如恶心欲吐、舌红、苔黄，用黄连温胆汤加黄芩、郁金、茵陈、延胡索；气郁偏盛，见腑气郁滞、大便秘结者，用大柴胡汤加金钱草、延胡索。胆的症状缓解则转治心为主。

4.肝心同病型

当肝心同治，以治心为主兼平肝清肝潜阳，芪葛基本方去黄芪（肝阳上亢症状缓解则立即投入），酌加石决明、黄芩、栀子、菊花、地龙、赤芍、牡丹皮、泽泻、川牛膝之类；失眠者，酌加合欢皮、酸枣仁；便秘者，酌加瓜蒌仁、决明子。

5.肺心同病型

当肺心同治，偏痰湿者见痰白而稀薄、舌淡苔白，芪葛基本方加二陈汤、矮地茶；偏痰热者见痰黄而稠黏、舌红、苔黄滑、脉滑数，芪葛基本方去黄芪，加小陷胸汤、浙贝母、鱼腥草。若肺症状突出者当治肺为主兼治心，偏痰热盛者，用千金苇茎汤合小陷胸汤加浙贝母、鱼腥草、薤白、丹参、葛根、赤芍；偏痰湿盛者，用小青龙汤合二陈汤去麻黄（因麻黄升散耗气，心痛各型皆忌用），酌加薤白、丹参、葛根、当归。肺症状缓解即转入治心为主。

【医案】

患者，女，77岁，2003年5月12日初诊。病史：冠心病心绞痛10余年，常服复方丹参片、阿司匹林、硝酸异山梨酯。心绞痛多于劳累活动后发作，含化硝酸甘油或硝酸民山梨酯并停止活动，疼痛能立刻缓解。血压波动在150/90 mmHg，采用氨氯地平治疗。1个月前因心绞痛加重而住院，冠脉造影提示左前降支完全阻塞，建议安装支架，患者拒绝，治疗1月余，病情稳定出院，慕名来求治中医。现症：时时心前区发闷，稍有活动则胸部左侧刺痛，终止活动疼痛可减轻，心累气短，爬楼梯走到二楼就必须歇息，夜寐每晚4小时，食少，二便正常。形体偏胖，面色无华，言语低沉，舌质淡嫩、苔薄黄，脉沉弱无结代。中医诊断：胸痹心痛。辨证：气虚血瘀夹气郁痰浊。治法：益气化瘀，行气涤痰。处方：芪葛基本方加味。黄芪50克，丹参30克，川芎15克，制何首乌30克，法半夏15克，瓜蒌15克，三七粉6克（冲服），降香15克，郁金10克，延胡索20克，全蝎10克（水洗，同煎），酸枣仁20克，合欢花15克，炒稻芽30克。每日1剂，浓煎2次。第一煎当晚睡前服100 mL，余下药液与第二煎药液混合，分2次于第二天早晨、中午服用。

每周复诊1次，上方随证加减，大便秘结则易瓜蒌为瓜蒌仁，胸闷明显加薤白，夜寐不佳加酸枣仁、合欢花，苔黄、脉数湿热较甚加苦参、黄连，疼痛减轻则去全蝎、降香，适当加入红花、赤芍，痰中带血丝加白及。服药2周后胸闷明显减轻。1个月后，患者心绞痛发作减少，心累气短好转，上二楼较以前感觉轻松。2个月后患者10～15天复诊1次，精神、睡眠明显好转，言语渐渐响亮。随访近7年，患者精神尚好，自己乘车来诊，头脑清晰，脉律整齐，每月复诊1次，仍用基本方加味，3天2剂，以巩固治疗。

按：本案为单纯气虚血瘀型兼气郁痰浊，治以芪葛基本方加法半夏、瓜蒌豁痰宣痹；加降香、郁金、延胡索、全蝎、三七粉加强理气活血止痛之功；酸枣仁、合欢花助眠；炒稻芽健脾消食。随诊过程中予以随证加减，补已病之气，使气旺而血行；化瘀阻之血，使瘀去而脉通；通则不痛，血行通畅，心脉自然无恙。

（王新陆　张孟孟　王永霞）

【参考文献】

［1］王辉.郭子光教授应用芪葛基本方治疗冠心病经验［J］.中国中医急症，2012，21（8）：1240-1241.

［2］杨俐，许丽平，马洁，等.郭子光辨治冠心病心绞痛经验［J］.中医杂志，2010，51（11）：971-972.

郭振球从肝论治冠心病

【医家简介】

郭振球（1926—2011），男，湖南省长沙人，湖南中医学院教授，博士研究生导师，全国名老中医，享受国务院政府特殊津贴专家。曾任湖南中医药大学医经、诊断学教研室主任，世界传统卫生组织诊断学专业委员会主任委员，国务院学位委员会博士点通讯评议专家，国家自然科学基金委员会评议专家等职。其学术思想为"宏观与微观相结合，病与证相结合"，善治心血管疾病，提出从肝论治高血压、冠心病的学术思想，临床疗效显著。

【诊疗思路】

郭老认为，冠心病应从肝风论治。《素问·风论》中提到"风中五脏"及"五脏风之形状"，因此郭老认为，肝风是胸痹发病的基础。临床上往往由于肝风内动，肝阳化风，或年高营阴内亏，水不涵木，风动痰升，灼血为瘀，筋脉脏腑受累为痉为痹，而成胸痹心痛之证，郭老称之为"心中风"。

胸痹、心痛的重要病理产物和病因为痰浊与血瘀，痰浊多由肝木乘脾土，风火炼液成痰，尤其是年高者肾阳不温，五脏薄弱，营气虚弱，不能营运经络血脉，又劳逸不当、恣食膏粱厚味，易化生痰浊，上犯胸阳，故胸痹心痛乃生。血瘀阻痹经脉，而出现血瘀痹阻之痛证。

血与气关系密切，不可分离，气行则血行，气滞则血凝，气虚则血瘀；同时津液"停滞不前""凝聚集结""败浊不清"，则成痰化瘀，痰与瘀都是津液的病变产物，两者异中有同。疾病后期，以痰瘀交阻为主，致胸痹、心痛多相兼而为病。郭老认为胸痹心痛者，责其上焦胸中阳气虚，虚则无以为胜邪，然单虚不能致胸痹心痛发作。

【治疗方法】

郭老认为冠心病以肝风内动、痰浊内蕴、瘀血阻络、心虚 4 证为常见。治疗如下。

1.降压息风法

高血压是冠心病的危险因素之一，郭老制定"潜阳息风法"，从"肝风"辨证论治，防治冠心病。

（1）肝阳上亢型：症见胸闷痛，头痛，眩晕，心烦不寐，舌红、少苔，脉弦细。用自拟天母潜息宁（天麻、珍珠母、紫桑椹、菊花、钩藤等）治疗。

（2）阴虚阳亢、风痰阻络型：症见胸闷胸痛，伴眩晕或头痛，头身困重，舌暗红、苔腻，脉弦滑或滑数。治用自制天龙定风珠（天麻、地龙、钩藤、女贞子、延胡索、菊花、僵蚕等）。药效学实验研究证明，上方均具有改善血液流变性、降低血液黏度、改善脂质代谢等作用，从而发挥降血压、降心率的功效。

2.祛痰降脂法

高脂摄入、糖尿病、代谢综合征等对冠心病发病起重要作用，郭老提出冠心病可从痰论治。症见胸闷而兼心痛时作、气短喘促、身体困重、舌苔浊腻或滑、脉滑者，以化痰导浊、宣通脉痹为治疗原则，方选瓜蒌薤白半夏汤加减。肥人多痰，郭老根据痰脂相关理论指出，祛痰即可降脂，降脂亦可祛痰，而痰因郁结，故解郁亦可祛痰，故肥人之胸痹，常选用丹溪越鞠丸加减。

3. 活血化瘀法

胸痹心痛因瘀血痹阻经络所致者，症见心痛较剧，其痛如刺如绞，夜间为甚，伴胸闷，舌质暗红或有瘀点瘀斑，脉涩或结代，用血府逐瘀汤加减。若因心气不足导致血脉瘀阻者，法当益气活血通络，方选补阳还五汤、自拟芪龙安脑宁煎剂（黄芪、地龙、当归、川芎、赤芍、丹参、红花、桂枝、水蛭、全蝎）之类；心痛气虚、痰瘀互结者，宜用参苏饮合丹参饮，加半夏、瓜蒌、全蝎、地鳖虫、蝉蜕、僵蚕、石菖蒲等品。

4. 补虚复脉法

郭老指出，凡病有最虚之处，即为容邪之处，当辨之于脉。胸痹、心痛临床上异常脉象常表现为脉来数疾或"关上小紧数"。若其脉微细而数多表现为心肾气血阴阳的偏虚。平脉辨证、补虚复脉为郭老治疗冠心病合并心功能不全的特色，心气阴两虚者，选用生脉散；心肾阳虚者，选用参附汤或芪附汤（黄芪、附子）；症见小便不利、气不化水者，配合五苓散化气利水；身重、汗出恶风、脉浮者，用防己黄芪汤加减。郭老采用补虚复脉辨治冠心病，目的就是减慢心率，平缓脉数，重视心率在冠心病中的意义。

【医案】

患者，女，61岁，2007年10月18日初诊。患者反复胸闷胸痛3年余，休息后或服复方丹参滴丸、速效救心丸等药疼痛可缓解。曾就诊于某西医院，多次测血165/100 mmHg，心电图示ST-T改变，诊断为冠心病、高血压，予氨氯地平等药降血压治疗，但一直未能得到有效控制。10天前因劳累，患者再次出现左胸前区闷痛，持续10～20分钟，伴头痛眩晕，恶心欲吐，身体困重，口干，体胖，大便干结，舌质红、苔黄腻，脉弦滑。血压166/98 mmHg。中医诊断：胸痹心痛；眩晕。辨证：肝风内动、风痰阻络证。治法：潜阳息风，祛痰通络。处方：天麻（超微饮片2袋），钩藤（超微饮片2袋），珍珠母10克，紫桑椹15克，菊花12克，半夏15克，胆南星12克，石菖蒲10克，白术10克，川芎10克，赤芍15克，甘草3克。共7剂，每日1剂,水煎煮,分2次温服。

二诊(2007年10月25日):诉近1周来夜间未发作心前区疼痛,但仍感胸闷不适,头晕胀痛改善,心烦心悸,口干而喜饮,舌质红,苔少,脉弦细。血压150/90 mmHg。继以降压息风化痰兼养阴清热。

处方:天麻(超微饮片2袋),钩藤(超微饮片2袋),桑椹15克,法半夏10克,川芎10克,赤芍15克,生地10克,竹茹10克,枣仁15克,茯苓10克,甘草5克。共10剂,每日1剂,水煎煮,分2次温服。

三诊(2007年11月5日):诉近10天来心前区未发作闷痛,头晕明显好转,舌质红,苔薄白,脉细稍弦。血压142/86 mmHg。继以上方加白参10克,共14剂,每日1剂。服药14剂后复查心电图基本正常,随访约半年未复发。

按:该病案临证表现以胸闷胸痛、头晕不适、心烦心悸、身体困重、口干、体胖、舌质红、苔黄腻、脉弦等为特点,辨证属肝风内动、风痰阻络。方中以钩藤、珍珠母平肝潜阳息风,菊花清肝息风,而以天麻理虚风而平肝,紫桑椹缓肝养肝肾之阴;并以半夏、胆南星以宽胸化痰,伍白术健脾燥湿治生痰之本;佐川芎、赤芍活血行气止痛,共奏平肝息风、化痰通络之功;复诊时心烦、心悸、口干、脉弦细为阴虚郁热,故佐以生地、竹茹、枣仁等养阴清热之品。三诊时佐白参以益气健脾、理气化痰,标本同治,取得满意疗效。

(吴玉婷　周迎春)

【参考文献】

[1] 张少泉,黄政德,谢雪姣.郭振球论治冠心病经验[J].湖南中医杂志,2015,31(4):20-21.

唐蜀华以"滋阴清热活血法"治疗冠心病

【医家简介】

唐蜀华（1941—），江苏常州人，江苏省中医院主任医师、教授、博士研究生导师，第四、第五、第六批全国名老中医药专家学术经验继承工作指导老师。师承国医大师周仲瑛教授，从医50余年，医术精湛，享受国务院政府特殊津贴专家，全国名老中医，曾担任江苏省中医院院长。

【诊疗思路】

唐蜀华教授认为冠心病的发生发展与"虚、瘀、热"关系密切，并指出"阴虚瘀热"是冠心病的重要病机，认为虚以阴虚为主，实以瘀热多见。阴虚而脉络瘀阻后，壅瘀生热化毒为害，推动了冠心病的病情发展，治疗时注重滋阴、活血、清热、解毒。及时清解热毒，既可清除疾病之因，又可治疗疾病之果，使瘀化络通、热解毒去而病可愈，对动脉粥样硬化的治疗具有重要意义。

治疗冠心病的目的在于改善患者的症状，提高患者的生活质量，减少西药的用量和毒副作用，改善患者的预后。唐蜀华教授结合现代医学检查结果进行辨证论治，在治疗上注重滋阴清热活血疗法，在临证中根据患者相兼症状酌情配伍益气、温阳、理气、化痰、行气、止痛、散寒的中药，以求标本兼治之效。

唐蜀华教授在冠心病用药上，以滋阴清热活血为主，辅以辨证选药，极大地改善了冠心病患者的生活质量，明显缓解了患者的临床症状，丰富了中医药治疗冠心病的理论基础。

【治疗方法】

唐蜀华教授治疗冠心病采用的加减黄芪生脉饮，是从生脉散演变而来，由黄芪、党参、麦冬、五味子组成。现代药理证实，黄芪具有明确的强心作用，对心肌缺血、缺血/再灌注损伤均具有明显的保护作用。黄芪总提物及黄芪有效成分可以通过调节心肌能量代谢过程中的关键酶类、能量代谢相关转运体以及能量产生 / 储存相关因素，从而纠正心力衰竭时心肌能量底物选择和利用等力能学过程的紊乱，并最终改善心力衰竭心肌的机械收缩力学性能。党参能改善内、外源性脂质代谢紊乱，从而可有效地预防高脂血症及动脉粥样硬化。麦冬有抗心律失常和扩张外周血管的作用，麦冬、五味子有提高耐缺氧能力的作用。

【治疗绝技】

芦黄颗粒为其经验方，由何首乌、黄精、姜黄、红花、虎杖、漏芦组成。临床和实验研究证明芦黄颗粒可以降低总胆固醇、三酰甘油、低密度脂蛋白胆固醇水平，升高高密度脂蛋白胆固醇；可以增加冠脉血流量，改善心肌缺氧；可以减轻血清的炎症反应，使血清高敏 C- 反应蛋白水平表达下降，减少内膜面隆突斑块形成。

【医案】

患者，女，77 岁，2011 年 4 月 21 日初诊。患者发作性胸闷 8 年。2003 年行 PCI 术，于左回旋支植入支架 1 枚。2006 年始活动后胸闷，含服硝酸甘油后可缓解。刻诊：患者时有胸闷，咽部不适感，心悸，夜寐欠安，易醒，梦多，纳食一般，大便每日 1 ～ 3 次，尚成形，舌质红、苔薄白、脉细弦结。有高血压病史，目前服用氢氯噻嗪片、美托洛尔片、氯沙坦钾片降压，血压控制在 160 ～ 140/90 mmHg，三酰甘油升高，糖耐量减退，心电图查频发房性期前收缩。中医诊断：胸痹心痛（气阴两虚，痰瘀痹阻）。西医诊断：冠心病心绞痛，高血压。病机：心脾气阴不足，痰瘀内结，心脉不畅。治法：益气养阴，活血化瘀。方用血府逐瘀汤合黄芪生脉饮加减。处方：紫丹参 15 克，川芎 10 克，红花 10 克，炒枳壳 10 克，广郁金 10 克，甘松 10 克，生黄芪 15 克，炙黄精 15 克，太子参 15 克，麦门冬 10 克，五味子 6 克，葛根 10 克，炒白术 10 克。常法煎服。

二诊：2 周后，患者胸闷心慌减轻，活动后稍感不适，轻度气短，夜寐稍有改善，舌苔前半少露质，舌淡红，脉细缓，时有结代。仍从心脾气阴不足，痰瘀内结治之。前方酌加养心安神之品炒枣仁、炒延胡索。经调治两个月，患者胸闷、心悸基本消除，每日能寐 6 小时左右，血压控制于 140/80 mmHg 左右，动态心电图查期前收缩趋于减少。

按：患者为老年女性，曾行 PCI 术，于左回旋支植入支架 1 枚，诊断清楚，病史明确，主因发作性胸闷 8 年就诊。心脉痹阻、气滞血瘀，故见胸闷；心手少阴之脉"其支者，从心系上挟咽"，故发病时见咽部不适；心血不足、心脉失养，故见心悸，失眠多梦；气阴不足，故见舌质红，脉细弦结。整体辨证为气阴两虚、痰瘀痹阻之胸痹心痛，其病机根本为心脉不畅，此外存在气阴不足、痰瘀内结，治则为益气养阴、活血化瘀，方用血府逐瘀汤合黄芪生脉饮加减。处方中紫丹参、川芎、红花、炒枳壳、广郁金、甘松行气活血；生黄芪、炙黄精、太子参、麦门冬、五味子益气养阴；再以葛根、炒白术升阳健脾。二诊时胸闷心慌减轻，睡眠改善，继服前方，酌加炒枣仁养心安神、补益心血，炒延胡索活血散瘀、行气通脉，继续调治，症状改善，血压平稳，取得良好效果。

（赵金伟　李飞泽）

【参考文献】

［1］严冬，钱玉良，唐蜀华.唐蜀华教授化瘀十法在心系疾病中的运用——随师待诊心得 [J].中国中西医结合杂志，2014，34（12）：1517-1519.

［2］周江，唐蜀华.唐蜀华教授学术思想及临床经验撷菁 [D].南京：南京中医药大学，2011：4-13.

［3］范群丽.唐蜀华辨治冠心病的临床思路 [J].江苏中医药，2015，47（9）：14-16.

［4］范群丽，赵东杰，刘福明.唐蜀华教授治疗心血管疑难病症举隅 [J].四川中医，2002，20（8）：5-6.

［5］刘春玲.唐蜀华治疗慢性心力衰竭经验 [J].辽宁中医杂志，2011，38（7）：1291-1292.

黄永生"先天伏寒"病因理论治疗冠心病

【医家简介】

黄永生（1942—），长春中医药大学终身教授，国家二级教授，博士研究生导师，吉林省名医，全国老中医药专家学术经验继承工作指导老师，省重点学科中医内科学学科学术带头人，国家中医药管理局重点专科心血管内科学术带头人。

【诊疗思路】

黄老发现相当一部分冠心病心绞痛患者存在顽固性足凉或手足凉症状，追问病史发现这些患者在漫长的病程中都存在着相似的规律性。基于任继学教授的伏邪理论，提出"男女媾精，阳气不足，寒伏于内"假说，即"先天伏寒"病因学说。

该证候的本质乃脾肾气虚、寒伏于内。随着年龄增长，伏寒逐步损伤阳气。先天伏寒为病，邪存虚处，日久使气滞、血瘀、痰浊、水饮等后天致病邪气逐渐产生，从而形成疾病在先天伏寒的共性中存在不同的个性。先天伏寒证的辨证要点：足凉或手足凉，疲乏，口干，心烦，善太息，舌淡隐青，有齿痕，脉沉，其中足凉或手足凉最为关键。

1."先天伏寒"证的诊断依据

（1）主症：胸痛，胸闷。

（2）次症：足凉或手足凉，疲乏，善太息，口干，心烦，气短，背痛，胃痛或胀，恶冷喜热食，纳差，失眠。

（3）舌脉：舌淡隐青或舌尖红体暗，苔薄白，脉沉弱或沉弦细弱。

（4）病史：女性患者从月经来潮（14岁左右）即有痛经，足凉或手足凉，男性患者从二八（即16岁左右）出现足凉或手足凉，少腹疼痛或遗尿。至35岁（女）或40岁（男）前，即出现胃疼、胃胀、纳呆、恶冷食，或泛酸、嗳气。至49岁（女）或64岁（男）前即出现心痛症状。

2.诊断

主症、病史必备，次症兼具2项以上，结合舌象、脉象，即可诊断。

以上患者均排除急性冠脉综合征、心绞痛近 1 个月有发作，以及其他心脏疾病、重度神经官能症、更年期综合征、颈椎病所致胸痛者。

黄老认为伏寒为寒邪先身而成，藏匿于人体肾之虚处，逾时而发。伏寒为阴邪，在漫长的病程中，逐渐损伤人体肾阳，而肾阳为五脏阳气的根本，故肾阳虚衰势必影响人体阳气的生成。因此，治疗上，以温补脾肾之阳为主，兼顾补益中气。对先天伏寒患者的治疗，最为关键的是解决足凉，足凉一除，诸症皆愈；存在于体内的先天伏寒之邪是病理变化的关键，所谓治病求本，此处的本即为伏寒，故伏寒一次不除，病必一日不愈。

【治疗方法】

黄老治疗冠心病经验如下。

第一类核心处方主要是生地黄、熟地黄、山茱萸、山药、枸杞子、茯苓、枳壳、青皮。此方治疗阴虚气滞夹瘀型的胸痹心痛病。

第二类核心处方主要是茵陈、石菖蒲、郁金、泽泻、竹茹、黄连。治疗过程中加入丹参活血化瘀，砂仁醒脾开窍燥湿，配伍具有行气活血功效的三七、檀香，清热燥湿之黄连，共起活血化瘀、行气消痰之功，用此方治疗痰瘀互结型胸痹心痛病。

第三类核心处方即是伏寒方（见下），此方温阳益气，辛开苦降，调整阴阳，常用于气（阳）虚气滞、寒热错杂型的胸痹心痛病。瘀血重者加丹参、降香或檀香、泽兰、三七、蝉蜕、水蛭、僵蚕；眠差加磁石、炒枣仁；阳虚重加附子。也有研究表明，伏寒方在神经、内分泌、免疫及糖脂代谢学方面作用明显。

【治疗绝技】

黄老根据"先天伏寒"的病因理论，创立了补阳益气、辛开苦降、疏肝理气、调整阴阳的治法，组成了伏寒方以治疗"气虚（阳）气滞、寒热错杂"证。

方药：仙茅 10 克，巴戟天 10 克，砂仁 10 克，当归 10 克，知母 10 克，黄柏 10 克，黄芪 30 克，淫羊藿 15 克，白术 15 克，枳壳 10 克，青皮 10 克，清半夏 7.5 克。

方解：淫羊藿、仙茅、巴戟天补脾肾之阳，肾阳充则五脏之阳得生，黄芪、白术补气健脾，补益中气，补益气血生化之源，使中气充足；当归辛甘，补血活血，与黄芪相配，可助其益气健脾之效；清半夏辛温发散、醒脾开胃，主开主降，畅达气机升降之路，使肺气宣降，阴火下行畅达无阻而有辛开之效；知母、黄柏苦寒而降，引阳归阴，为反佐法，二药盐炒入肾经，甘苦合化，既可降火又可滋阴，苦燥而不伤阴，苦寒反佐以降上浮之虚阳（阴火）而具有苦降之效，使壮火归位，恢复少火生气之功，少火温土而脾气生化无穷。砂仁理气温中助半夏以疏泄气机，醒脾开胃，使气虚得补、气滞得疏、气道通畅。枳壳理气而不伤气，合青皮理气行滞而止痛。

（庞天霄　高　静　李　越　庞　敏）

【参考文献】

［1］姜丽红，李俊，魏岩．黄永生治疗冠心病用药规律研究 [J]. 中国中医基础医学杂志，2017，23（10）：1405-1407.

［2］朱星，黄永生．黄永生教授伏寒方临床运用经验 [J]. 时珍国医国药，2017，28（6）：1476-1477.

［3］李俊．名老中医黄永生教授治疗冠心病的用药规律研究 [D]. 长春：长春中医药大学，2017.

［4］田宇丹，张敏．黄永生教授应用"先天伏寒"病因理论治疗冠心病学术思想解析 [J]. 中国中医药现代远程教育，2015，13（12）：30-32.

［5］黄永生，郭家娟，崔英子．冠心病从"先天伏寒"病因论治的临床研究 [C]// 中华中医药学会心病分会．中华中医药学会心病分会第十一届学术年会论文精选．北京：中华中医药学会，2009：27-33.

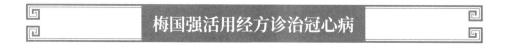

梅国强活用经方诊治冠心病

【医家简介】

梅国强（1932—），男，湖北武汉人，湖北中医药大学教授，博士研究生导师，全国知名的伤寒学家，第三批全国老中医药专家学术经验继承工作指导老师，湖北省中医名师。师从李培生、洪子云等中医大家。梅国强教授致力于《伤寒论》研究五十余年，理论修养深厚，临床造诣亦精。其在临床中以六经辨证为主，结合卫气营血及三焦辨证，灵活运用经方，疗效显著。在治疗心血管疾病，如慢性充血性心力衰竭、冠心病等方面，尤有独到之处。被授予"全国中医药杰出贡献奖"称号。

【诊疗思路】

梅教授治疗冠心病的特色体现在涤痰化湿参机用、调气理血贯始终、养心调肝重脾肾几个方面。

冠心病之发生，非单气滞血瘀所为，亦有痰浊湿邪作祟，尤其是无形之痰、不明之湿，每被临证者遗漏。固然痰湿盛者，常体胖而多痰，苔腻而脉滑；痰湿乃阴凝之邪，其性黏滞胶着，与瘀血相并，实难化解，每致其病缠绵不愈。故治疗过程中于化痰（湿）之中，兼用益气、行气、活血、养阴等方法。

冠心病之发生，诚为气、血、脉三者功能失调之综合反应。气者指元气具体促进心功能之作用，亦指肝疏泄之气以调节心功能；血者，心行之血与肝藏之血；经脉者，气血循环之路径。气、血、经脉三位一体，生理上协同一致，病理上互相影响。气病则气滞（气虚），气滞（气虚）则易致血瘀，血瘀则冠脉壅塞不通，血不营心而反为害矣。故气滞（气虚）血瘀乃本病发生之基本病理环节。

冠心病虽病位在胸，与肝、脾、肾关系至密。肝藏血而主疏泄，佐心血运行及调节；脾统血而主运化，为心主化血之源泉；肾主藏精而有精血互生之妙。冠心病多以本虚标实为主，气虚多心脾相兼，血虚多心肝脾俱受其累，阴虚多心肝肾互见，阳虚多心肾相连，标实又夹痰湿或瘀血等。

【治疗方法】

1.利湿化痰、活血化瘀

梅教授常谓百病皆由痰作祟，但每兼瘀血阻滞之象。梅老常用专而效强之药，法夏、陈皮、竹如（或竹沥）、天竺黄、制胆星、全瓜蒌之属当为首用，其小陷胸、温胆、涤痰诸方则应心得手；化湿当芳化与清利并施，或藿香、佩兰之属，或滑石、薏苡仁之类，甚者茯苓、金钱草之品。梅教授用药，常辛开苦降，寒温联用，如干姜与黄芩、法半夏与黄连、竹茹与南星、草果与知母等，取其相反相成之意。

2.温清并施，补虚攻实

梅教授认为，若一味清热化痰，则益虚其真阳，若专于温阳利水，则痰热更重，必须温清并用，补虚攻实。梅教授常采用制附片、赤白芍、焦术、生姜、胡桃仁、白果肉、苏子、炙麻黄、杏仁、泽泻、生蒲黄、五灵脂、黄芩、益母草、茯苓等药物治疗。

3. 调理气血，标本兼顾

梅教授认为气滞（气虚）血瘀乃本病发生之基本病理环节。行气，轻以柴胡、香附、玄胡、陈皮、川楝子等为主；重以枳实、青皮、降香等为要。补气，以黄芪、焦术、红参（或晒参、党参、太子参）等为主。活血，轻以赤芍、川芎、郁金、丹参、归尾、益母草等为代表；重以桃仁、红花、生蒲黄、五灵脂等为主药。通脉者，地龙、橘络、丝瓜络、鸡血藤等为首。择药之时，梅教授十分强调运用气中血药（如香附、玄胡、川楝子等）、血中气药（如川芎、郁金等）与活血养血药（如丹参、当归、鸡血藤等）等具有双重效应之品，如是则方简而效捷。

【医案】

患者，男，76 岁，2009 年 4 月初诊。有冠心病及高血压病史数十年，症见心悸、胸闷、胸痛，动则气短，下肢水肿，睡眠尚可，饮食及二便正常，血压 180/60 mmHg，脉结代，舌质淡、苔白厚腻。患者舌苔白厚腻、舌质淡红，是无热象，而属水湿偏盛，凝聚成痰，以致痰浊瘀血互结，阻滞心之脉络，故出现以上诸症。治法：温化痰浊，活血化瘀，通络止痛。拟瓜蒌薤白半夏汤加减。处方：法半夏 10 克，瓜蒌 10 克，薤白 10 克，石菖蒲 10 克，远志 10 克，郁金 10 克，钩藤 30 克，茺蔚子 20 克，地龙 10 克，当归 10 克，川芎 10 克，土鳖虫 10 克，红花 10 克。7 剂。

二诊：服上方 7 剂后，患者心悸、胸痛消失，下肢水肿减轻，偶有胸闷、气短，血压基本恢复正常。

按：冠心病之病因病机较为复杂，梅教授认为此患者证属于痰瘀阻滞于胸，以胸痛为主，兼有胸闷、心悸、气短，且舌苔白厚腻，舌质淡红，常以小陷胸汤加味，药用法半夏、瓜蒌、配以石菖蒲、远志以化痰，以地龙、当归、川芎、土鳖虫、红花痰瘀同治。此患者舌苔白，舌质不红、不绛，而偏于正常或淡红者，是痰浊为主，热象不显，于前方中去黄连。

（黄　平　周迎春）

【参考文献】

［1］曾祥法，梅琼，梅国强 . 梅国强运用化痰活血法治疗冠心病经验 [J]. 中医杂志，2011，52（11）：912–913.

［2］吕文亮，刘松林，万莹，等 . 梅国强教授临证治疗冠心病稳定型心绞痛思辨特点 [J]. 中华中医药杂志，2012，27（11）：2866–2868.

［3］吕文亮，刘松林 . 梅国强辨治心系疾病经验述要 [J]. 光明中医，2004，19（3）：27.

［4］刘松林，黄玉贝，张仕玉，等 . 梅国强教授运用六经辨证治疗心系疾病的经验 [C]// 全国第二十次仲景学说学术年会论文集 . 北京：中华中医药学会，2012.

韩明向辨治冠心病经验

【医家简介】

韩明向（1940—），国家级名老中医，安徽中医药大学教授，第二、第四、第五批全国老中医药专家学术经验继承工作指导老师，安徽省首届国医名师，北京中医药大学博士研究生导师，香港大学荣誉教授，在中医领域辛勤耕耘已逾六十载，在中医药防治内科疾病方面积累了丰富的临床经验。

【诊疗思路】

（1）韩老认为肾精亏损，不能上奉（滋润、温养）于心，心脉失养，过食肥甘，损脾生湿蕴痰，痰阻心脉是冠心病发病的主要内在因素。冠心病患者发作前多有明显的诱因，或因劳倦过度，或是寒邪外袭，或由七情内伤，或为暴饮暴食。若系无明显诱因而发者，多属素体气血虚弱，脏气亏损，所谓"责其极虚"是也。发作起于夜深人静之时者，预后欠佳。

（2）临证之际，不但要重视引起心痛的主要病机，而且要分析心与其他脏腑的关系，对累及相关脏腑的病因、病位和病性做出综合判断，密切注意"证"的变化。肾为先天之本，主一身之阴阳，肾气不足，肾精亏损，不足以滋养经脉，心气内虚，血行不畅，瘀阻心脉而痛。过食肥甘，损伤脾胃，一方面气血化源不足，无以奉心化赤，心脉失养；另一方面精不化气而变生痰浊，上逆胸中，痹阻心脉。肝失疏泄，气滞血凝，心脉痹阻出现胸憋心痛。

应着重调节累及相关脏腑的气血功能，纠正由气、血、虚、痰、瘀等导致的盛衰变化，调整机体阴阳偏颇使之达到新的平衡。

（3）冠心病的主要病机是气虚血瘀。气虚为本，以心气虚为主，可兼肺、脾、肾之气虚或气阴两虚；血瘀是标，多由气虚致瘀，亦有阴虚、气滞、痰浊、寒凝致瘀者。益气祛瘀之法必须择时而用，不可拘泥。既要重视整体观念，脏腑相关，又强调治病求本，灵活用药，做到有是证，用是药，药虽平淡，实建奇功。因此，治疗时应根据证的不同抓住主要矛盾，切中病机、兼顾脏腑、灵活用药，方能收到预期疗效。

【治疗方法】

1. 益气祛瘀、贵在治本

气虚血瘀是冠心病的主要病机，肾为先天之本，主一身之阴阳，老年脏器亏损，肾气不足，肾精亏虚，不能滋养经脉，日久影响心之包络，心气内虚，血行不畅，瘀阻心脉而痛。据此提出益气祛瘀是治疗冠心病的根本方法，法宜益气祛瘀，养血通脉。常用炙黄芪、丹参、川芎、红花、当归、桂枝等，酌加金铃子散、丹参饮。

2. 兼顾脏腑、标本同疗

临证治疗时切不可只治心，也不能囿于益气祛瘀。患者亦可出现阴虚、阳虚、寒凝、痰热等不同的病理改变，临诊时或以生脉散益气养阴，益气药应从小量开始，逐渐增加，切勿过早过量使用，否则助热生火，同时需加甘寒养阴之品，以防伤阴之弊；或以瓜蒌薤白半夏汤、苓桂术甘汤等导滞祛痰，或以真武汤、肾气丸振奋心阳，温阳散寒。

【医案】

患者，女，65 岁，2014 年 4 月 30 日初诊。发作性胸骨后胸闷胸痛 3 年余，加重 1 个月，每日发作 1 ～ 2 次，每次持续 2 ～ 3 分钟，多劳累或情志不遂时发病，伴有神疲乏力，畏寒自汗，纳呆，舌淡、苔薄，舌下静脉增粗扭曲，脉细涩。有甲状腺功能减退病史 6 年。心电图示 ST-T 波心肌缺血性改变，心动过缓。诊断：胸痹心痛。辨证：气虚血瘀，心脉痹阻。治法：益气养血，活血化瘀。予以益气逐瘀汤加减。处方：柴胡 10 克，枳壳 10 克，赤芍 10 克，桃仁 10 克，红花 6 克，生地黄 20 克，川芎 10 克，瓜蒌皮 10 克，生晒参 5 克，麦冬 15 克，白术 10 克，茯苓 10 克，陈皮 15 克，黄芪 20 克，山楂 20 克，麦芽 20 克，炙甘草 8 克。每日 1 剂，煎煮 2 次取汁，早晚 2 次分服，饭后 1 小时服用。

二诊：服药 7 剂后，胸闷胸痛明显减轻，1 周发作 2～3 次，每次持续 1 分钟左右，神疲乏力改善，时有心悸，舌淡，苔薄，脉沉涩。守方去瓜蒌皮、麦芽、陈皮、茯苓，加桂枝 10 克，甘松 10 克，继服 1 周后，胸闷胸痛未发作，心悸偶发，守方出入 14 剂。以巩固疗效。

按：本案患者体虚久病入络，气血虚与瘀同在，标本兼治，用益气逐瘀汤，一方面去病理产物之瘀血，以通血脉；另一方面以补气推动血行，使瘀血散而气血畅，通则不痛。瘀血重者，疼痛剧烈，可加活血行气化瘀之三七粉、乳香、没药、延胡索、降香等；气虚自汗重者，合玉屏风散以益气固表；夹痰夹湿者，加藿香、佩兰等芳香化湿，苍术、厚朴等燥湿化痰；伴见阳虚证、畏寒肢冷者，可加细辛、桂枝、肉桂、高良姜等温通之品。

（康法宝　郑萍红　李飞泽）

【参考文献】

［1］许成群.韩明向老师诊治冠心病的经验 [J].云南中医学院学报，1993，16（3）：21–23.
［2］刘丹丽，许李娜，纪娟，等.韩明向应用益气逐瘀汤加减治疗胸痹心痛经验 [J].中国中医药信息杂志，2016，23（6）：105–106.

程志清"疏肝气、通胸阳"辨治冠心病

【医家简介】

程志清（1947—），女，主任中医师，浙江中医药大学教授、博士研究生导师。浙江省名中医，全国中西医结合学会循证医学专业委员会委员，浙江省中西医结合学会养生与康复专业委员会主任委员，浙江省中西医结合学会心血管专业委员会副主任委员，主要从事中医药防治心血管病研究。先后师从国家级名老中医杨继荪、陆芷青教授。获省政府科技进步奖 5 项。

【诊疗思路】

程志清教授认为心与肝关系密切，倡导"治心必调肝，肝气通则心气和"。根据中医五行相生理论，肝木为母，心火为子，母子相生为安，但母病日久亦常累及其子，形成母子同病，《灵枢·厥病》有"厥心痛，色苍苍如死状，终日不得太息，肝心痛也"的记载。在诊治冠心病时，程志清教授强调"心病病虽在心，但与肝相关"，认为肝之功能失调是导致"胸痹心痛"的重要病因之一，究其机制，心肝在血液和神志方面紧密关联。根据中医理论，心主血，肝藏血。心气旺，心血充，脉道利，则血液运行正常。肝脏体阴而用阳，心血充足则肝体得养，相火得制，其疏泄功能方可正常。肝主疏泄，调一身之气，气为血之帅，肝气疏泄功能正常，则有利于血液的正常运行，亦使得心有所养。《血证论》曰："以肝属木，木气冲和条达，不致遏郁，则血脉通畅。"《薛氏医案》述："肝气通心气和，肝气滞则心气乏。"此外，肝主疏泄，调畅情志。情志条达则利于"心主血脉"和"心主神志"，反之则如《临证指南医案·郁证》所云："情怀失畅，肝脾气血多郁。"

程志清教授认为，肝为心之母，二脏以经脉相连，故肝病可及心。如果肝气长期郁而不疏，则会形成多种病理产物，如湿浊、痰饮、瘀血等，后者进而痹阻心脉，导致胸痹心痛之病。程志清教授在临证时非常重视疏肝解郁之法，认为胸痹病虽在心，然母子相连，肝气往往不得疏泄，肝郁气滞则会进一步阻碍"心主血脉"，最终形成恶性循环。

【治疗方法】

程志清教授在治疗冠心病时注重疏肝、养心、祛瘀、化痰，疏通胸阳之本，在辨证治疗冠心病的遣方用药上独具特色。

1. 注重疏肝理气

治疗冠心病用药常选柴胡、赤芍、炒枳壳，取"四逆散"之意，并将枳实换作枳壳，因枳壳性缓而治高，高者主气，治在胸膈，而枳实性速而治下，下者主血，治在心腹。若肝阳上亢者，则加用天麻、钩藤、石决明及珍珠母之类镇潜肝阳；若肝阳化火者，则多配以黄芩、夏枯草清泻肝火，川牛膝、茺蔚子引火下行。

2. 常用通阳宣痹之法

"胸痹心痛"之病根在于胸阳亏虚或内郁，通阳是前提，宣痹是目的，阳气一舒，则浊阴自散，故疏通胸阳是治疗胸痹心痛之大法，而疏肝、祛湿、化痰、散瘀之法皆为疏通胸阳而立。治疗当"虚则补之，郁则发之"，祛湿、化痰及散瘀皆为解"郁"之法。遣方用药时，程教授善用瓜蒌、薤白之类以通胸阳散郁结，取"瓜蒌薤白汤"及"瓜蒌薤白半夏汤"之意。痰湿重者，常加用法半夏、陈皮、天竺黄及胆南星等以祛湿化痰；瘀血者，加丹参、降香以行气化瘀，瘀血重且胸痛不适者，加用三七、延胡索、毛冬青及鬼箭羽等活血化瘀。治疗时，也常同时配以红景天健脾宣肺以舒展胸阳。

3. 善用对药，中西互参，兼顾药理

柴胡配赤芍，前者辛散疏肝用，后者既可养血敛阴，又能活血化瘀，两者相伍更合胸痹心痛之血瘀证。丹参与降香相伍，丹参入心经而破瘀，降香入血分而下降，二者合用，辛香芳窜，可达活血化瘀和通经活络之功。葛根与怀牛膝相配，葛根解肌之时可助清阳上升，怀牛膝补肝肾之时又防葛根升阳太过，一升一降，对于高血压伴发头晕的患者可以避免血压增高。此外，郁金与香附配伍，行气解郁之力增强，气行则血行，二者亦为治疗冠心病的常用对药。程志清教授在辨证用药的基础上兼顾药理。如鬼箭羽与血竭有扩张冠状动脉及降低血糖的作用，常用于冠心病合并糖尿病血瘀证。绞股蓝用于肥胖患者以加强化痰降脂之力，其意借鉴西医降脂稳定冠状动脉斑块之理等。

【医案】

患者，女，69岁，2015年5月5日初诊。患者近1个月来胸闷作痛，入夜尤甚，难以入睡，伴乏力，口干，精神淡漠，善太息；空腹血糖12～13 mmol/L，舌红、苔薄，舌根苔腻，舌下脉络瘀紫，脉弦细。患者有2型糖尿病及高血压病史10余年，脂肪肝及冠心病病史6年余，多次冠脉支架手术。诊断：胸痹心痛（痰瘀互结型）。治法：宣痹通阳，化痰祛瘀，佐以疏肝益气养阴。处方：瓜蒌皮12克，薤白9克，法半夏9克，醋柴胡10克，赤芍12克，炒枳壳12克，制元胡15克，红景天12克，制乳香6克，灯盏花12克，太子参15克，麦冬12克，五味子5克，三七粉3克（冲服），全蝎1克（打粉冲服），血竭1克（打粉冲服）。

二诊：上方服用1周后，胸闷胸痛明显减轻，舌根部苔仍腻，改法半夏为竹沥半夏，守方治疗3周。

三诊：再次复诊时患者胸闷症情消失，但夜间仍时感胸痛，舌质红苔薄脉细弦，遂去竹沥半夏，加用鬼箭羽 12 克、绞股蓝 15 克。维持治疗 3 周后，患者夜间胸部闷痛症情明显改善，偶感头晕及腰酸，舌质淡、苔薄，脉细，加用葛根、怀牛膝各 15 克。

随访：后患者中药汤剂间断服用，至今病情稳定。因害怕再次行手术支架，至今不愿到医院行冠状动脉造影检查。

按：患者老年女性，胸闷作痛 1 个月，2 型糖尿病及高血压病史 10 余年，脂肪肝及冠心病史 6 年余，多次冠脉支架手术。冠心病病史明确，冠脉支架手术术后仍见胸闷、胸痛反复发作，初诊及二诊均见舌根苔腻，考虑不仅存在血瘀，还夹杂痰湿。程志清教授选用经方瓜蒌薤白半夏汤加减治疗，法半夏燥湿化痰，降逆散结；配以薤白豁痰通阳，理气宽胸，共奏行气解郁、通阳散结、祛痰宽胸之功。针对该患者，在瓜蒌薤白半夏汤基础上加醋柴胡、赤芍、炒枳壳、制元胡、红景天、制乳香、灯盏花、三七粉、全蝎、血竭等疏肝、行气、活血之品，达到化瘀之效；同时配伍太子参、麦冬、五味子等益气养阴之品，起到扶正之功。应注意的是，三七粉、全蝎粉、血竭粉冲服，达到强力化瘀通经之效。二诊舌象仍有痰湿象，为增强祛痰之效，将法半夏换作竹沥半夏。三诊患者夜间仍偶感胸痛，加用鬼箭羽破血通经。患者颈椎病史见头晕、腰酸，考虑阳气不升、肝肾不足，故加葛根升阳、怀牛膝补肝肾。辨证准确，以疏肝来化瘀，以活血来通阳，取得良好效果。

（陈　琳　李飞泽）

【参考文献】

［1］石占利.程志清"疏肝气通胸阳"辨治冠心病经验探析 [J].浙江中医药大学学报，2017，41（1）：38-41.

［2］黄平，程志清.程志清从脏腑相关辨治心悸经验 [J].浙江中西医结合杂志，2010，20（2）：73-75.

［3］刘强.程志清教授诊治冠心病心绞痛临证经验述要 [J].浙江中医药大学学报，2014，38（12）：1407-1409.

［4］张娟，余昱，陈爱萍.程志清教授治疗冠心病经验拾萃 [J].浙江中医药大学学报，2012，36（7）：773-774，786.

［5］孔利君.程志清运用心胃同治法治疗胸痹经验总结 [J].中国民间疗法，2019，27（11）：2-3.

雷忠义从"痰瘀毒风理论"调治冠心病

【医家简介】

雷忠义（1934—），陕西省中医药研究院（陕西省中医医院）心内科主任医师，博士研究生导师，全国老中医药专家学术经验继承工作指导老师，第三届国医大师。他提出胸痹从痰瘀毒风论治的观点，擅长诊治冠心病、高血压、心律失常等心血管病，并在开发新药、应用草药羊红膻等方面均有建树。其研制的国家级新药"丹蒌片"、地标产品"舒心宁片"，分获省卫生科技成果二等奖。

【诊疗思路】

胸痹心痛病痰瘀毒风互结理论体系认为，胸痹心痛、心力衰竭、心悸的发生不仅有痰，而且有瘀，痰瘀互结，日久可化热成毒，进而痰瘀毒互结，日久可以发生"风"变，导致热极生风，或可以耗伤气阴，阴虚生风。

【治疗方法】

1. 痰瘀互结论

《金匮要略》提出"阳微阴弦"，即"胸痹而痛"，治以瓜蒌薤白汤等化痰宣痹通阳效方，创"痰"论之先河。宋《太平圣惠方》有"胸痹疼痛、痰逆于胸、心膈不利"的描述，均为"痰"论的发展。《素问·痹论》曰"心痹者，脉不通"，《素问·阴阳应象大论》曰"血实者宜决之"，创立活血化瘀治法。《肘后备急方》多次用活血化瘀药治疗卒心痛。清代王清任《医林改错》记载："突然胸痛，前方皆不应，用血府逐瘀汤一副痛立止。"唐容川《血证论》中记载："心病血急宜去瘀为要。"应用归芎失笑散去瘀论治。痰瘀互结的认识出现在清《继自堂医案》中，其文曰："此病不惟痰浊，且有瘀血交阻膈间，方用全瓜蒌、薤白、旋覆花、桃仁、红花、瓦楞子、玄胡末、合二陈汤。"实为痰瘀互结论的雏形，结合今人的生活水平和生活习惯，普遍营养过剩而少运动、形体肥胖而多痰多瘀，提出痰瘀论。

2.痰瘀毒互结论

《诸病源候论》曰："邪迫肺，气不得宣畅，壅瘀生热，故心如悬而急，烦懊痛也。"近年来，随着临床实践的不断深入，发现部分患者临床表现为：胸闷痛伴有烧灼感，心烦，易怒，头晕，少寐，大便干结，舌红苔腻，脉滑等，不是单纯的痰瘀互结证，可兼见较明显热象。治疗给予化痰宣痹、活血化瘀，虽然有效但多不尽如人意。雷先生总结，此热非外感，必是内伤，痰瘀互结日久，生热化毒，郁热毒邪内伏营卫，热痈肉腐，血脉粥样糜烂，形成痰瘀与热毒互为因果的恶性循环，促进了胸痹心痛病的恶化，提出胸痹痰瘀毒互结证理论。

3.痰瘀毒风论

痰瘀互结证，日久化热成毒生风，有风性善行而数变的特点。痰瘀毒互结，既可以阻碍气机，气机不畅而逆乱，热极生风，也可因痰瘀毒本身耗气伤阴，阴虚而生风，在心神不宁的情况下，心神不定，惊悸不安，脉动促结代，表现为胸痹心痛病之胸痛、胸闷，也有心悸、怔忡、乏力、气短、恶风、多汗等症状。痰瘀毒风互结，风行内动，心神不安，虚实夹杂。

【治疗绝技】

（1）从痰瘀论治：宗《继自堂医案》之法，先用全瓜蒌、薤白、旋覆花、桃仁、红花、瓦楞子、玄胡末合二陈汤。

（2）从痰瘀毒论治：痰瘀毒的辨证要点为：胸闷痛，有烧灼感，心烦，易怒，头晕，少寐，五心烦热，大便干结，小便黄或黄浊，舌暗红，苔黄腻，脉弦滑或涩。治以涤痰化浊，活血化瘀，清热解毒。赤芍、丹皮、丹参、瓜蒌皮、红曲、黄连、黄芪（丹曲胶囊，为院内制剂）。

（3）从痰瘀毒风论治：雷先生认为心律失常之快速心律失常和"风性善行数变"很相近。冠心病、风心病、心力衰竭、心电传导疾病、窦房结功能异常、心肌病、电解质紊乱、离子通道异常、内分泌疾病、神经体液因素、交感副交感失衡等疾病都会引起不同程度的心律失常。辨证要点是胸痛、胸闷、气短、心悸、怔忡，或见晕厥，或见恶风、自汗、发热、困倦、纳呆、乏力、口干、口渴、舌暗红，苔厚腻或有裂纹，脉弦细或细数结代。治以补益气阴、祛风宣痹或化痰行瘀、息风定悸。常于治疗胸痹方中加僵蚕、钩藤、甘松、徐长卿、水蛭、蛇床子、黄连、苦参、石菖蒲、远志、丹皮、赤芍等祛风之品。

【治疗绝技】

养心活血汤：人参 10 克，五味子 10 克，陈皮 10 克，麦冬 18 克，丹参 30 克，三七粉 3 克（冲）。主治气阴两虚、痰瘀互结证。用于冠心病、心绞痛、心律失常、心力衰竭、心肌炎、高血压等多种心脏疾病的气阴两虚、痰瘀内阻证，临床表现多为胸闷胸痛、失眠多梦、心烦纳差等。

（庞天霄　马跃海　吴希泽　庞　敏）

【参考文献】

［1］陈金锋，田心，侯杰军，等.雷忠义国医大师基于“痰瘀毒风”治疑难杂症 [J].陕西中医药大学学报，2020，43（1）：26-29.

［2］陈金锋，雷忠义，刘超峰，等.雷忠义教授“胸痹痰瘀毒风”理论体系探析 [J].陕西中医药大学学报，2018，41（6）：1-2，20.

［3］洪文旭.雷忠义治心病经验 [N].中国中医药报，2018-04-19（4）.

第二章 眩晕病（高血压）

王清海从"脉胀"论治高血压

【医家简介】

王清海（1945—），男，河南省唐河县人，广东省第二中医院副院长，广东省名中医，先后师从广东省国医大师邓铁涛教授和陕西省国医大师张学文教授。首届邓铁涛中医医学奖获得者，广州中医药大学博士研究生导师，享受国务院政府特殊津贴专家，第四、第五批全国名老中医药专家学术经验继承工作指导老师，第一批全国优秀中医临床人才。中国医师协会中西医结合高血压专家委员会常委，广东省中西医结合学会高血压专业委员会主任委员，广东省中医药学会心血管专业委员会副主任委员。获得省部级科研成果二、三等奖各 1 项，厅局级科研成果一、三等奖各 1 项。主编《高血压中西医结合研究与临床》《知名中医谈心脑血管保健》等 5 部著作。国内外首次提出"高血压属于中医脉胀"的创新理论，建立了高血压血脉辨证新方法。

【诊疗思路】

临床常常把高血压归之于眩晕、头痛之类，但有些高血压的症状不明显，这就导致难以归类。王清海先生认为在中西医学的认识上，高血压和脉胀可以是一致的。血压的形成靠心的推力、血管阻力及血液的质/量，动脉血管内的压力持续增高则形成高血压；而中医的血脉理论是指气血在心阳的推动下，在脉道内正常流动，也需要三个条件，即心气充足、脉道通利和血液充沛。《灵枢·胀论》中言"脉大坚以涩者，胀也"，简单说明了脉胀的特征，又在后面解释说"然后厥气在下，营卫留止，寒气逆上，真邪相攻，两气相搏，乃合为胀也"，指出脉胀是由营卫病变，气血无法正常运行，营卫气血留滞而造成的。所以，脉胀是以血液在脉中运行异常，使脉内压力增高，导致脉搏胀满为临床特征的疾病。因此，可以把血管比作脉道，血压增高则是脉搏胀满，高血压病也可以指脉胀。

治疗高血压病时，王清海先生根据血脉理论去治疗。《灵枢·胀论》曰："黄帝曰：夫气之令人胀也，在于血脉之中耶，脏腑之内乎？岐伯曰：三者皆存焉。"故脉胀的部位可以在血脉、在腑、在脏，其实胀在血脉是脉胀的基本病机，胀在脏腑是脉胀对脏腑的基本影响，和高血压病的表现相似，如"心胀者，烦心短气，卧不安"，这是血压增高引起的症状，合并心力衰竭时则表现为"肺胀者，虚满而喘咳"，若先有脉胀，再遇"大怒则形气绝，而血菀于上，使人薄厥"，则出现脑出血、脑梗死等症状。

胀在血脉指的是血脉自身的病变，还未影响到脏腑，常见证型有气虚、气滞、阴虚、血痰浊等，主要是由于虚、郁、瘀、痰导致血液的黏稠度发生改变，气血流通不畅，但脉道损伤并不明显，相当于高血压早期，没有明显的临床症状和其他并发症。胀在血脉又可分为在血和在脉，胀在血即表现为气血运行逆乱，相当于单纯的血压升高，需疏通气血，恢复血脉正常运行；胀在脉则表现为脉道损伤，阻遏气血运行，相当于动脉粥样硬化，常见证型有脉络绌急（动脉痉挛）、脉络痹阻（动脉内膜增厚）、痰浊附壁（斑块形成）或者血脉闭塞及出血等。血脉同病即是高血压合并动脉粥样硬化。

胀在脏腑指的是脉胀已经影响到了脏腑。胀在五脏，胀在心则致心脉瘀阻，发为心痛、胸闷、心悸等；胀在肝则致肝阳上亢，发为眩晕、头痛、目赤等；胀在肾致藏精不固，发为腰酸腰痛、夜尿增多、水肿等；胀在肺致肺气不利，发为气喘、气促等；胀在脾致运化失职，发为食少纳差、肌肉失养等。胀在腑，是指脑、髓、脉此三腑，胀在脑可引起头胀、失眠，甚至言语不利、半身不遂等；胀在髓可致迟钝、健忘，甚至痴呆等；胀在脉则引起手足肢体麻木、间歇性跛行，甚至脉管破裂出血等。该阶段相当于合并心、脑、肾等脏器动脉硬化阶段，可参照相关病症处理。

【治疗方法】

脉胀（高血压）的总治疗原则应该遵循《素问·至真要大论》中提出的"疏其血气，令其条达，而致和平"。此外，还要考虑病症的标本缓急，当泻则泻，当补则补。急则治其标，《灵枢·胀论》中云"无问虚实，工在疾泻"，故首选泻法，但也要把握好泻的法度，避免引起其他并发症。缓则治其本，此应辨证审因，选用正确的治疗方式，如补气、养血、滋阴、平肝等，正如《黄帝内经》所言"谨察阴阳所在而调之，以平为期"。在总的治疗原则之下，根据血脉理论分期辨治。

（1）胀在血时，主要病机是气血逆乱，疏理气血是治疗重点，各类证型治疗时可辨证加入理气活血药。

（2）胀在脉时，主要病机是脉道损伤，气血瘀滞。此时以疏通经脉，保护血管，减少血管内皮损伤为治疗重点，常常要辨证加入此类功效的药物。

（3）病在脏腑，则参照高血压并发中风、心力衰竭、冠心病、痴呆等疾病进行治疗，在此不做详细论述。

【医案】

患者，男，71岁，2013年5月23日初诊。主诉：反复心悸头晕，加重2个月。现症见：伴昏沉、心悸、胸闷、肢冷，有高血压病史10余年，舌质淡白、苔薄白，脉沉弦无力，血压170/75 mmHg，心电图示心率52次/分、窦性心律过缓。西医诊断：高血压伴窦性心律过缓。中医辨证：脉胀病（阳虚血瘀证）。治法：益气温阳、通阳化痰、活血通脉。麻黄附子细辛汤加减。处方：黄芪20克，炙麻黄3克，茯苓10克，淡附片10克（先煎），陈皮10克，甘草3克，桂枝20克，细辛3克，红花5克，丹参10克。共14剂，水煎内服，同时维持原降压药厄贝沙坦片150 mg，每日1次。

二诊（2013年12月15日）：患者12月以来多次复诊，头晕、昏沉、心悸、胸闷、肢冷等症状逐渐缓解消失，心率由52次/分提升至60次/分以上，血压为130～135/75 mmHg。

按：《黄帝内经》云："血气者，喜温而恶寒，寒则泣不能流，温则消而去之。"王清海先生认为此患者是因为阳气亏虚、气血瘀滞导致血脉胀满，内舍于心，不仅导致脉胀，还并发心悸等症。《本经疏证》则云："阳不得正其

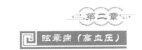

治于上，斯阴不能顺其化于下。"心阳虚则主血脉乏力，血流不畅导致血压升高，心律缓慢。故将《伤寒杂病论》中治疗少阴外感病的温阳散寒方麻黄附子细辛汤，创造性地运用于内伤病治疗，取其温阳通络、提振心阳之意，有意想不到的疗效。

（韩　新　周迎春）

【参考文献】

［1］王清海.论高血压的中医概念与病名[J].中华中医药学刊，2008，26（11）：2321-2323.

［2］张珍珍，王清海，靳利利."脉胀"理论与高血压血管保护策略[J].中华中医药杂志，2015，30（4）：1316-1318.

［3］王清海.高血压中医药治疗的困境与亟待解决的几个问题[J].中华中医药学刊，2016，34（4）：775-777.

［4］靳利利，王丽莹，李莹鸿，等.从"血脉"论治高血压的理论探析[J].中华中医药学刊，2019，37（5）：1039-1041.

［5］任建华，王清海.王清海教授治疗高血压伴心动过缓的临床经验[J].按摩与康复医学，2015，6（14）：119-120.

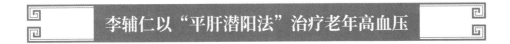

李辅仁以"平肝潜阳法"治疗老年高血压

【医家简介】

李辅仁（1919—），男，教授，出身中医世家，中国近代四大名医施今墨的嫡传弟子，素有"中医泰斗"之盛誉。从事高干医疗保健和临床工作60多年，因长期负责中央领导的医疗保健被誉为"当代御医"。2009年，被评为首届"国医大师"。现任北京医院中医科主任医师。李老临床擅长治疗老年高血压病，认为老年高血压病机以正气不足为基础，兼有肝阳上亢、血瘀脉阻。因此，李老基本治疗法则以扶正固本、滋补肝肾、平肝化瘀、升清降浊为主。同时，在治疗老年患者时，李老认为，与病长期共存是其生存常态，应正确处理扶正与祛邪之间的关系。

【诊疗思路】

老年高血压患者的临床表现多见头痛、头晕、头胀、乏力,《景岳全书》云:"眩晕一证,虚者居其八九,而兼火兼痰者,不过十中一二耳。"《灵枢》曰:"上虚则眩。"结合前人经验,李老认为,此病病机本虚多为正气不足,表现为心、肝、肾、脾、胃亏虚;标实方面见肝阳上亢、肝风内动、血瘀脉阻等虚实夹杂证。因此,老年高血压从扶正固本、滋补肝肾、平肝化瘀、升清降浊治之。

【治疗方法】

老年高血压临床表现多样,分为五法以治之。

1. 扶正固本

李老认为,老年患者与疾病共存是生存常态,正气渐衰是自然规律。老年患者夹杂多种疾病,加速了体内正气的消耗。正虚是患者内在的生理基础,是导致高血压发生、发展的原因,临床上若一味祛邪或者祛邪太多,容易损伤脏腑,而正气为生之本,所以临床上注重扶正固本。常在方药中加入1～2味扶正之品,如枸杞滋补肝肾,益精明目;党参补脾益肺,生津养血;黄芪补气健脾。

2. 平肝潜阳,滋补肝肾

《黄帝内经》云"诸风掉眩,皆属于肝",提出肝阳上亢、肝风内动是导致眩晕的特点。老年高血压主要是肝肾不足、阴不敛阳、水不涵木、肝阳升动太过,故而出现头晕、头痛等症,天麻钩藤饮加减。天麻、钩藤为治高血压病的常用对药。天麻甘平质润,长于平肝潜阳、息风止痉;钩藤偏于清肝热、息肝风,二药相伍,平肝息风之力倍增。菊花、钩藤也为治肝阳上亢型老年高血压的常用对药。菊花可清肝泻火、平降肝阳;钩藤可清肝热、平肝风。二药相伍,菊花、钩藤,一疏一清,除肝经风热,柔肝软肝,息风而不伤正。其中对于老年虚弱者,酌加天麦冬、玄参、草决明等替换石决明等金石药物,加杜仲、桑寄生补益肝肾,茯苓、夜交藤养血安神。全方共奏平肝潜阳、滋阴补肾之功。

3. 活血化瘀,宁心安神

老年人正气亏虚,血液运行不畅,导致血瘀阻滞,阻碍气的运行,形成气滞血瘀证，同时，老年患者夹杂多种疾病，常见的有心脑血管疾病，此病多对血管有损伤，易导致血行不畅，瘀血内阻。因此，临床上选用丹参、川芎为对药，丹参有活血化瘀、凉血消痈、养血安神之功效，能行血而散血中之瘀；川芎辛温香燥，走而不守，既能行散，上行可达巅顶，又入血分，下行可达血海，为血中之气药，二者可活血化瘀而不伤正，与其他平肝药相伍，可升清降浊，而无助火升阳之弊。

4. 益胃生津，滋阴清热

老年患者脏腑功能虚弱，脾胃腐熟水谷功能渐衰，加之肝失疏泄，木克脾土，气机失调，蕴久化热，灼伤胃津，可见胃阴亏虚。《素问·上古天真论篇》云："八八，天癸竭，精少，肾藏衰，形体皆极，则齿发去。"可见老年人肾精渐亏，化源不足，肾阴亏虚。见此证型，以知母、葛根、石斛等益胃生津、滋阴清热。

5. 化湿和胃，开窍醒神

老年患者脾胃运化功能渐衰，水谷精微运化无权，易致痰浊壅滞中焦，湿浊困脾，而又清阳不升，痰浊蒙蔽清窍，出现头痛、眩晕等症。肾主水，肾虚不能化气行水，水泛亦为痰饮。临床选用石菖蒲、远志对药，菖蒲可辟浊化湿，理气化痰；远志可补养心血，宁心安神，解郁化痰。菖蒲开窍宁神，远志通于肾交于心。二药相伍，行开窍醒神之功。

【医案】

患者，男，68 岁。主诉：头晕时作 5 个月。病史：患者诉头晕头胀，头目不清，多在紧张、劳累后加重，血压时有波动，最高达 150/95 mmHg，现服氯沙坦钾片 50 mg、阿司匹林肠溶片 0.1 g，每日各 1 次。无耳鸣，口干口苦，燥热，恶热，夜间盗汗，夜眠差，大便溏薄，日行 1 ～ 3 次。舌红，苔薄白，脉细弦。中医诊断：眩晕。辨证：肝阳上亢。治法：以平肝安神健脾为法，以天麻钩藤饮加减。处方：天麻 15 克，菊花 10 克，葛根 15 克，牛膝 15 克，菖蒲 10 克，白芷 5 克，炒薏苡仁 15 克，茯神 30 克，远志 10 克，猪苓 20 克，枸杞 10 克。水煎服，每日 1 剂。

二诊：头晕头胀略减，睡眠尚可，口干口苦，燥热汗出，大便溏薄，血压仍有波动。舌质红，苔白腻少津，脉细弦。继以上方服用，方药略有加减，连服 30 余剂，诸症大减，午后偶有头晕头胀，睡眠可，仍口干，血压稳定，大便成形。继以健脾安神、抑肝扶脾以善后。

按：本案患者因劳累、紧张过度，导致心肝火旺、肝阳上亢，故见头晕头胀、口干口苦、燥热盗汗、睡眠不安等。肝气太旺，木克脾土，而见大便溏薄。李老认为，当用天麻钩藤饮加减以平肝潜阳，但患者脾胃虚弱，因此去方中栀子、生决明等苦寒、金石类药物，加薏苡仁、枸杞以益气健脾，以防损伤脾胃，劫夺正气。脾虚水邪易生，故以猪苓、菖蒲、远志化湿和胃，开窍醒神。

（王玲玲　白瑞娜）

【参考文献】

［1］张立.国医大师李辅仁治疗老年眩晕用药特点[D].北京：北京中医药大学，2013.

［2］孙诗阳.国医大师李辅仁治疗老年高血压病的用药特点[D].北京：北京中医药大学，2016.

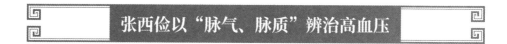

张西俭以"脉气、脉质"辨治高血压

【医家简介】

张西俭（1944—），上海市崇明区人，重庆市中医院（重庆市中医研究院）主任中医师，教授，重庆市著名中医专家，全国老中医药专家学术经验继承工作指导老师。曾任中华中医药学会医史文献分会委员，重庆市中医药学会基础专委会副主任委员，重庆市中医药信息中心主任。张西俭老师潜心脉学，颇有心悟，其诊病尤为重视脉诊，临证总以诊脉为先，然后望、问、闻诊，倡导通过脉诊分析病因病机，验之临床，疗效卓著。张老以传统脉诊为基础，经过50余年的孜孜求索，提出了独特的脉气、脉质学术观点，对脉诊学习起到执简驭繁的作用，是对中医学的重要贡献。

【诊疗思路】

1.研究提出脉气脉质理论

（1）脉气，即指无形之气的虚实和运动状态，指脉中非形质类因素，属于中医学"气"的范畴。脉气变化体现了脏腑之气的盛衰及气机升降浮沉的变化，反映了气血阴阳和风火寒热的盛衰，也是人体升降沉浮运动最灵敏的反映。其变化体现在脉力、脉势、脉率、脉律、流畅度等方面。一般而言，凡脉气强盛、劲急、张扬、浮亢、动数、脉幅高大，如浮滑脉、浮数脉、洪脉、弦滑脉、弦数脉等均提示为气机活跃亢张，多主风热、风火、肝阳、肝风、内热壅盛、君相火亢进等病症。但在病久严重时期，元阴元阳虚竭，可出现脉气劲数之象，即真脏脉之类，主病危难治。脉气虚弱不振、沉敛、涩滞，脉幅低平，如沉弦、沉涩、紧、结、迟缓、散、微、细、虚弱等脉象，都提示气不足或内敛、下沉、滞涩等病机，主气（阳）虚、寒凝、气滞、痰湿、瘀血、积滞等病症。

（2）脉质是脉象中形质因素，体现脉壁的质地（厚薄柔硬）及脉中内容物的性状（稠、浊、清利）。张老将脉之壁质称之为外质，脉之内容物称之为内质。内质在正常情况下由气血津液构成，在疾病上不仅反映气血津液的盛衰，还反映痰湿瘀积等病害因素。内质清利，说明无痰湿瘀积等有形之邪；内质空虚薄少，提示气血津液不足，尤其营血津液不足；内质饱满稠浊，则必有痰湿瘀积之邪。如脉壁单薄、虚软，脉体空虚、细小为脉质不足，提示阴血不足（常兼气或阳虚）。反之，脉壁厚实失柔，坚硬无弹性，脉管中内容物饱满涩滞，为脉质过余，提示水湿、痰饮、瘀血、积滞等病理产物积蓄。脉气脉质结合共同反映了脏腑气血阴阳的虚实变化和机体气机运动状态，即反映了疾病病机。

2.应用脉气脉质辨治高血压经验

张老认为高血压的病机在下焦肝肾，故高血压病沉位或尺位较他部有更明显的弦、劲、亢、满、涩象。要点是脉气强盛兼郁束，脉之外质失柔，内质满浊。其中弦脉为最常见的脉象，但单一弦象不能诊断为高血压，必须弦象与劲、亢、满、涩形成两个或两个以上的兼合脉象才能诊断，其准确率与兼合种类的多少成正比关系。弦为脉气收引，表示肝郁气滞。劲和亢是向下和向上两种不同方向的脉力强盛亢张的表现，提示肝火、肝阳、气热的过盛。其中劲与肝郁过重或痰瘀渗入外质有关，因而提示肝郁阳亢、痰瘀阻络偏重于郁阻病机。亢则为阳邪火势亢张之象，脉弦亢主肝火、肝阳亢盛。满指内质过于充盛稠浊的现象，与痰瘀积滞有关。涩表现为脉内质的前行和外质的张缩艰涩不利，是脉道瘀塞不利的表现，与阴质不足或气滞脉道有关。高血压脉气滞涩、脉气强亢、脉质滑满分别提示肝气郁结、阳热亢盛、痰瘀蕴结。

【治疗方法】

1.脉弦亢（或劲）

脉气郁束且亢张，肝郁阳亢型，为高血压最基本和最常见的证型。治以疏肝解郁、平肝降逆，方用柴胡疏肝散或天麻钩藤饮。脉气郁束较甚者（郁弦或沉细郁）以柴胡、芍药、枳壳、桔梗、郁金、川芎、当归、地龙等疏肝解郁行滞之品为主。脉气刚劲者，肝郁与痰瘀并重，当结合桃仁、红花、海藻、胆南星、竹茹、半夏、土鳖虫、水蛭、制大黄等通络化痰药。脉劲或亢劲者，风火均较重，宜平肝清肝为主，钩藤、夏枯草、天麻、石决明、黄芩、黄连、黄柏、野菊花、龙胆草等常用。脉力强亢，收缩压高达160 mmHg以上者，还应注意肝阳化风，激伤脑络，酌加槐花、金银花、羚羊角或水牛角、丹皮等凉血息风药以防脑血管意外。中沉位脉气盛而脉质满浊者常加制大黄、芦荟、莱菔子、草决明通腑泄热。脉势浮者加菊花、白蒺藜平肝或鳖甲、龟板、代赭石、磁石、珍珠母、石决明等介石类重镇潜阳。

2.脉弦滑而满

本型脉多弦滑而满，脉气郁滞且脉质过余，多属痰瘀阻络型，是痰湿水饮瘀血等有质之物瘀积体内、邪实正盛之征象。治以化痰瘀、利湿浊、通脉络，方用血府逐瘀汤。滑象盛实而有满象或滑而脉壁边界不清示痰湿壅盛或痰瘀互结（常见于高脂血症或高黏血症），临床可加强化痰湿、化瘀通络之品，如胆南星、法半夏、瓜蒌、冬瓜子、海藻、白芥子、泽泻、川木通化痰浊利水湿；丹参、桃仁、红花、莪术、川芎、生山楂化瘀理气；鸡血藤、忍冬藤等藤类药物以理气活血，散结通络；泽兰、刘寄奴、怀牛膝等活血利水；地龙、水蛭、全蝎、蜈蚣、僵蚕、土鳖虫等善搜邪剔络之品对顽痰败瘀混处络中之久病患者疗效佳。

3.脉弦细（涩）

本型脉质不足，脉气失张，为阴血亏虚型，可因血亏津少、脉道失充或气虚无力运血，在老年高血压患者中最为常见。治以滋养肝肾兼平肝潜阳，方用杞菊地黄汤或镇肝熄风汤。脉形较弦紧为偏阴虚者，常重用白芍养阴柔肝，另加二地、女贞子、山萸肉等滋肾固本，或加杜仲、槲寄生等阳中求阴，补益肝肾。脉力较柔濡为偏气血虚者，选用枸杞、当归、枣仁、黄芪等养血之品，兼以补气生血。脉质细多为阴血亏虚，可因血亏津少、脉道失充或气虚无力运血。脉涩有虚实之分，虚则涩而无力，与细脉同为经脉失润、血行艰涩或气虚无力行血；实则涩而有力，多因痰食胶固、滞气瘀血，阻遏脉道，致脉气往来艰涩，需加用理气行滞之川芎、郁金、炒川楝子、莱菔子等。

4. 脉弱或虚（细）滑或沉迟细

脉气明显不振，本型高血压因虚弱之气阳失制上浮所致，临床虽较少见，但时或有之，极易误诊，属脾肾气（阳）虚型。治以补脾益肾、益气温阳，方用补中益气汤或桂附地黄汤。张老指出识别要点：一是病史上屡用平肝降逆、清肝泻火而无效；二是神气疲弱；三是此类气虚阳虚在病机上夹带虚气上浮、里火失摄及痰瘀等因素。因此在脉气阴弱低沉的现象中，总有若干阳性脉气变化，如中位脉见滑郁或脉力绵绵但重按不绝等。正是因为此证病机大虚之中兼有小实，治法上需温补脾肾、温阳逐寒，佐以平肝、化痰、逐瘀甚至苦寒清火之品，而引火潜阳之味如龟板、知母、黄柏、牛膝、附片、炙甘草等亦属可用之列。

5. 脉沉细弦或虚弦

脉气少力，郁束不张，兼脉质不足，属气阴两虚或阴阳两虚型。多见于疾病后期，高龄久病患者。治以补气养阴温阳，方用生脉饮合地黄饮子。通常脉现细涩甚至结代，为气阴不足，但临床亦有心气不足而致脉气虚亢外浮者，此为气虚失摄征象，需用黄芪、麦冬、五味子、萸肉等补气养心、收敛脉气。脉现沉虚弦，症见水道失司，下肢水肿者酌加桂枝、茯苓、防己、泽泻等温阳化气行水。

6. 细数虚弦

脉气乏力且脉质不充，示肾气已虚、阴血不足，属冲任失调型。多见于妇女绝经前后，因肾气渐衰，冲任二脉虚衰，阴血不足，阴不制阳，虚阳上浮所致。治以补肾固冲兼疏肝平肝，方用二仙汤合柴胡疏肝散。

（陈召起　张孟孟　王永霞）

【参考文献】

[1] 赵颜俐，路瑜，张西俭．张西俭平脉辨治高血压病经验 [J]．四川中医，2012，30（8）：1-3．

[2] 路瑜，赵颜俐，苟春雁，等．从脉气、脉质浅述张西俭脉诊经验 [J]．上海中医药杂志，2011，45（2）：11-14．

陆家龙"平调肝肾阴阳理论"治疗老年高血压合并肾损伤

【医家简介】

陆家龙（1942—），教授，著名老中医陆巨卿之子及陆氏气阴学术传人，云南省荣誉名中医，曾任昆明市第一人民医院院长，云南省医院管理学会副主任委员，云南省中西医结合学会副主任委员，云南省医学会常务理事。陆老通过平调肝肾阴阳防治老年高血压及其慢性肾损伤，取得较好的作用。

【诊疗思路】

1. 肝体阴用阳失职——"肝气衰"为老年高血压阴阳失调之起始

《素问·上古天真论》曰："七八，肝气衰。"《素问·六节藏象论篇第九》中记载："肝为罢极之本。"随着年龄增长，或因情志，或因劳累，或因饮食，老年人脾气易亏，脾土受损，则土不荣木，肝血生化乏源，肝气乃肝之精气，精血同源，故肝气乃衰。肝为风木之脏，体阴而用阳，肝以血为体，以气为用，体阴以藏血，用阳以疏泄。陆老认为血属阴，气属阳，老年高血压由于肝气衰而无力载血、载津上行头目，或肝气不足无以化生精血、阴不制阳、肝阳上浮，均可见头目昏花、视物模糊、口干面燥等，阴阳失调此之谓也。

2. 肾精气阴阳失调——"肾藏衰"为老年高血压及慢性肾损伤之发展

《素问·六节藏象论》中记载："肾者，主蛰，封脏之本，精之处也。"老年人肾精渐衰，肾藏精，精化血，肾精亏虚，血化生无源，血为气之母，则肾气虚衰。陆老认为，蛋白质属人体的精微物质，肾阳不足，固藏蒸腾气化作用减弱，体内精微物质失于封藏，故临床出现蛋白尿；《素问·上古天真论》曰："肾者主水，受五脏六腑之精而藏之。"陆老认为肾内寓真阴真阳，精属阴，气属阳。肾阴不足，不能制阳，则相火偏亢，久伤肾灼络则精血外溢于尿而发病。临床常见潮热盗汗、五心烦热、舌红少苔、脉细数等症。肾阳虚衰，不能制阴，则虚寒内盛，临床常见畏寒肢冷，或水肿，或泄泻，舌淡苔白，脉沉迟无力等症。

3.肝肾阴阳虚衰——"水不涵木"为老年高血压及其慢性肾损伤逐渐加重之枢纽

肝藏血，肾藏精，精能生血，血能化精。肝肾同源，肾精与肝血，荣则同荣，衰则同衰。肝属木，肝阳助肾阳气化，对人体起温煦、推动和疏泄的作用；肾属水，肾阴为一身阴液之根本，肾水可以滋养肝木，肝阴得到肾阴的资助，使肝的阳气不至过亢。反之，肾阴不足，水不涵木，则易导致肝阴不足。因乙癸同源，故肝阴不足往往易与肾阴不足合并出现。肝肾之阳，是全身阳气的根本，阳气虚衰，闭藏功能下降，真阳不能潜藏于肾宫，浮越于外，阳气郁积之处，可引起各种热象，成为典型的浮火表现。肝肾虚衰，血脉失于温养，脉管收缩，外周血管阻力增加，气机不畅，瘀血阻滞脉管，易现肾络而有尿损。另外，肾阳不能蒸腾气化水液，水液运行代谢失调，出现湿痰浊水饮阻滞脉管，上犯清阳之位，均可导致血压升高。是故气血不足、肝肾失养、阴阳失调、兼有瘀滞是为老年高血压的基本病理机制。

【治疗方法】

1.滋养肝阴以平肝阳，肝体阴而用阳得复

在治疗上宜取张景岳之"阴中求阳"法，予以温养。陆老经验方中用黄芪，性微温味甘，其功为益卫固表，补气升阳。土旺则木荣，加以浮小麦、炒谷麦芽健脾益气，肝血化生有源，体充则用强，养肝体才能足肝用，配以少量当归养血和营，则浮阳秘敛，阳生阴长，气旺血生，而虚热自退。肝血充盈则肝阴充足，滋阴以潜阳，故配伍天麻、钩藤镇肝息风、平肝潜阳。清代尤怡《金匮翼·胁痛》论治肝虚胁痛时讲："肝体阴而用阳。此以酸甘补肝体，以辛味补肝用。"若肝用太过，治疗往往以酸泻甘缓为主，佐以辛凉或辛润，若肝气疏泄升散太过，宜用酸味药折泻肝用，配伍甘味药缓和肝用，故陆老常用方中用以白芍、大枣等药酸甘化阴，柔肝缓肝。

2. 滋养肾阴以助肾阳,肾气得充

肾为水火之脏,藏真阴而寓真阳,阴阳是可分而不可离。故治肾必须阴阳相济,肾气充沛,方能固摄精微物质。明代张景岳主张补肾阴时,不可过猛致使阳气受伤;相反,补益肾阳时,也不可过度而损耗了阴气。治阴虚时应注意维护阳气,治阳虚要注意维护阴气。结合病因病机,陆老认为,治疗老年高血压病应滋养肾阴、补益气血、活血通络,故方中山药补肾涩精,平补以疏调气机;阳生阴长,阴血的滋润有赖阳气的温煦,有形之血生于无形之气,故配伍黄芪补脾益气以配阳助阴,以资化源,使气旺血生。现代药理研究表明,黄芪具有利尿、强心、增加免疫力等多种作用,黄芪对肾炎蛋白尿亦具有一定的治疗作用;首乌性微温,味苦、甘、涩,其功为补益精血,故配伍制首乌通补肝肾阴阳;黄柏苦寒沉降,清热燥湿,内旨于清下焦虚热;白芍,味苦微酸,性凉多液,善滋阴养血,退热除烦,能收敛上焦浮越之热下行自小便泻出。

3. 滋水涵木,以平为趋,阴阳平调

《医宗必读·乙癸同源论》中明确提出了"乙癸同源,肝肾同治"的著名学术思想。肾阴与肾阳为五脏阴阳之本,《临证指南医案·肝风》中曰:"其有相火内寄,体阴用阳,其性刚,主动主升,赖肾水以涵之,血液以濡之……则刚劲之质得为柔和之体,遂其条达畅茂之性。"肾阴滋养肝阴,共同制约肝阳,以平肝阳;肾阳资助肝阳,共同温煦肝脉,可防肝脉寒滞。陆老认为应滋肾阴养肝血,调和肝肾之阴阳,则血压可平,故方中配伍桑寄生性平,味苦、甘,功善补益肝肾、滋肝肾之阴;白芍,其味酸,能入肝以生肝血,滋养肝血、肾阴以益肾精固肾气。陆老提出预防及治疗老年高血压及其慢性肾损伤,不是一味地追求降压防止对肾脏的损伤,而是滋肾以平肝之逆,达到"阴平阳秘"的动态平衡,血压稳定于正常范围才能达到防治慢性肾损伤的治疗目标。

【医案】

患者,男,64岁。患有高血压8年余,长期服用降压药培哚普利5 mg,每日1次。长期口干口苦,烘热汗出,夜寐差,梦多,小便偏黄,大便偏干,偶有头晕耳鸣、腰膝酸软。血压波动在150~160/90~100 mmHg。此次因劳累后头昏耳鸣加重就诊,伴双下肢Ⅰ度水肿,舌微暗红、苔薄白少津,脉弦细,尿微量蛋白98 mg/L,西医诊断为高血压肾病。药用桑寄生、制首乌、

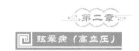

山药、白芍、大枣、黄柏、生黄芪、钩藤、当归。患者坚持服药 1 个月，诸症逐渐改善，病症无反复，长期困扰之口干、口苦及烘热汗出得到有效控制，睡眠、二便恢复正常。舌转红润、苔薄白，脉稍细。复查尿微量蛋白 21 mg/L，双下肢水肿消失，血压波动幅度控制在 120 ～ 130/80 ～ 90 mmHg。

按：高血压属中医学"眩晕"范畴，患者年过六旬，脾气渐亏，肝血不足，精血同源，肾阴亏耗，阴不敛阳，虚阳上浮，导致肝肾阴阳失调，故见头昏耳鸣，烘热汗出，口干口苦。肾阳不足，失于封藏，故见尿微量蛋白。采用桑寄生、制首乌、山药补肾填精，白芍、大枣酸甘化阴养血，黄柏清热燥湿以制约滋阴之品；黄芪益气升阳，钩藤平肝潜阳；配以当归活血化瘀。诸药合用以达滋肾阴养肝血、平调肝肾阴阳之功。

（王新陆　樊根豪　王永霞）

【参考文献】

［1］李文明，蔡兆华 . 浅谈"肝气虚"[J]. 国医论坛，2000，15（1）：48.

［2］李中梓 . 医宗必读 [M]. 上海：上海卫生出版社，1957：14.

［3］叶天士 . 临证指南医案 [M]. 北京：人民卫生出版社，2006：19.

［4］戴莉雯，胡志宇，赵茜，等 . 陆家龙教授基于平调肝肾阴阳理论辨治老年高血压及其慢性肾损害的经验 [J]. 云南中医中药杂志，2019，40（9）：3-5.

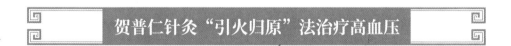

贺普仁针灸"引火归原"法治疗高血压

【医家简介】

贺普仁（1926—2015），男，主任医师、教授，首都国医名师，国家级非物质文化遗产传统医药项目代表性传承人。自幼师从京城针灸名家牛泽华，22 岁悬壶应诊，1956 年调入北京中医医院，任针灸科主任，全国名老中医、国医大师。在丰富的临床经验及精研《黄帝内经》《难经》、通览《针灸甲乙经》等著作的基础上，对针灸疗法及理论不断地加以挖掘、整理、总结，创立了"贺氏针灸三通法",即微通法、温通法、强通法。"病多气滞,法用三通"的独特学术思想,集中地反映了他的学术观点。针灸治疗高血压、偏头痛疗效显著。

【诊疗思路】

贺老提出"引火归原"法治疗高血压,"引火归原"法的作用机制为阴阳"互藏"、阴阳"互根",正如《景岳全书·传忠录·阴阳篇》所云"阴根于阳,阳根于阴,凡病者有不可正治者,当从阳以引阴,从阴以引阳,各求其属而衰之""引火归原,纳气归肾,从阴引阳也"。按张景岳的观点,"引火归原"之"火"当属相火。相火是与君火相对而言的,《格致余论·相火论》曰:"相火,天火也。……具于人者,寄于肝肾二部。"又说"相火易起,五性厥阳之火相扇,则妄动矣""相火元气之贼"。无论是何病机,只要表现出相火不能守伏的虚火上浮证候均可称之为"火不归原",而肝阳上亢型高血压即表现为虚火上浮之证,因此可用该法治疗。

【治疗方法】

贺老将毫针、火针、放血三法联用,有机结合,或三法结合应用,或独取一法、二法、随证选取,对一些疑难杂症、陈疾旧疴,主张毫针、火针、三棱相配合,力求改变以前单针治病的思路,提出"贺氏三通法"。

"三通法"的关键在于"通"和"调","通"是方法,"调"是目的。针刺治疗疾病的基本原理为通经络调气血,三种方法的有机结合称为"法用三通"。在长期针灸临证深层次思考后,贺老对其核心学说进行了不断的修缮,形成了"病多气滞,法用三通,分调合施,治神在实"的核心学说。

1. 微通法

微通法是一切针法的基础,所谓微通,其意如下。

(1)毫针刺法。因其所用毫针细微,故古人称之为"微针""小针","微"代表此法的主要工具是毫针。如《灵枢·九针十二原》云:"欲以微针通其经脉。"

(2)微调之意。用毫针微通经气,好比小河之水,涓涓细流,故曰微通。

(3)针刺微妙之意。《灵枢·小针解》云:"刺之微在数迟者,徐疾之意也。""粗之暗者,冥冥不知气之微密。妙哉!工独有之者,尽知针意也。"所谓微者,是指针刺精微奥妙之处。

（4）手法轻微之意。笔者细心观察贺老的针法并结合自己的体会，认为手法轻巧是取得理想疗效的关键，针刺应给予患者感觉舒适的良性刺激。

（5）选穴精微。贺老选穴常少而精，选穴思路微妙难测，临床有单穴、双穴、复合选穴等多种选穴方式。从现代研究看，穴位既有相对的特异性，又具有双向调节作用，若经络阻滞，则信息反馈障碍，导致双向调节作用及机体自稳体系的紊乱，而出现各种病症。微通法就是通过刺激穴位并用手法进行微调来恢复机体的自稳调节机制，达到邪去正复的目的。

2. 温通法

温通法是以火针、温针、艾灸等疗法，给机体以温热刺激，好似冬春之季河面浮冰，得阳春之暖，而渐融之，河水通行无涩也，因其得温而通，故名温通。火针古称之燔针、焠刺、白针、烧针，如《灵枢·官针》云："九曰焠刺，焠刺者，刺燔针则取痹也。"《伤寒论》云："烧针令其汗。"其施术是将针体烧白，然后刺入人体一定的穴位或部位，从而达到祛除疾病的目的。火针具有针和灸的双重作用。其一，针刺穴位，本身有调整作用，此同微通法；其二，温热属阳，阳为用，人体如果阳气充盛，则阴寒之气可以驱除，即火针有祛寒助阳的作用。而人身之气血喜温而恶寒，如《素问·调经论》云："血气者，喜温而恶寒，寒则泣不能流，温则消而去之。""寒独留则血凝泣，凝则脉不通。"血气遇寒则凝聚不通，借助火热，得温则流通。主要适用于疑难病、顽固性病症、寒证等。

3. 强通法

强通法的典型方法是放血疗法，也包括拔罐、推拿等疗法。放血疗法是用三棱针或其他针具刺破人体一定部位的浅表血管，根据不同病情，放出适量的血液。《灵枢·小针解》中"菀陈则除之者，去血脉也"，即指以放血疗法祛除恶血，以达祛瘀滞、通经络的作用。此法犹如河道阻塞，水流受阻，今疏浚其道，强令复通，故曰强通。主要应用于急救及有瘀滞的病症。

【治疗绝技】

温灸气海穴治疗虚火上浮型高血压。肝阳上亢型高血压病即表现为虚火上浮之证，可用该法治疗。

【医案】

患者，51岁，2000年1月6日初诊。主诉：头晕、头痛伴失眠2周余。

症状体征：血压 160/90 mmHg，其他理化检查均正常。急躁易怒，舌边尖红，苔薄，脉弦细。诊断：眩晕／高血压病（肝阳上亢）。治疗：嘱患者用艾条每天温灸气海穴 20 分钟，坚持一段时间。

二诊：治疗 1 周后患者自觉头晕、头痛及睡眠症状有所缓解，血压 130/80 mmHg。

三诊：治疗 3 周后，头晕、头痛消失，睡眠症状完全改善，情绪平稳。

按：高血压好发于中老年人，年老者肾阴常有不足，肾阴为一身阴精之本，肝肾同居相位，肾阴不足可致肝阴亦不足。肝肾阴虚，阴不制阳出现肝阳上扰、阳亢化风诸证，如眩晕、头痛等，证属本虚标实。而灸法功效显著，适用范围十分广泛，"凡虚实寒热，轻重远近，无往不宜"。本病案中患者以肝肾阴虚为本，阳热火实为标，采用温灸气海之法考虑如下。关于热证可灸的论述，刘完素认为灸法有"引热外出"和"引热下行"的作用。朱丹溪指出其原理为"火以畅达，拔引热毒，此从治之意"，又说"用艾灸丹田者，所以补阳，阳生阴长故也"，并指出"泄引热下"是其作用方式之一。另外，在《医学入门》中也有"虚者灸之，使火气以助元气也；实者灸之，使实邪随火气而散也……热者灸之，引邪热之气外发"。在《灸具灸法》一书中还指出灸法有温阳补虚、降逆下气、平肝潜阳之效。这些观点都表明灸法可用于虚证、实热证。这也是肝阳上亢型高血压病选用温灸之法的理论支撑。选取气海穴施以温灸主要是利用气海穴的穴性及归经，并通过灸法的"引热下行"之功起效。总体来讲，温灸气海穴是通过"引火归原"法达到治疗肝阳上亢型高血压的目的，这也正是贺老采用本法的着眼点。

（陈　鑫　白瑞娜）

【参考文献】

［1］王彩悦，李岩，苑婷．贺普仁教授温灸气海穴治疗高血压病举隅 [J]．针灸临床杂志，2011，27（10）：57-58.

［2］谢新才，王桂玲，贺普仁．学习"贺氏三通法"的临床体会 [J]．北京中医药，2010，29（7）：506-509.

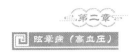

裘沛然以真武汤加减治疗高血压经验

【医家简介】

裘沛然（1913—2010），教授，上海中医药大学专家委员会主任，自1934年从丁甘仁先生创办的中医学院毕业后，从事中医理论和临床研究工作长达75年，是中医学界的楷模。裘老对中医学术反复揣摩，对中医各家学说深入钻研，有颇多创见；其临床思辨方法独具一格，擅用仲景经方，善于灵活变通，在治疗疑难杂病顽症方面，有非常丰富的经验。其岐黄之术炉火纯青，临证洞察入微，立法缜密严谨，组方配伍有度，用药出神入化。在用中医药治疗各种内伤疑难重症方面验实俱丰，疗效显著，尤其是在治疗高血压方面造诣颇深，卓有建树。

【诊疗思路】

对于本病的成因，既往医家对其发病原因、发病机制认识不尽相同，国医大师方和谦教授认为，本病的发生不外风、火、痰之邪入侵，病位在肝。肝为风木之脏，体阴而用阳，主升主攻，本病为肝阳上亢，阴风上扰清窍所致；国医大师邓铁涛认为引起高血压的原因有很多，或情志失节，或过嗜烟酒辛辣、肥甘厚腻，均可引起肝失疏泄、肝阳过亢、痰浊上扰和肝肾阴虚等病理变化，而导致高血压的发生。裘沛然教授认为本病多为肾阳衰微，阳不化气，水气凌心之证。

【治疗方法】

对于本病的治疗，裘老认为，对因少阴病阳虚水停而致者，治宜滋补肾阳，化气利水。本病的遣方用药，裘老常用真武汤加减治疗。治疗思路如下。

1. 温补肾阳，化气利水

裘老调制此证，乃属少阴病阳虚水停，主要病机为肾阳虚寒水内停而导致水气上凌，心神被扰，清窍被蒙，肝风内动。治宜针对肾阳衰微，阳不化气，水气上凌而以温补肾阳，化气利水为大法，在方中配用熟附子、桂枝二药。附子味辛甘大热，归经心、脾、肾，本品大辛大热，气味俱厚，一可回阳退阴，彻内彻外，内温脏腑骨髓，外暖筋肉肌肤，上益心脾阳气，下补命门真火，既能追复散失之元阳，又能峻补不足之元阳，有卓绝的回阳救逆、扶危救脱之功；二可补阳温中，其性善走，补命门益先天真火以暖脾土，壮元阳助五脏阳气以散寒凝，故能化气行水，通阳散结，扶阳祛寒。桂枝味辛甘性温，归经肺、脾、心、膀胱，一可解肌发汗，温通经脉，透达营卫，祛风散寒；二可通心阳、暖脾胃、行气血、通经络；三可温运阳气，通达三焦，化气行水。二者相伍，温补肾阳，通达表里，化气行水。真阳得煦，寒水得化，其症自除。

2. 补中健脾，运化水湿

裴老在治疗高血压的方中配用白术、茯苓这两种药物。白术味甘苦性温，归脾胃经，一则甘缓苦燥，质润气香，能暖胃消谷、健脾胃、运精微、升清阳、补气血、养心神、长肌肉；二则气香芳烈，温运脾胃、化湿醒脾、益气利窍，健脾除湿、消痰逐水。《本草求真》云："白术缘何专补脾气？盖以脾苦湿，急食苦以燥之，脾欲缓，急食甘以缓之；白术味苦而甘，既能燥湿实脾，复能缓脾生津。且其性最温，服则能以健食消谷，为脾脏补气第一要药也。书言无汗能发，有汗能收，通溺止泄，消痰治肿……凡水湿诸邪，靡不因其健脾而自除，吐泻其胎不安，亦靡不因其脾健而悉平矣。"茯苓味甘淡性平，归心、脾、肺、肾经，本品甘淡，其性平和，善益脾气、促气化、泄膀胱，洁源利导以开泄州都，为补养渗湿之要药。且可调气机、益中州，为补中益气之上品。《本经疏证》云："茯苓者，纯以气为用，故其治，咸以水为事。"《用药心法》云："茯苓，淡能利窍，甘以助阳，除湿之圣药也。味甘平补阳，益脾逐水，生津导气。"二者相伍，补脾气、培中土，渗水湿，脾健湿去，则诸症自解。

3. 益阴柔肝，平肝利水

水湿的运化与肝的疏泄条达、气机畅利密切相关，且水湿内停，常可致土壅木郁，肝风内动，配用生白芍，白芍味苦酸性微寒，归经入肝，一则能化阴补血，和营敛阴，补肝血而养经脉，敛阴精以和营卫，为肝家要药；二则能补能泻，补肝血、敛肝阳、疏脾土，调肝血以缓挛急，柔肝止痛；三则补肝血、养肝阴、泄肝热、潜肝阳，为平肝阳之上品；四则可利小便以祛湿。如此相伍，则补肝阴而益肝体，利水气而祛湿邪，平肝阳而息内风。肝体得养，水邪既去，肝阳得潜，诸症自消。

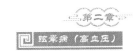

4.平肝益阴，镇潜浮阳

肾阳虚衰，阳虚水停，水气上凌，不仅上犯清窍，引动肝风，而且可上凌于心，使心神被扰，致夜寐不宁，心中常有悸动，治宜平肝益阴，镇潜浮阳。故裘老在方中又配用了牡蛎、磁石这两味药物。牡蛎味咸性寒，归经肝、肾，本品气寒纯阴，质重沉降，能平肝而制亢，养肝而潜阳，可滋阴潜阳，镇肝息风；磁石味咸寒归经肝、肾，本品咸寒质重、能镇能纳，能上能下，镇浮阳而益肾阴，镇肝阳而抑木亢，功专镇潜浮阳，降逆纳气。二者相伍，可平肝阳而抑木亢，滋肾水而济肾阴，镇水气而潜浮阳。肝阳得平，浮阳得潜，则风熄神安，诸症自除。

5.利水祛湿，逐邪外出

阳虚水停，水气上凌，犯上作乱，非逐邪外出不能愈其疾。故水邪内盛于里，贵在逐邪外出。故裘老在方中又配用了车前子、生姜这两味药物。车前子味甘性寒，归肾与膀胱经，本品气薄滑利，甘寒润下，能清能降，善走气分，入肝走肾，一则可泄膀胱、调气机、消壅滞，为利水通淋之要药；二则可强阴益精，行肝疏肾，畅郁和阳，为育阴明目除翳之上品。二者相伍，走表渗下，相辅相成，小便利则水气去，腠理开则湿气除，诸症自消。

【医案】

患者，男，58岁，1981年12月11日初诊。患者素有高血压病，血压常在240～253/133～147 mmHg，屡服凉血、平肝、潜阳之剂，迄无效验。自述头脑眩晕已历3年，两目视物昏糊，时有耳鸣，有时夜寐不宁，心中常有悸动，苔白腻，舌质淡而胖，脉沉细。辨证：此少阴病水气上凌为患。治法：温阳利水。拟真武汤加味。处方：熟附子块12克（先煎），生白术15克，生白芍15克，茯苓15克，煅磁石30克（先煎），牡蛎30克（先煎），桂枝9克（包煎），生姜6克。3剂，每日1剂，水煎服。

二诊（1981年12月14日）：药后眩晕已减，心悸未痊，夜寐不宁。辨证同前；治则同前。处方：原方桂枝改15克，加酸枣仁12克，清半夏12克，2剂。

三诊：血压降至213/107 mmHg，诸症均好转，仍以前方续服5剂而愈。

按：在临床上，裘老治疗高血压形成自己独特的诊治思路。辨证精心，立法严谨，配伍缜密，用药肯綮，温阳与清化同用，发散与渗利并施，宣通与镇潜共进。全方温和畅利，镇潜有度，宣散适宜，方证相符，故效如桴鼓。药剂 3 剂，既见显效；续进 2 剂，几近痊愈；再进 5 剂，已收全功。裘老之妙手回春之术，令人钦佩之至。

（刘中良　李飞泽）

【参考文献】

［1］高尚社.国医大师裘沛然教授治疗高血压验案赏析 [J]. 中国中医药现代远程教育，2013，11（9）：7-9.

潘智敏以"五积理论""理血求本"辨治高血压

【医家简介】

潘智敏（1952—），上海人，主任中医师，教授，第四、第六批全国老中医药专家学术经验继承工作指导老师，全国首批中医师承博士后导师，浙江省名中医、浙江省中医老年病重点专科学科带头人。现任浙江省中西医结合老年病专业委员会主任委员，浙江省医学会老年病分会副主任委员，浙江省老年学会常务委员，浙江省名中医研究院研究员。获省级、厅级以上奖项 20 余项。

【诊疗思路】

潘智敏教授认为：现代疾病多由痰积、食积、脂积、气积、瘀积着而不去，留结为积所致。嗜食肥甘厚味，损及脾胃，使运化失常，水谷不化，则生食积；水湿不运，聚为痰积；精微失于输布，沉积为脂，形成脂积；痰浊阻滞有碍气机正常运转，加之工作生活压力造成情志不遂，日久产生气积；各类病理产物聚于脉道，气机阻滞，共致血行不畅，久之形成瘀积。痰、食、脂、气、瘀五积，引起各类代谢性疾病，包括高脂血症、高血压、糖尿病、高尿酸血症、肥胖病、脂肪肝、结节病、肿瘤等，这就是潘智敏教授提出的"五积理论"。

【治疗方法】

高血压症见头晕头痛，面红目赤，烦躁易怒，口苦，咳嗽，痰黄黏稠，痰量不多，夜寐不安，舌红苔黄腻，脉弦紧。将高血压病辨证论治为以下6型。

1. 肝火亢盛型

多见于单纯高血压，以青年人多见。

症状：头晕且痛，面赤口苦，胸胁胀满，烦躁易怒，舌红苔黄腻，脉弦等。

治则：清肝泻火。

方药：龙胆泻肝汤加减。

组成：龙胆草、黄芩、山栀子、泽泻、木通、车前子、当归、生地黄、柴胡、甘草等。

2. 肝阳偏亢型

多见于单纯高血压，以中老年人多见。

症状：眩晕耳鸣，头目胀痛，面红目赤，急躁易怒，心悸健忘，失眠多梦，腰膝酸软，舌红少苔，脉弦而有力。

治则：平肝潜阳。

方药：天麻钩藤饮加减。

组成：天麻、钩藤、生决明、山楂、黄芩、川牛膝、杜仲、益母草、桑寄生、夜交藤、朱茯神等。

3. 痰浊壅阻型

多见于高血压合并脂肪肝或高脂血症，以中年人多见。

症状：眩晕而见头重如蒙，视物旋转，胸闷恶心，呕吐痰涎，食少寐多，舌胖大，有齿痕，苔白腻或黄腻，脉濡滑。

治则：祛瘀化浊。

方药：五积方加减。

组成：决明子、苍术、郁金、莱菔子、瓜蒌子、半夏、生山楂、虎杖、泽泻、川朴、枳壳、白蔻仁、钩藤、刺蒺藜、僵蚕等。

4.阴虚阳亢型

多见于高血压合并糖尿病。

症状：头痛、头胀、头晕、耳鸣、失眠、颈项僵硬、视物昏花，另伴有口干、舌燥、心悸、气短、腰酸、小便清长、乏力等。

治则：滋阴潜阳。

方药：天麻钩藤饮合六味地黄加减。

组成：钩藤、天麻、刺蒺藜、僵蚕、龙齿、紫贝齿、葛根、川芎、决明子、酸枣仁、生地、山萸肉、山药、麦冬、五味子、桑椹子、天冬、玉米须、西洋参等。

5.肝亢瘀热型

多见于高血压合并更年期综合征。

症状：眩晕耳鸣，头痛且胀，每因烦劳或恼怒而头晕、头痛加剧，心中烦热，口苦，舌红，脉弦。

治则：潜肝阳清瘀热。

方药：二齿汤加减。

组成：紫贝齿、青龙齿、灵磁石、辰砂、琥珀、紫丹参、九节菖蒲、半夏等。

6.阴阳两虚型

多见于高血压合并虚劳证。

症状：头晕耳鸣，两眼干涩，失眠多梦，腰膝酸软，夜尿频多，精神萎靡，记忆减退，遗精阳痿，舌淡苔白，脉沉或脉弱。

治则：阴阳双补。

方药：二仙汤加减。

组成：仙茅、淫羊藿、巴戟天、当归、黄柏、知母等。

此外，潘智敏教授认为高血压中医分型若存在并证，需要注意辨证选药。如高血压伴有水肿证，在平肝息风的基础上，选用利水消肿药如猪苓、防己、泽泻、车前子、益母草等；高血压病伴有浊气阻塞者，在平肝息风的基础上，选用化浊行滞药如明天麻、姜半夏、莱菔子、槟榔、大腹皮等；高血压伴有瘀血阻滞者，在平肝息风的基础上，选用活血祛瘀药如桃仁、红花、赤芍、丹皮、水蛭等；高血压伴有气血二虚者，在平肝息风的基础上，选用补益气血药如当归、首乌、黄芪、白术、生晒参等；高血压伴有气阴不足者，在平肝息风的基础上，选用益气养阴药如麦冬、生地、石斛、太子

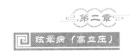

参、五味子等；高血压伴有脾肾阳虚者，在平肝息风的基础上，选用补益脾肾药如杜仲、巴戟天、肉豆蔻、补骨脂、枸杞子等。

【治疗绝技】

五积方。用于治疗五积型高血压。方药组成：莪术、郁金、莱菔子、山楂、半夏、金钱草、虎杖、泽泻、决明子、蔻仁、枳壳、川朴等。

【医案】

患者，男，52 岁，2016 年 7 月 12 日初诊。主诉：反复头晕、头痛 10 年余，加重 5 个月。病史：患者 10 年来劳累后感头晕、头痛，以胀痛为主，无视物旋转，无恶心呕吐，无胸闷气闭，无晕厥史，至当地医院查头颅 CT 未见明显异常，测血压最高达 180/100 mmHg，诊断为高血压。予口服硝苯地平控释片 30 mg，每日 1 次控制血压，症状缓解。患者就诊前 5 个月因劳累后感症状加重，出现头目胀痛，时有视物不清，恶心，口苦，时有咳嗽，咳吐黄痰，量不多，无呕吐，无视物旋转，无一过性黑蒙，无胸闷气喘，食纳不佳，夜寐差，小便无殊，大便秘结，舌红苔黄腻，脉弦。平素工作压力较大，自诉按时服用降血压药，测血压 145/95 mmHg。中医诊断：眩晕病。西医诊断：高血压。治法：镇肝清肝，清肺除热。处方：钩藤 30 克，龙齿、紫贝齿、石决明、决明子、青葙子、金银花、菊花、连翘各 20 克，柴胡、薄荷、枳壳各 12 克，天麻、竹沥半夏、浙贝母、郁金、青蒿、桑叶各 9 克，僵蚕、姜竹茹各 6 克。共 7 剂。

二诊：患者头晕头痛较前缓解，咳痰较前减少，食纳改善，大便通畅，舌苔变薄，测血压 135/93 mmHg。病情好转，改钩藤 20 克，决明子、青葙子各 15 克，金银花、菊花、连翘各 12 克，再予 7 剂。

三诊：患者头目胀痛明显好转，视物清晰，咳嗽咳痰明显减少，无口苦，胃纳好转，夜寐安，二便调，舌苔转薄，测血压 125/80 mmHg。再予 7 剂巩固，嘱其调整心态，劳逸结合。

按：患者为中老年男性，反复头晕、头痛 10 年余，加重 5 个月，头颅 CT 未见明显异常，测血压最高达 180/100 mmHg。高血压病诊断明确，肝阳上亢，扰乱精明之府，故见头晕，患病日久；经络瘀滞，故见头痛；肝经郁热，故见大便秘结，舌红苔黄腻，脉弦；时有咳嗽，咳吐黄痰，考虑肺经有热。整体辨证为肝阳上亢证，治则为镇肝、清肝、疏肝、清热，拟方时参考天麻钩藤饮之方义，重用钩藤、龙齿、紫贝齿、石决明、决明子、青葙子、金银花、菊花等镇肝、清肝之品，配合柴胡、薄荷、枳壳疏肝之药，再加天麻、僵蚕等息风，另予竹沥半夏、浙贝母、郁金、青蒿、桑叶、姜竹茹等清肺热。二诊时头晕头痛较前缓解，咳嗽减少，血压水平下降，说明方药对症，已稍见效，对清热药酌情减量，防治凉遏气机。三诊时症状进一步改善，舌苔转薄，血压正常，继续巩固治疗，取得良好效果。

（陈　琳　李飞泽）

【参考文献】

［1］赵婧，潘智敏，曾叶明.潘智敏教授"畅舒达"治疗高血压病学术经验总结[J].中国乡村医药，2019，26（20）：29-30.

［2］王进波，潘智敏.潘智敏教授应用新五积理论治疗脂肪肝合并高血压经验介绍[J].新中医，2013，45（9）：170-171.

［3］袁国荣，叶金芳，周铭芳.潘智敏教授证治高血压病学术经验总结[J].辽宁中医药大学学报，2014，16（10）：21-23.

［4］姬要可.潘智敏教授治疗高血压经验[J].浙江中西医结合杂志，2010，20（9）：529.

第三章　心力衰竭（充血性心力衰竭）

孙建芝从"虚""瘀""水"辨治慢性心力衰竭

【医家简介】

孙建芝（1937—2003），河南鄢陵县人，我国著名中医心血管病专家，中医教育家。硕士研究生导师，曾任河南中医学院内科教研室主任、临床系主任、河南省中医院院长等职。从事中医医疗、教学、科研40余年，对心血管疾病，特别是在风湿性心脏病、冠心病心绞痛、病态窦房结综合征、心力衰竭等疾病的辨证论治方面，独树一帜。研制的"心衰康"无糖型颗粒冲剂、"病窦康"口服液、宽胸畅心丹、律复康胶囊，疗效突出，深受患者欢迎。

【诊疗思路】

孙建芝教授认为心力衰竭的辨证应立足于气虚，总括以阴阳，参之以血瘀、水湿的有无及程度。其总的病机为本虚标实，以气虚阳虚为本，血瘀水阻为标，标本之间又互为因果，治疗应从虚、瘀、饮三者着眼，根据疾病的不同阶段，阳虚的程度不同可有心阳不振、脾阳不运、肾阳虚衰的不同，分清孰重孰轻，治以温阳益气、活瘀利水。本病主要病位在心、脾、肾，涉及肺、肝。

【治疗方法】

孙教授认为病理关键都着眼于"虚""瘀""水"，在临床上将心力衰竭分为左心衰竭、右心衰竭和全心衰竭进行辨证治疗，在辨证和治疗上又各有特点和侧重。

1. 左心衰竭

左心衰竭往往从心肺气血的关系方面着手，根据左心衰竭不同的病理阶段，常可分为以下三型论治。

（1）心血瘀阻证。临床常见如心悸气短，胸痛憋闷，遇劳则咳喘发作，休息可暂缓，或咳痰带血，面颊紫红，口唇发绀，舌质瘀暗或有瘀点，脉涩或细数或结代。以活血化瘀、降气平喘为治法。方药：当归、丹参、红花、灵脂、葶苈子、车前子、大枣。

（2）气阴不足、心血瘀阻证。临床常见如心悸气喘、心急而烦、口干咽燥、胸痛憋闷、喘咳阵发、烦热汗出、心烦不寐、舌红少津有瘀点、脉细数。以益气养阴、活血化瘀为治法。方药：太子参、麦冬、五味子、玉竹、丹参、川芎、红花、仙鹤草、葶苈子、车前子、大枣。若咯血者，加煅花蕊石、三七参；心烦不安者，加磁石、朱砂。

（3）亡阳欲脱、水饮凌心证。临床常见气逆咳喘、倚息不得卧、面色苍白、口唇发绀、冷汗淋漓如油、手足逆冷，舌淡暗，苔白多湿，脉结代或疾数无力或散乱。以回阳救逆为治法。方药：高丽参、附子、肉桂、山萸肉。急煎频服，待汗止手足转温，气喘较平，加沉香、椒目、葶苈子、北五加皮。

2. 全心衰竭（包括右心衰竭）

全心衰竭（包括右心衰竭）病变涉及心、脾、肾三脏，主要为阳虚不能化气，气虚运血无力，导致血瘀水阻所致。根据阳气亏虚程度，分以下三型治疗。

（1）心阳亏虚型。临床常见心悸气短、形寒喜暖、自汗、神疲乏力、面颊口唇发绀，舌质淡或有瘀点、苔白润、脉沉细或细数无力。以通心阳、补心气，佐以活血行水为治法。方药：党参、白术、茯苓、桂枝、炙甘草、丹参、红花、赤芍、葶苈子、生龙牡。

（2）心脾阳虚型。临床常见心悸惊惕不安、气短喘促、身重乏力、嗜睡、形寒喜暖、手足不温、大便溏薄、口唇发绀、颈静脉怒张、胁下积块、下肢明显水肿，舌质淡暗或见瘀斑瘀点、脉沉细无力或结代。以温阳健脾、活瘀利水为治法。方药：红参、白术、茯苓、桂枝、熟附子、泽泻、车前子、葶苈子、当归、丹参、红花、鳖甲、大枣。

（3）心脾肾阳俱虚型。临床常见心悸怔忡、气逆喘促不能平卧，或有冷汗淋漓、四肢厥逆、高度水肿、面色瘀暗、胁下痞块、呕恶不欲食，舌质淡嫩或瘀暗，苔白多湿，脉结代或疾数散乱，戴阳于上者，面红如妆，舌质红，苔薄黄。以回阳救逆，活瘀利水为治法。方药：红参、白术、茯苓、干姜、上元桂、熟附子、泽泻、葶苈子、车前子、三棱、莪术、鳖甲、椒目、大枣。兼有阴亏者，加麦冬、玉竹；戴阳于上者，加五味子、蛤蚧。

【医案】

患者，男，37岁，1987年10月24日初诊。现病史：经常发作心悸气短8年，近2年加重，曾多次出现下肢水肿。现症见：心悸气短，夜间不能平卧，神疲乏力，腹胀纳差，形寒肢冷，四肢不温，颈静脉怒张，双下肢凹陷性水肿，面色晦暗，口唇发绀。肝大肋缘下5 cm，剑突下7 cm；心率96次/分，心律齐，心尖部可闻及收缩期Ⅲ级、舒张期Ⅲ级杂音。舌质暗红，苔白多湿，脉沉细弱。诊断：风心病二狭二闭合并全心衰竭Ⅱ度。中医辨证：心脾阳虚，兼血瘀水阻。治法：温阳健脾，活瘀利水。处方：党参30克，白术15克，茯苓30克，桂枝15克，熟附子15克（先煎），猪苓15克，泽泻15克，车前子30克，葶苈子15克，丹参30克，当归15克，益母草30克，鳖甲30克，大枣5个，3剂。

二诊（1987年10月27日）：症见心悸减轻，已能平卧睡眠，腹胀大减，饮食增加，四肢转暖，足踝部微肿，舌同前，脉较前有力。上方减车前子为15克，7剂。

三诊（1987年11月3日）：诸症皆消失，活动较久时稍感气短；舌暗红，苔薄微黄，脉细数，肝于肋缘下2 cm，剑突下3 cm；心率88次/分，杂音同前。上方去车前子、泽泻，熟附子减至10克，桂枝减至10克，加麦冬15克，再服12剂巩固疗效。

按：该患者心悸气短，夜间不能平卧，神疲乏力，腹胀纳差，形寒肢冷，四肢不温，颈静脉怒张，双下肢凹陷性水肿，面色晦暗，口唇发绀，中医辨证为心脾阳虚，兼血瘀水阻，治以温阳健脾，活瘀利水。风心病心力衰竭纠正后，症状虽然消失，但心血瘀阻这一病理环节仍长时间存在，故应针对心血瘀阻采用活血化瘀方法长期治疗。

（陈召起　樊根豪　王永霞）

【参考文献】

［1］李铖，朱翠玲，闫奎坡，等.唐容川《血证论》辨治心系疾病思想探讨［J］.中华中医药杂志，2021，36（1）：364-366.

［2］王振涛，韩丽华，朱明军，等，孙慧君.孙建芝教授辨治慢性充血性心力衰竭经验［J］.四川中医，2008，26（5）：2-3.

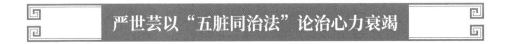

严世芸以"五脏同治法"论治心力衰竭

【医家简介】

严世芸（1940—），上海中医药大学终身教授，博士研究生导师，博士后传承指导老师，全国老中医药专家学术经验继承工作指导老师，上海市名中医。出生于中医世家，自幼受其父上海名医严苍山先生培育，后又得中医泰斗张伯臾先生及国医大师裘沛然先生真传。从事中医临床、科研、教学工作50余载，擅长诊治各种内科杂证，尤为对心脑血管疾病的诊治，形成了自己的独特见解。

【诊疗思路】

严老在长期的临床实践中，通过总结历代医家对心力衰竭相关证候和病变机制的阐述，结合自己的医疗实践，提出了其治疗心力衰竭的学术见解。

严老认为心病诊治有几点特色，一是重在气血，重视调理气血，尤重在调整心脏的气血阴阳。二是须顾五脏，治心应兼调中，心衰日久，治必补肾，治心重宗气而顾养肺，治心善调肝，疏导七情。三是心病诊治，标本兼顾。在临证中注意扶正达邪与祛邪安正相结合，治疗用药上提倡"杂中有法、乱中有序"，重视脾胃元气对一身之气的作用，调动人体正气，以达到扶正祛邪的目的。

严老总结多年经验提出的"治心必兼补中"的学术思想，对心血管疾病的中医治疗有重要指导意义。这一"五脏同治法"的思想在心力衰竭的治疗中得到充分运用。

（1）严老提出，要突破"辨证分型"的思维定式，临证改变"一病一方一药"及"中医处方、西医灵魂"的组方法则，应建立在中医理论指导下"圆机活法"的临床思维方法。慢性心力衰竭的特点是本虚标实，本虚有气血阴阳亏虚、五脏之虚之分，标实有痰浊、瘀血、水饮、气滞之别。严老强调，临床应遵循"方从法出，法随证立"原则，临证应随心力衰竭现有的证候来遣方用药。

（2）因原发病辨证施治。慢性心功能不全的原发病不同，治疗也当有所区别，冠心病慢性心力衰竭常由气虚血瘀、痰湿痹阻所致，治当益气活血、豁痰通痹；风心病慢性心力衰竭多因风寒湿邪久羁而复发，应佐以祛风散寒除湿之品；高心病慢性心力衰竭者，大多属肝肾阴虚、肝阳偏亢，当施平肝潜阳法；肺心病慢性心力衰竭常因痰热蕴肺，复感外邪诱发，治宜扶正祛邪、清热化痰理气为要；糖尿病所致慢性心力衰竭兼以益气养阴法。对心力衰竭存在的心肌重构、心肌纤维化，严老在治疗过程中常加入生牡蛎、夏枯草、炙鳖甲、昆布、海藻、象贝母、三棱、莪术等软坚化结之品。反对临床不加辨证的"一病一方一药"以及按西医病理生理、药理的无辨证，以西医的理念累加中药的"中医处方、西医灵魂"做法。

（3）紧扣病机，把握病情。生命活动有赖心阳的温煦和推动，慢性心力衰竭多责之心之阳气不足，推动无力，血行瘀阻，脏腑失于濡养，功能活动失调，故心之阳气虚衰是本病发生的主要病理基础，心力衰竭病位在心，五脏生克乘侮密切关联，常见五脏俱累，正如《灵枢·口问》说："心者，五脏六腑之主也……心动则五脏六腑皆摇。"心力衰竭可致脏腑相继受病，而心力衰竭亦常由他脏传变累及心脏所致。

1）心肺同病。心肺同居上焦，心主血，肺主气，血液之循环，气血之交换，全赖心肺之功。若心阳亏损，则肺失宣降，可见心悸、咳喘等；若久咳、久喘、肺痨等使肺气受损，而不能朝会百脉以助心推动血液运行，日久心气受损，逐渐发展为心力衰竭。

2）心肝同病。肝藏血，心行之，人动则血运于诸经，人静则血归于肝脏。若情志失常，肝失疏泄，气机郁滞，血运失常，致心脉痹阻；心力衰竭之时，血不运于诸经，而郁于肝脏，致肝气郁结，气滞血瘀，出现脉络怒张、胁腹胀痛、胁下积块、爪甲青紫等症。

3）心脾同病。脾主运化，为气血生化之源，脾之运化有赖心火之温煦；心之主血脉、藏神等功能有赖脾之运化滋养。若饮食劳倦，脾胃乃伤，运化失健，水谷不能化气反而化水，水湿内生，成痰成饮，上凌心肺，遏伤心阳，痹阻心脉，发为心力衰竭。而心力衰竭亦可因心阳不振，不能温养脾阳，而导致脾虚不运，出现身重腹胀、纳呆便溏等症。

4）心肾同病。心肾水火既济，维持心肾功能正常。若肾阳亏虚，气不化水，水饮内停，上凌于心，则可损及心阳，耗伤心气，终发为心力衰竭。心力衰竭之时，心火不能下交于肾，导致肾阳不足，气化失司，水液停聚，或泛溢肌肤，或留于体腔，而出现腹大肢肿等症。心损肾虚，可互为因果，终致心肾俱败之恶候。一般初期虚在心肺，累及脾、肾、肝，久则耗血伤阴，五脏衰微，阴阳并损。

【治疗方法】

严老认为慢性心力衰竭病机复杂，因而治疗上应随证应变，法无常法。

1. 协调阴阳，和于术数

"和"贯穿于中医学思想的始终。《素问》中"和"出现79次，《灵枢》中"和"出现74次，认为凡病皆由"不和"致之，治疗当"和"以所宜，令其条达，从而确立中医学的思想原则。《伤寒论》和《金匮要略》中，"和"字约出现81次，不仅概括了张仲景对人体生理病理的认识，也是张仲景学术思想的核心之一。严老在心力衰竭的治疗中，"和"的突出表现在调和阴阳，擅长以附子与麦冬、生地，肉桂与黄柏同用；补心阴中宜酌加益心气、温心阳之品（如黄芪、甘草、桂枝等）；温心阳中宜配用养心阴之品（如麦冬、沙参、玉竹等），既可阴阳互济，又可防偏盛之害。

2. 调治心力衰竭，兼顾五脏

严老认为，慢性心力衰竭病机为本虚标实，五脏俱累，其中又以心肾阳气亏虚，水饮瘀血为主，故治疗上当以标本兼顾，五脏并图，温阳利水，益气化瘀法为其治疗大法。

（1）心肺同治。在心力衰竭早期阶段，患者可无症状，仅表现为射血分数降低，或仅有心悸、乏力、气短、面色苍白，舌质红或淡红，苔薄白，脉细数无力等心肺气虚证。临床常用养心补肺、益气养阴法，药用人参、党

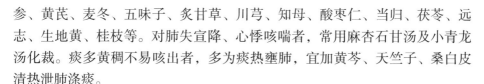

参、黄芪、麦冬、五味子、炙甘草、川芎、知母、酸枣仁、当归、茯苓、远志、生地黄、桂枝等。对肺失宣降、心悸咳喘者，常用麻杏石甘汤及小青龙汤化裁。痰多黄稠不易咳出者，多为痰热壅肺，宜加黄芩、天竺子、桑白皮清热泄肺涤痰。

（2）心肝同治。慢性心力衰竭患者常存有不愉快、消极的情绪。严老根据古代医家心身同治的方法，制定并建立心力衰竭的七情调治方案，常用"暗示默化法""情志导引法""静志安神法""怡悦开怀法""说理开导法"等治疗，同时非常注重与患者的沟通，提高患者的认知能力，主张在治疗中除把握患者的自然属性，还需了解复杂的社会与心理属性，考虑患者个体的遗传因素、体质差异、性格、心理特征等。方药常配合柴胡加龙牡汤加减。对由于心力衰竭致肝气郁结、气滞血瘀，出现脉络怒张、胁腹胀痛、胁下积块、爪甲青紫等症的患者，常用膈下逐瘀汤加鳖甲18克治疗。

（3）心脾同治。心病调理，其要在脾。在心力衰竭辨证用药基础上同时着意扶中，冀能坚固砥柱，以图转机。心病诊治中，常辨证加入生晒参、红参、黄芪、白术等品以振奋脾阳，助其健运；心力衰竭心阳不振，不能温养脾阳，而导致脾虚不运，出现身重腹胀、纳呆便溏等症，常加白术、茯苓、扁豆等健脾化湿治疗。

（4）心肾同治。心力衰竭治疗重在补虚，以温阳益气法治其根本。而人一身阳气又根于肾中所藏真火，"天之大宝，只此一丸红日，人之大宝，只此一息真阳"（《类经附翼》），故温阳重在温补真阳，以图其本。基本方：生黄芪30克，桃仁12克，川芎10克，当归12克，红花6克，地龙12克，附子12克，猪苓15克，茯苓15克，白术15克，白芍15克，桂枝12克，泽泻12克，车前子18克。首选之药为辛热之制附子以补火温肾，助阳通脉。本品走而不守，通行十二经无所不至，为补先天真火第一要药，能下温元阳以散寒，中温脾阳以祛湿，上助心阳以通脉。本品尚能力挽狂澜，起沉疴于须臾，尤其适用于慢性心力衰竭等危重疾患。

3.扶正祛邪，攻补兼施

严老认为，慢性心力衰竭常虚实并存，寒热错杂，在诊治心力衰竭的过程中始终注意"补不宜呆滞，泻不可伤正，寒不能伤阳，温不可劫阴"等配伍用药原则。在心力衰竭的治疗中，尤其强调肾阴肾阳的协调。若遇阳气虚损而用补阳益气的附子、桂枝、黄芪、鹿角等药物时，应注意适当使用补益阴液的生熟地、山萸肉、白芍等，以使生化之源无穷。反之，患者表现为阴精亏损，在使用补阴填精的药物时，如生地、熟地、首乌、枸杞子、麦冬、炙龟板，同时也应兼顾补益阳气的药物如附子、淫羊藿、菟丝子等，以使生升之源不竭。此外，严老在重视调养正气的同时，不忘攻邪，他十分赞赏张子和"不可畏攻而养病"的观点，善于把扶正达邪与祛邪安正两种学术思想结合起来，灵活应用于心力衰竭的治疗。

4.病情错杂，方不嫌杂

严老在学术上主张取法百家、兼收并蓄，特别对张仲景、孙思邈、金元四大家、张景岳、叶天士、王清任等诸家思想尤有心得。其在临证中多以仲景大法为基础，参考孙思邈的《千金方》，寒温补泻并用，兼蓄丹溪的养阴论、景岳的调治阴阳法则、叶天士的杂病调治，以及王清任的气血双调等理论。心力衰竭后期证候错综复杂，常本虚标实多因素并存，故严老临床用药亦错综复杂，不仅善用养阴之品，也不避讳温热燥药，经常以鹿茸与羚羊角共用，肉桂与黄柏共伍等。制方细心大胆，灵活奇特，认为疾病复杂多变，处方用药也应随机变化，不嫌"杂""乱"，但不能杂乱无章，必须做到"'乱'中有序，'杂'中有法"。

【治疗绝技】

强心饮，为严老治疗心力衰竭验方，方由附子、猪苓、茯苓、白术、白芍、仙灵脾、补骨脂、鹿角片、川芎、脐带组成，在临床及实验中已取得良好的疗效。

【医案】

患者，女，71岁，2011年3月21日初诊。现病史：患者反复咳喘、心悸10余年，3年前在上海某医院诊断为扩张型心肌病。现症见：面色灰滞，喘促，夜间难以平卧，时有胸闷，怯寒神疲，腹胀，双下肢水肿，按之凹陷不起，纳欠佳，大便正常，小便量少，舌质胖暗，苔白，脉沉细。外院心脏超声示全心扩大，二尖瓣及三尖瓣中度反流，射血分数35%。辨证：颜老四诊合参后，认为该患者证属心肾阳气两亏，饮停血瘀。治法：拟温阳益气，利水化瘀。处方：附子12克（先煎），猪苓15克，茯苓15克，白术15克，白芍15克，淫羊藿20克，桂枝12克，鹿角9克，补骨脂15克，生黄芪30克，生晒参9克，桃仁12克，酸枣仁12克，三棱15克，莪术15克，地鳖虫12克，川芎10克，柴胡12克，枳壳12克，麦冬12克，五味子9克，生地 20 克，车前子 15 克，泽泻 15 克，葫芦壳 30 克，大腹皮 15 克，山楂 18 克，六神曲 18 克，生甘草 9 克。14 剂，每日 1 剂，早晚分服。

二诊：患者喘促明显好转，夜能平卧，双下肢水肿明显减退，大便正常，小便增多，纳可，夜寐欠佳，舌质偏暗，苔白，脉细。辨证、治则同上。

处方：前方去葫芦壳、大腹皮，加夜交藤 20 克，远志 12 克，14 剂。药后无喘促，下肢水肿消退，纳寐可，二便调。

按：本患者为扩张型心肌病，后期表现为心力衰竭。该病病位在心，关乎五脏。患者久病体虚，肾之真元伤损，不能助肺纳气。肾阳衰弱，肾不主水，水邪泛滥，干肺凌心，心阳不振，肺气上逆而致喘，表现为尿少、肢肿、喘促不能平卧等症，舌脉均为其佐证。予拟定温阳利水、行气活血的治疗原则。方中附子、淫羊藿、鹿角、补骨脂温补肾阳；生黄芪、生晒参大补元气，使气旺血行；气虚必致血瘀，故以川芎、桃仁、三棱、莪术、地鳖虫活血化瘀，通利血脉；地鳖虫性温走窜，通经活络；桂枝通阳，其性走而不守，配合猪苓、茯苓、泽泻、车前子、葫芦壳、大腹皮化气利水；麦冬、生地养阴生津，白芍酸敛并制附桂之偏胜；柴胡、枳壳疏肝理气；白术、山楂、六神曲健脾消食，生甘草调和诸药。复诊患者喘促减轻，夜能平卧，下肢水肿消退，寐差，故去葫芦壳、大腹皮，加夜交藤、远志养心安神。该方寒温并用，攻补兼施，体现严老治疗心力衰竭五脏兼顾、方不嫌杂之学术思想。

（刘中良　李飞泽）

【参考文献】

［1］程图，陈丽云，严世芸.严世芸辨治心系疾病临床经验 [J].上海中医药杂志，2019，53（2）：2-5.

［2］郭美珠，黄国毅，严骅.严世芸教授治疗慢性心力衰竭用药聚类分析 [J].中西医结合心脑血管病杂志，2016，14（22）：2710-2713.

［3］马文欢，陈丽云，郭美珠，等.严世芸教授治疗慢性心力衰竭阳虚水泛证中药数据挖据分析 [J].中华中医药学刊，2016，34（1）：214-217.

［4］郑晓丹.严世芸教授以五脏同治法论治心衰病经验 [J].云南中医学院学报，2013，36（5）：74-76，94.

［5］徐燕，杨爱东，唐靖一，等.严世芸治疗充血性心力衰竭的经验 [J].上海中医药杂志，2006，40（10）：10-11.

汪再舫辨病与辨证结合治疗心力衰竭

【医家简介】

汪再舫（1942—），女，江苏江阴人，主任中医师，第六批全国老中医药专家学术经验继承工作指导老师，江苏省名中医。曾任江苏省中医药学会心系疾病专业委员会委员、江苏省中西医结合学会心血管专业委员会委员，曾获"淮安市十大名中医"称号。擅长治疗冠心病、心力衰竭、心律失常、高血压病、心肌炎、心肌病。

【诊疗思路】

汪教授通过多年临床观察，认为心力衰竭为本虚标实之证，本虚以气虚为主，标实以痰湿多见。其病机演变首先以心气不足为主，继而气虚及阴、气虚损阳甚至阳虚欲脱。心力衰竭病位在心，与肺、脾、肾相关。病因以气虚、阳虚为主，痰浊、水湿、瘀血内停为其病理产物。左心衰以气虚痰浊为主，病位虽在心，主要累及肺、脾；右心衰以阳虚水瘀搏结为主，病位在心，主要累及脾、肾；全心衰以阳虚欲脱，水湿瘀阻寒凝为主，病位在心，累及肺、脾、肾。

针对本病病理性质为本虚标实，故益气贯穿治疗始终。发作期以标实为主，缓解期以本虚为主，其治则应补其不足，泻其有余。本虚宜补，重视补益心气、心阳；标实当泻，针对痰浊、水湿、瘀血而活血利水通脉。由于本病多为虚实夹杂，在发作期虽以标实为主，但常潜藏着本虚；在缓解期虽以本虚为主，但亦兼见邪实，故在治疗上补中寓通，通中寓补，通补兼施，当以补正而不碍邪、祛邪而不伤正为原则，以益气温阳、活血利水为治疗大法。

【治疗方法】

1. 辨病论治与辨证论治相结合

根据心力衰竭部位不同，左心衰时要益气化痰祛湿；右心衰时要温阳活血利水；全心衰时要兼顾瘀血、痰浊和水湿。

根据心力衰竭发病原因的不同，在辨病基础上，辨证也有所侧重。肺源性心脏病患者，侧重治痰，治疗时可用丹参、陈皮、瓜蒌、枳壳等活血化痰之品。冠心病心力衰竭患者侧重在治瘀，胸痹病机为"阳微阴弦"，心气阳虚，脉络瘀阻，治疗时应不忘温通，可加丹参、红景天、肉桂、川芎、三七、水蛭等活血破血温通之品。扩张型心肌病引起的收缩性心力衰竭患者，则侧重补气，加用黄芪、白术、太子参等补气之品。

2. 运用"宗气学说"辨治心力衰竭

宗气聚集于胸中，贯注于心肺之脉，宗气的主要生理功能，一是贯心脉行气血，二是走息道而行呼吸。宗气虚主要表现为心肺功能的下降，气虚鼓动无力则心率缓慢或结、代，气血斡旋无力则劳动耐力减低、劳则气短、心悸、乏力，气虚帅血无力、血脉无以灌注营养头目耳窍肢体诸脏，则肢体懈惰、好卧、耳目失聪、健忘等。宗气下陷是宗气虚的进一步发展，患者表现出呼吸困难，气短不足以息，甚或喘息感、胸闷憋气、心悸怔忡，或出现心律不齐等。宗气一陷，则诸气失之统摄，不能司呼吸，肺气不升故喘息、呼吸困难；宗气既陷，清阳不升，胸阳不能温通血脉则胸中窒息感甚或胸痛；宗气下陷，无力鼓动则心悸，脉细弱而迟或小数，或促而结、代；宗气无以灌注营养头目耳窍肢体诸脏，则出现疲劳乏力及精神神经症状。

舒张性心力衰竭属中医"虚喘"范畴，多由宗气不足，不能主心脉司呼吸，气虚下陷所致，在宗气虚基础上，病程迁延，气虚下陷，伴有瘀血、痰浊、水湿互阻。患者有乏力、气短、心悸，动则加剧。舒张功能减退性心力衰竭主要以胸闷气短、引长一吸为快、乏力为主要表现，治疗上当益气升陷、通脉强心。

【治疗绝技】

益气舒心汤，为汪教授治疗心力衰竭经验方，用于舒张性心力衰竭及左室舒张功能减退症，症见胸闷气短，神萎乏力，或心悸怔忡，或下肢略有水肿，苔少脉细等。

药用：黄芪 15 克，太子参 15 克，山萸肉 15 克，炙甘草 5 克，麦冬 15 克，升麻 5 克，柴胡 5 克，知母 8 克，丹参 15 克，红景天 10 克。功能益气强心，升阳固脱。

【医案】

患者，女，78 岁，2009 年 11 月 10 日初诊。主诉：胸闷、气短 2 个月。

现病史：患者诉行走 10～20 米则感胸闷气短，难以忍受，被迫停止活动，引长一吸为快，纳可，不咳嗽，否认冠心病、原发性高血压、糖尿病、肺结核、慢性阻塞性肺疾病及结缔组织病。有甲状腺功能减退病史 2 年，服左旋甲状腺素钠片治疗，甲状腺功能近期测定在正常范围。曾于某院诊断为舒张性心力衰竭，应用盐酸曲美他嗪片及利尿剂治疗，并每日吸氧 12 小时以上，治疗 1 周后自认为长期吸氧难以接受而来我院就诊。心脏彩超检查提示左室舒张功能减退，左室射血分数正常。就诊时见：形体肥胖，胸闷气短，引长一吸为快，肢倦乏力，纳可，苔薄白，质紫，脉细。西医诊断：舒张性心力衰竭。中医诊断：虚喘。辨证：宗气不足。治法：益气升陷。予益气舒心汤。处方：黄芪 15 克，太子参 20 克，炒白术 15 克，山茱萸 15 克，升麻 5 克，炙甘草 5 克，丹参 15 克，红景天 15 克，陈皮 10 克。每日 1 剂，水煎 2 次取汁 300 mL，分早、晚 2 次服，连服 7 剂。

二诊（2009 年 11 月 17 日）：患者诉药后症状明显改善，继服原方 20 剂，症状消失，已能在室内正常活动而无须吸氧。

1 年后上述症状出现，又以上方服 15 剂，随访 1 年，诉每日外出活动，步行 2 千米无不适感。

按：患者为老年女性，胸闷、气短 2 个月，形体肥胖，经过相关检查舒张性心力衰竭诊断明确，胸闷气短，引长一吸为快，肢倦乏力，从八纲辨证出发首先考虑虚证，中医诊断为虚喘。舌质紫，考虑存在血瘀气滞之象。从病因病机考虑，患者年老，脾胃失养，形体肥胖，清阳不升、肺气不足、肾不纳气，发为胸闷气短，倦怠乏力，气虚日久兼见血瘀。整体辨证为宗气不足，治则为益气强心，升阳固脱，拟方益气舒心汤加减。黄芪、升麻升阳举陷，太子参、炒白术、陈皮等健脾益气，山茱萸补益肝肾，再予丹参、红景天活血养血。本案以健脾益肾为根本，治疗虚喘，体现了"培土生金法"，取得良好效果。

（陈　琳　李飞泽）

【参考文献】

［1］李鹤，汪再舫.浅谈慢性心衰的中医治疗：强心不全补，在于气旺血运水行 [J] 广西中医药，2017，40（4）：62-63.

［2］汪再舫.益气舒心汤[J].江苏中医药，2014，46（11）：13.

［3］李鹤.汪再舫应用益气强心汤治疗收缩性心力衰竭临床经验[J].南京中医药大学学报，2014，30（5）：484-485.

［4］李鹤，刘亚洋，汪再舫.汪再舫运用宗气理论治疗舒张性心力衰竭经验[J].四川中医，2014，32（9）：10-11.

［5］李鹤.汪再舫治疗慢性心力衰竭经验[J].山东中医杂志，2011，30（12）：881-882.

［6］李鹤.汪再舫治疗心力衰竭经验[J].河北中医，2013，35（8）：1128-1129.

冼绍祥"双心理论"治疗慢性心力衰竭

【医家简介】

冼绍祥（1962—），男，广东省广州市人。广州中医药大学教授，广东省名中医，国家教育部重点学科"中医内科学"学科带头人，珠江学者特聘教授。曾任广州中医药大学第一附属医院副院长、医院国家药品临床研究机构主任、全国中医药高等教育学会临床教育研究会副理事长、广东省中医药学会常务理事、广东省中西医结合学会常务理事、广东省中医药学会内科专业委员会、广东省中医药学会心血管病专业委员会、广东省中西医结合学会心血管病专业委员会的副主任委员、广东省中西医结合学会中青年工作委员会常委、澳洲澳华中医学会第八届理事会名誉顾问。《新中医》《广州中医药大学学报》杂志编委。冼教授从事医、教、研、管理工作近30年，治学严谨，学验俱丰，临床对慢性心力衰竭治疗有独到见解。

【诊疗思路】

冼教授提出临床治疗心血管疾病时应关注患者的心理疾病，实行"双心同治"。冼教授认为双心疾病病位在心，与肝、脾、肾密切相关。病性为本虚标实，虚者表现为气血阴阳亏虚，心失所养；实者为气滞、血瘀、寒凝、痰浊。心衰病变涉及五脏，形成以心为中心，肺、肾、肝、脾皆可致病的病理特征，其中，心、肝、脾与神志关系密切。心在生理上与其余四脏相辅相成，相互制约，维持协调，在病理上相互传变、相互影响，因此双心疾病与其余四脏均有密切联系。"凡五脏之气，必相互灌溉，故五脏之中，必各兼五气"。华佗在《青囊秘录》中说："善医者先医其心，而后医其身。"历代医家在实践中深感"药之所治只有一半，另一半则全不系药方，而是心药也"。

根据整体观念的五脏一体观，冼教授认为治病必求于本，"双心"疾病的症状只是外在表现，而内在脏腑功能失调是其本质，情志失调起重要作用。因此临床治疗以心为核心，从肝、脾、肾、肺论治，配合必要的心理疏导，达到标本兼治、形神同治、"双心同治"的目的。

【治疗方法】

冼教授认为：心力衰竭影响整个血液循环系统和水、电解质代谢，心的气血阴阳不足是关键，病位在心，要从心论治。具体方法如下。

（1）心脉同治。心脏结构异常或功能异常可致脉象的变化。在功能上心与血脉相连，构成一个相对密闭的系统，成为血液循环的枢纽，功能上二者相辅相成，缺一不可，心占主导地位，临床治疗时，可"从脉测病"。治疗心病，取之于脉，心脉同治、心体得复，心用才展，诸毒邪渐化，心力衰竭方能改善。善用南药毛冬青治疗心力衰竭。毛冬青具有清热解毒、活血通脉之功效，常配伍三七、丹参、益母草、泽兰等药以活血利水通脉。

（2）心肝同治。心衰患者易因病情反复等致情志不遂，肝气失调，肝郁气滞，气滞则血凝，气滞日久，血行不畅，瘀血阻脉，心脉不通。故临床治疗多配伍柴胡疏肝散加减。

（3）心脾同治。《灵枢·经脉》篇言："脾足太阴之脉……其支者，复从胃，别上膈，注心中。"思虑过度，伤及心脾，心伤则阴血暗耗，神不守舍，脾伤则气血生化乏源，无以化赤奉心，营血亏虚，心神失养，临床上常表现为心悸怔忡、少寐多梦易醒、神志恍惚等。因此治疗需配伍养血健脾、祛湿化痰的中药，诸如温胆汤加减等。

（4）心肺同治。《医学集成》指出："心系于肺，肺为华盖，统摄大内，肺气清则心安，肺气扰则心跳。"心肺之间相互依存、相互为用。若肺气虚，则心气不足，鼓动无力，无力行血，血液内停，血行不畅，痹阻心肺，可见胸闷如窒而痛或憋闷疼痛。临床常配伍百合地黄汤养阴清热解郁。

（5）心肾同治。心力衰竭患者多承受病痛或费用压力，久病不愈，郁而化火，耗伤肾阴，致心肾不交，临床常见心烦不宁、失眠多梦。因此常配伍酸枣仁汤养心安神。

【医案】

患者，男，64岁，2009年10月26日初诊。主诉：反复心悸、胸闷1年余，症状加重伴气短、恶心3天。现病史：患者于1年前出现心悸、胸闷，劳累后加重，伴恶心、纳差。曾诊断为扩张型心肌病（心功能Ⅱ级），行西药抗心力衰竭治疗后心悸、胸闷缓解，但恶心、纳差等症状未见明显好转。3天前因劳累过度导致症状加重，伴短气、恶心、头晕。查体：血压100/70 mmHg。颈静脉未见充盈。心界向左下扩大，心率132次/分钟，房颤律，双肺底闻及少量湿啰音。腹软，肝颈回流征（－），双下肢无水肿。心电图检查示心房颤动，频发室性期前收缩。现症见：心悸气短，倦怠乏力，纳食即吐，口渴欲饮，小便量多，大便干结，舌暗淡、苔白，脉弱。西医诊断：扩张型心肌病（心功能Ⅲ级）。中医诊断：心悸。辨证：脾失健运，痰瘀阻络。治法：健脾祛浊，行气化瘀。处方：党参、益母草各30克，茯苓15克，法半夏、黄芪各12克，竹茹、麦冬、生姜各10克，橘红、枳壳、五味子各6克，三七、白术、炙甘草各5克。每日1剂，水煎，早晚分服，每次200 mL，共7剂。

二诊（2009年11月5日）：患者心悸、气短及恶心、头晕症状大减，小便量稍减，大便较通畅，口干欲饮，血压130/86 mmHg。胃气来复，中焦脾胃功能渐复，谨守原方，加麦冬15克，生晒参10克，以防津液受损，继用2周。

三诊（2009年11月20日）：患者已无明显心悸、气短及恶心呕吐症状，纳食正常，口稍干，二便正常，活动后稍觉疲劳，继以归脾汤加减善后。

按：患者辨病为心悸，证属脾失健运，痰瘀阻络。一方面调脾胃，顺气机，以安五脏、益心气，化痰瘀，改善心力衰竭症状，提高心功能；另一方面健脾气，扶正气，预防心力衰竭复发，减少再住院率。故冼教授临证时，针对心脾同病时脾虚痰饮的病机特点，常以温阳健脾、化痰利水为法，用温胆汤加益气健脾之品治之，如黄芪、党参、人参叶、山药等，每获良效。

（韩　新　周迎春）

【参考文献】

[1] 赵丽娴，袁天慧，陈汉裕.洗绍祥教授从"双心"角度论治慢性心力衰竭思想荟萃[J].西部中医药，2020，33（5）：38-41.

[2] 袁雪云，王营."双心医学"模式在心血管疾病中的指导与应用[J].实用心脑肺血管病杂志，2012，20（10）：1705-1706.

[3] 王丽萍，王春林.从五脏一体观探讨双心疾病的中医辨证思路[J].浙江中医药大学学报，2017，41（3）：198-200.

[4] 叶桃春，刘敏超，王陵军，等.洗绍祥"心脉同治"理论探究及经验总结[J].中华中医药杂志，2017，32（12）：5374-5377.

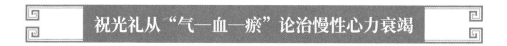

祝光礼从"气—血—瘀"论治慢性心力衰竭

【医家简介】

祝光礼（1955—），中西医结合主任医师，博士研究生导师，省级名中医，全国老中医药专家学术经验继承工作指导老师。兼任中国中西医结合学会心血管分会委员、浙江省中西医结合学会心血管专业委员会顾问、浙江省中西医结合学会康复和保健专业委员会副主任委员、杭州市医学会心血管分会副主任委员、杭州中西医结合学会理事兼专家委员会委员、中华中医药学会急诊分会胸痹专业常委、中华中医药学会内科分会心病专业委员等职。擅长治疗高血压病、冠心病、心力衰竭、心律失常、病毒性心肌炎、椎基底动脉供血不足、脑梗死及其后遗症等心脑血管疾病。

【诊疗思路】

祝光礼教授认为慢性心力衰竭的病理基础是心气亏虚，血脉瘀阻是慢性心力衰竭的中心病理环节，水液的运行依赖气的温化，心气亏虚则温化失司而致水邪为患。临床常出现心悸、气短、胸闷、水肿、心胸憋闷或疼痛、心悸，舌质紫暗有瘀点，脉结代等。血瘀一旦形成，则全身气、血、水运行不畅，可进一步加重水肿、咳喘等症。

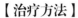

【治疗方法】

祝光礼教授认为慢性心力衰竭的基本治疗原则以益气温阳、化瘀利水为主。益气当益心肺之气，首选黄芪，还常用党参、生晒参等。温阳当顾护脾肾之阳，常用温阳药包括桂枝、附子、炙甘草等。化瘀之法应贯穿疾病始终，用丹参、川芎、五灵脂、蒲黄、当归等。水饮内停是本病病程不断进展所产生的病理产物，临床常用车前子、泽泻、猪苓、茯苓等。主要分以下证型论治。

1.气虚血瘀证

慢性心力衰竭稳定状态，心功能Ⅰ～Ⅱ级，水湿为患不明显，可胜任一般活动，临证多有活动后心悸气短、面色晦暗、口唇青紫、胸胁满闷、自觉呼吸不畅等，休息后可缓解，双下肢无明显水肿，舌质紫暗或有瘀点，脉细涩。

益气活血，方用黄芪失笑散加减：生黄芪30克，五灵脂15克，蒲黄15克，川芎12克，赤芍12克，当归12克，炙甘草5克，制香附15克。

兼有胸痛者，可合用丹参饮；气虚甚者，加用党参或生晒参，或加大益气药物用量，酌情减少理气药物用量，或改用橘络、绿梅花、炒谷芽；有痰浊者，加用半夏、茯苓、竹茹、枳实等祛痰之品；阳虚者，加用桂枝、附子、炙甘草等温阳之品；有阴虚者，加用生地、玄参、麦冬等物以滋养阴液。

2.气阴两虚证

临床多见于长期应用利尿药患者，表现为心悸气短、倦怠乏力、动辄汗出、头晕、面颧暗红或觉潮热心烦、夜寐不安、口干、舌质红或淡红、少苔且干或苔有裂纹、脉细数。

治疗上以益气养阴为主。方用黄芪生脉散加减：生黄芪15克，党参15克，麦冬15克，天冬15克，五味子9克，淮小麦30克，郁金12克。

寐差者，合用酸枣仁汤；喘甚者，合用葶苈大枣泻肺汤；偏于阴虚者，宜用太子参，力缓而不燥；偏于气虚者，可用生晒参，阴虚口干甚者，加用石斛、天冬、元参、天花粉、枸杞子等，甚者则用炙鳖甲；心悸不安者，加用青龙齿、珍珠母、苦参、远志等；虚热者，加用青蒿、丹皮、地骨皮等。

3.心肾阳虚证

多见于中晚期患者或不严格遵守医嘱者，或应用利尿药效果不明显者，表现为心悸、喘息不能平卧、颜面及肢体水肿，或伴胸腔积液、腹水，脘痞腹胀，形寒肢冷，大便溏泄，小便短少，舌体胖大，质淡，苔薄白，脉沉细无力或结或代。

温阳化气，方用五苓散或苓桂术甘汤或实脾饮加减：生晒参（另炖）9克，白术10克，白芍15克，猪苓15克，茯苓15克，泽泻12克，淮山药30克。

喘咳甚者，加用葶苈子大枣泻肺汤，并加苏子、玉竹泻肺平喘；阳虚明显者，加用附子、桂枝；水肿明显者，则用五皮饮；颜面及肢体水肿、脘痞腹胀明显者，可加用炒白扁豆、炒白术、炒薏苡仁，佐以砂仁、绿梅花、炒谷芽理气和胃。

水湿退却，症状改善后，则以培补脾肾为主，防止水邪卷土重来，多用参苓白术散加减：常加用菟丝子、肉苁蓉、巴戟肉、仙茅、淫羊藿等药物温补肾阳，佐以枸杞子、制首乌、川石斛滋养肾阴；脾虚甚者，重用淮山药、炒薏苡仁等。本型之心功能往往在Ⅲ级以上，多属于五脏俱病，阴阳失调，气血阻滞，但总以内脏阳气虚衰为本，治疗以益气温阳为主，佐以利水活血。

【治疗绝技】

参附强心合剂，适用于心肾阳虚的心力衰竭。组成：红参3克，制附子5克，葶苈子10克，玉竹15克。每日1剂。水煎2次，2次煎液合并滤过，取药汁120 mL，分2次口服。连服4～6周，为1个疗程。

【医案】

患者，男，55岁，2015年8月21日初诊。现病史：患者于6年前曾因阵发性胸闷、气短到当地医院住院治疗，诊断为高血压、冠心病，出院后遵医嘱口服阿伐他汀、阿司匹林、硝苯地平等药物治疗，之后病情时有反复。8天前，患者劳累后再次出现胸闷、气短症状，轻体力活动即诱发，同时伴咳嗽，咳少量白色泡沫样痰，乏力，食后饱胀，双下肢轻度水肿，睡眠尚可，尿量减少，大便质软，舌质淡紫，有瘀斑，苔薄白，脉沉涩。患者既往有高血压病史9年、冠心病病史6年。查体：血压140/95 mmHg，心率81次/分，听诊心音低钝，双肺底可闻及少量湿性啰音；叩诊心界向左下扩大。心电图示窦性心律，偶发房性期前收缩，V_4–V_6导联ST–T改变。诊断：根据患者临床表现并结合相关理化检查中医诊断为喘证。辨证：心肾阳虚，瘀血内阻，水凌心肺证。处方：黄芪30克，党参20克，仙茅15克，桂枝15克，葶苈子 15 克，紫苏子 15 克，泽泻 12 克，车前子 12 克，茯苓 12 克，川芎 10 克，当归 10 克，丹参 10 克。10 剂，水煎，每日 1 剂，早晚分服。

二诊：患者偶有胸闷、气短，咳嗽减轻，咳少量白痰，尿量增多，下肢水肿明显消退，睡眠差，舌质暗红，苔薄白，脉沉。在首诊方基础上去车前子，加合欢花 10 克，炒枣仁 10 克，继续服用 10 剂。

三诊：患者上述症状明显减轻，下肢水肿消退，睡眠稍有改善，二便可，舌质红，苔薄，脉沉。在上方基础上去葶苈子、泽泻，加石斛 10 克，继续服用 10 剂，随诊半年未见复发。

按：患者为中老年男性，高血压、冠心病病史清楚，诊断明确，长期口服阿伐他汀、阿司匹林、硝苯地平等药物，胸闷、气短时有发作，多于劳累后发作。心阳不足、浊饮上泛故见胸闷、气短、咳嗽、咳痰；中气不足见乏力、食后饱胀；由于浊饮上泛导致体内水液代谢失常，见双下肢水肿，尿量减少；气虚血瘀见舌质淡紫、瘀斑，脉沉涩。整体辨证为心肾阳虚、瘀血内阻、水凌心肺，治疗当以益气温阳、化瘀利水为主，处方以黄芪、党参健脾益气，仙茅、桂枝温化水饮，以葶苈子、泽泻、车前子、茯苓利水消肿，以川芎、当归、丹参活血养血。二诊时症状改善，尿量增加，下肢水肿消退，由于睡眠差，加合欢花、炒枣仁养心安神。至三诊时大部分症状缓解，去葶苈子、泽泻，防利水过度而伤阴，酌加石斛养阴。对症治疗，收效良好。

（陈　琳　李飞泽）

【参考文献】

［1］赵芊，祝光礼 . 从"心主神志"论治心血管疾病 [J]. 浙江中西医结合杂志，2015，25（5）：515-516.

［2］陈启兰，祝光礼 . 祝光礼从火热论治心脑血管疾病 [J]. 北京中医药，2015，34（12）：946-948.

［3］赵丽娟，祝光礼 . 祝光礼教授从气、血、水论治慢性心力衰竭经验拾粹 [J]. 中国中医急症，2016，25（11）：2061-2062.

［4］赵丽娟，祝光礼 . 祝光礼教授治疗冠心病经验浅析 [J]. 中国中医急症，2016，25（8）：1523-1524.

［5］刘宏飞，陈启兰 . 祝光礼教授治疗慢性心力衰竭临床经验撷萃 [J]. 中华中医药学刊，2012，30（10）：2155-2158.

[6] 陈启兰，祝光礼，方晓江. 祝光礼论心力衰竭的病证分类与经方活用 [J]. 中华中医药学刊，2015，33（10）：2418-2421.

[7] 陈黎燕，陈启兰，祝光礼. 祝光礼治疗心房颤动经验探析 [J]. 浙江中医杂志，2010，45（1）：12-13.

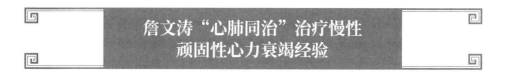

詹文涛"心肺同治"治疗慢性顽固性心力衰竭经验

【医家简介】

詹文涛（1937—），主任医师，教授，云南省名中医，全国老中医药专家学术经验继承工作指导老师。兼任中国中医药学会、中国针灸学会常务理事，中国中医急症分会顾问。詹文涛教授擅长诊治心脑血管疾病，治疗慢性顽固性心力衰竭有其独到之处，在心血管疾病、神经系统疾病等急危重症和难治病方面辨证论治，独树一帜。

【诊疗思路】

心力衰竭虽是局部之病，却也是全身之疾。心与五脏之气相连，一脉相承。慢性心力衰竭的基本征象为本虚标实，以心气耗竭为基础，进而损及肺、脾、肾、肝四脏，以致全身阴阳气血紊乱，并在此基础上产生痰浊、瘀血、水湿等种种内生实邪，导致一系列的临床危急征象，如有外邪乘虚而入引动内生邪实，更进一步耗伤正气，则形成内外合邪，虚虚实实互为因果的危重局面。

正常血液循环有赖于宗气的畅旺，辅佐心气得以推动，心气衰则肺气弱，肺气衰则心气微。若久患心病必将损肺，久患肺病亦损及心；心气靠宗气来供养，宗气不行，则心气无源；肺不朝百脉，则心气不通，心脉不畅，心力衰竭就难以缓解；肺失宣发，不能通调水道，使水液内停，则心脉不畅，心脏受损。

感受六淫之邪或湿热之气损伤肺体，肺失肃降，水气上犯于肺；肺失治节，不能通调水道，水津内蓄上焦，停留于肺则生肺水，水气内结，血行不畅为瘀，水瘀互结则呼气不得出，吸气不得入，浊气内积，致使心失清气之养，病邪内陷于心则心气内闭而成心力衰竭。

临床上慢性心力衰竭以左心衰竭及全心衰竭最为常见，单纯右心衰竭较少见。慢性心力衰竭患者临床症状复杂多变，但不论是哪一种心力衰竭均存在不同程度的胸闷、心悸、呼吸困难、咳嗽、咳痰、水肿。所谓顽固性心力衰竭，即心力衰竭反复发作，迁延不愈，多方治疗效果不佳。而心力衰竭反复发作多有诱因，常见的诱因有劳累、精神刺激及感染，特别是呼吸道的感染。

【治疗方法】

詹老师治疗心力衰竭时常常从治肺入手，心肺同治，将治肺贯穿于心力衰竭治疗的始终。黄芪生脉饮合自拟葶苈三子汤为基础方；兼见心肺阳虚者合用真武汤或人参附子汤为基础方；兼见脾阳虚者合用苓桂术甘汤为基础方。

葶苈三子汤：葶苈子、牛蒡子、紫苏子、苇茎、冬瓜仁、薏苡仁、桃仁。詹老师认为苏子有强心的作用，牛蒡子清利咽喉、软坚散结，现代研究证实葶苈子有明显的强心作用，心力衰竭水肿明显时可大量应用。

【医案】

患者，女，69岁，2000年8月20日初诊。主诉：患者因反复心悸、胸闷20余年，加重伴气短、双下肢水肿2年就诊。病史：患者于1978年开始常于劳累后即感心悸、胸闷，到医院就诊，诊断为风湿性心脏病联合瓣膜病，未行正规治疗，以后症状渐进性加重，直至2年前稍活动后即感心悸、胸闷，并出现气短及双下肢水肿，严重时不能平卧，端坐呼吸，甚至出现过两次咳粉红色泡沫痰，并多次到医院住院，诊断为风心病联合瓣膜病、顽固性心力衰竭，经多方治疗疗效欠佳，患者诉心悸、气短、胸闷、咳白色泡沫痰，夜间不能平卧，伴尿少、双下肢水肿。查见：患者一般情况差，两颧暗红，唇甲发绀，颈静脉怒张，肝颈静脉回流征阳性，双肺呼吸音粗糙，双肺底可闻及细湿啰音，心率146次/分钟、强弱快慢不等，并有脉搏短绌，心尖区可闻收缩期Ⅲ级吹风样及舒张期Ⅳ级隆隆样杂音，主动脉瓣第二听诊区可闻及Ⅲ级双期杂音，双下肢小腿下1/3以下凹陷性水肿，舌质胖淡紫暗，苔白腻，脉沉细结代。西医诊断：风心病联合瓣膜病、房颤、心衰Ⅳ度。中医诊断：心痹，心水。中医辨证：本虚标实，心肺俱虚（以气虚、阳虚为主），痰瘀水互结。治法：益气温阳，活血化痰利水。处方：黄芪生脉饮合自拟葶苈三子汤加真武汤化裁，黑附片 60 克（另包先煎），黄芪、太子参、葶苈、冬瓜仁、薏苡仁、葶苈子各 30 克，麦冬、牛蒡子、紫苏子、茯苓、赤芍、川芎、车前子各 15 克，西洋参、桃仁、白术各 12 克，五味子、生姜各 10 克。每日 1 剂，连服 2 周。

患者心悸、气短、胸闷明显减轻，咳痰减少，尿量增加，水肿消退，夜间能平卧入睡，但精神仍较差，舌质胖淡紫暗、苔薄白腻，脉沉细结代。原方去黑附片，黄芪加量至 60 克，再服 2 周，患者精神明显改善，休息状况下无明显心悸、胸闷、气短，诉喉中仍有少量黏痰，原方去西洋参、茯苓、白术，葶苈子减量至 15 克。再服 2 个月后停药。以后患者有明显不适时，再用最后一方服用，观察至今未再出现心衰。

按：心肺同居上焦，心脉与肺相通，心脉起于心，其直者却上肺，肺者相傅之官，治节而朝百脉，肺主宗气，正常血液循环有赖于宗气的畅旺，辅佐心气得以推动，心肺之气息息相关，互相补充，心气衰则肺气弱，肺气衰则心气微。该患者本虚标实，心肺俱虚（以气虚、阳虚为主），痰瘀水互结。治以益气温阳、活血化痰利水，服上药后症状未在出现。

（陈召起　樊根豪　王永霞）

【参考文献】

［1］罗珊珊.詹文涛教授从五脏论治慢性心力衰竭的经验 [J].中华中医药杂志，2006，21（7）：418-419.

［2］琚坚，詹青，李青.詹文涛治疗慢性顽固性心衰心肺同治经验 [J].山东中医杂志，2003，22（9）：557-558.

第四章　心悸（心律失常）

方和谦"和解滋补法"治疗心悸

【医家简介】

方和谦（1923—2009），男，首都医科大学附属北京朝阳医院主任医师、教授、中医科主任，首都国医名师，国医大师。全国名老中医药专家学术经验继承工作指导老师。曾任北京中医药学会会长，中华中医药学会理事，中华中医学会内科专业委员会委员，中国红十字会理事，北京市科协常务委员，北京中医学院顾问。方老幼承庭训，重视人与自然的统一，形成了"燮调阴阳，以平为期"的生理观；善用补法，提出"正气为本，扶正以祛邪"的治疗观；善用和法，提出"和为扶正，解为散邪"的精辟见解。

【诊疗思路】

方老治疗心悸提出"正气为本，扶正以祛邪"的治疗观。益气血重在补脾胃，补脏腑注意五行相生。脾胃为气血生化之源，脾胃虚弱引起心气不足，导致心悸等心系疾病，其补益气血必须从补脾和胃、培补后天之本入手，调补脾胃之气，以达到补益气血、扶助正气的作用。

依据五行生克理论提出心系疾病从肝论治。心主血，肝藏血，母子相生；心主神，肝藏魂，心肝血气充盛则心神得养，肝魂安藏。若肝血不足，或肝失条达，则不仅肝魂不得安藏，且母病及子，引起心神不安之证；治疗上疏肝而理气，和血而养心神。

【治疗方法】

（1）和肝汤：由和剂局方逍遥散化裁而来，其药物组成：当归 12 克，白芍 12 克，白术 9 克，柴胡 9 克，茯苓 9 克，生姜 3 克，薄荷 3 克（后下），炙甘草 6 克，党参 9 克，苏梗 9 克，香附 9 克，大枣 4 枚。主治肝炎、胃炎、月经不调、心悸、失眠等多系统疾病，属于血虚，脾胃失调，症见两胁作痛，胸胁满闷、头晕目眩、神疲乏力，腹胀食少，心烦失眠，月经不调，乳房胀痛，脉弦而虚者。

若兼见痰湿阻滞者，多加入瓜蒌、竹茹、焦神曲；血瘀明显者，加丹参、菖蒲；气郁较重者，加苏梗、香附；若病久及肾，肝肾两亏，加枸杞子、石斛等。

（2）滋补汤：受《金匮要略·血痹虚劳篇》补法九方的启示创制，其药物组成：党参 12 克，白术 9 克，茯苓 9 克，甘草 6 克，熟地黄 12 克，白芍 9 克，当归 9 克，官桂 3 克，陈皮 6 克，木香 3 克，大枣 4 枚。

临床治疗心、肺、脾、胃、肝、肾系的虚证，治疗心悸气血两虚以滋补汤加远志、百合、枸杞子、麦冬、酸枣仁。加减：心悸气短、胸闷乏力，加用远志、夜交藤等药；脾胃不足，加炙生黄芪、黄精、炒谷芽益气健胃；脾肾阴虚，加枸杞子、麦冬、玉竹滋阴补肾；脾肾阳虚，加附子、干姜、细辛、巴戟天等温阳益肾；如出现心力衰竭征象则予红参回阳救逆。

【医案】

病例 1：患者，女，48 岁，1996 年 10 月 9 日初诊。现病史：患者月经紊乱半年，时感心慌气短，腿软乏力，多虑心烦，胸闷胁胀喜叹息，夜寐多梦，耳鸣如蝉，舌淡苔白，脉弦细。处方：和肝汤加熟地黄 10 克，黄精 10 克。6 剂，水煎服，每日 1 剂。

二诊（1996 年 10 月 18 日）：服药后自觉心悸气短减轻，已无胸胁胀满，眠可，时有乏力、耳鸣。守方治疗 6 剂，水煎服，每日 1 剂。以善其后。

按：患者正值更年期，肝气郁结，气机不畅则胸闷胁胀喜叹息；气阴不足，心神失藏，则心慌气短乏力；心神失养则夜寐多梦。和肝汤在逍遥散基础上加用党参、香附、苏梗、大枣四味，调肝以理气，和血而养心安神，和中有补，补而不滞；加用熟地黄、黄精补气补血，滋阴益肾。

病例 2：患者，女，68 岁，2003 年 2 月 23 日初诊。主诉：心悸 2 周，既往有心房纤颤、慢性结肠炎病史。一周前因外感引起心悸，恶寒，胃脘不舒，大便不畅、偏稀，夜寐不安，舌质红苔白，脉沉缓。处方：予滋补汤加枸杞子 10 克，麦冬 6 克，炒山药 10 克，炒枣仁 10 克。7 剂，水煎服。

二诊时患者诉服药后心慌、心悸明显好转，大便成形，睡眠改善。效不更方，继服上方 10 剂，巩固疗效。

按：患者系老年女性，肾精已衰，既往有心房纤颤及慢性结肠炎病史，脾胃气血久伤，中气亏虚，生化乏源致心气不足，故见心脾气血两虚，心失所养。治用滋补方，四君子汤与四物汤加减，前者补脾益气，培后天之本，后者滋阴补肾，养血和肝，固先天之本。此方体现了方老善用补法及"益气血补法重在调脾胃"的思想，也是"和为扶正、解为祛邪"之和解法的具体应用。对于老人久病体虚并感受外邪疾病的治疗，方老强调"虚人病表建其中"，先补脾以资化源，后益肾以固根本，故先期选用滋补汤加减，气血双补，加枸杞子、麦冬滋阴补肾，使补而不滞，加炒山药补脾益胃，加炒枣仁安神定志。

（王　爽　白瑞娜）

【参考文献】

［1］权红 . 方和谦论著集 [M]. 北京：科学出版社，2015.

［2］高剑虹 . 方和谦教授诊治病证的思辨特点 [C]// 第二届著名中医药学家学术传承高层论坛论文汇编，广州：2006：136–141.

［3］高剑虹，权红，李文泉，等 . 心悸的临床论治 [J]. 北京中医，2006，25（2）：97–98.

［4］高剑虹，李文泉，范春琦，等 . 方和谦经验方"滋补汤"临床应用数据挖掘研究 [J]. 吉林中医药，2014，34（1）：32–34.

［5］李文泉，权红，高剑虹，等 . 方和谦经验方"和肝汤"临床应用数据的挖掘研究 [J]. 中国中医基础医学杂志，2008，14（11）：855–857.

伍炳彩辨治心悸经验

【医家简介】

伍炳彩（1940—），第三届国医大师，江西中医药大学教授、主任中医师、博士生导师，第三、第四批全国老中医药专家学术经验继承工作指导老师，江西省名中医，享受国务院政府特殊津贴专家。师承中医名家姚荷生，从医近五十余载，学验俱丰，擅长治疗内科杂症。

【诊疗思路】

（1）感受外邪。伍老认为六淫之邪，首先客于皮肤，后深入经络血脉，内舍于心，可出现心悸。伤寒之转成心悸，与寒邪客表，发汗太过伤及心阳，或误用寒凉损伤阳气，引邪入里有关；而温邪之转成心悸，则与津液耗伤有关。另湿热痹阻上焦咽喉亦可以导致心悸。咽喉为三焦之上口，咽喉又为诸经脉循行交会之处，故湿热痹阻咽喉则致三焦气机不利，下扰心神则会出现心悸。

（2）心肾亏虚。心血不足，心失所养，常能导致心悸、怔忡；思虑过度，心脾两伤者，尤为常见。阳虚气弱，不能温养心脉，心阳不振，可令心悸不安；若肾水亏耗，阴虚而虚火上扰，或肾水不足，心肾不交，心火妄动则可致心神不宁。

（3）水饮凌心。心、脾、肾三脏关系密切，水为阴邪，赖阳气化之，若阳虚不能化水，水饮内停，上凌于心则出现心悸。脾阳不振，健运失司，水湿内停，饮蓄于中，冲气于上；或肾阳不足，阳气不布，脐下蓄水，冲逆内动于上，均可导致心悸。

（4）瘀阻心脉。若心气不足，心阳不振，阳气不能鼓动血脉运行；或寒邪侵袭，寒凝而致血运不畅，甚则瘀阻；或由痹证发展而来，均会导致心脉瘀阻而引起心悸。

（5）痰扰心神。五志化火或外感热邪，燔灼于里，炼液为痰，上扰心窍所致。热势亢盛，邪热灼津成疾，痰火扰心，心神失养，故而发为心悸。

（6）肝郁致悸。心、肝二者均与气血及精神、情志活动有关，心行血之

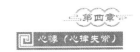

功能有赖于肝之疏泄条达，由于情志抑郁，使肝失条达，气机失调，心气郁滞，血行不畅则可导致心神失养，出现心悸。

【治疗方法】

1. 感受外邪

（1）湿热痹阻上焦咽喉，上焦气机不利，出现咽红、咽喉梗阻感、咽后壁淋巴滤泡、胸闷、心悸、寸脉浮者，用《温病条辨》银翘马勃散合上焦宣痹汤加田七、琥珀治疗。

（2）心阳虚感受风寒，出现心前区怕冷其人叉手自冒心，心下悸，欲得按者用桂枝甘草汤。

（3）风湿内舍心脉，除心慌、心悸、胸闷外，还可出现关节酸痛，与天气变化有关，肢麻而冷、脉细者，则用当归四逆汤加田七、琥珀研末吞服。气虚之体而风湿内侵，症见心慌胸闷、关节酸痛与天气变化有关，汗出恶风、神疲肢肿、脉弱有间歇者，则当助气以祛风湿，可用防己黄芪汤加田七、琥珀之类治之。

2. 心肾阴虚

若心肾阴虚，心悸失眠、虚烦神疲、梦遗健忘、手足心热、口舌生疮、舌红少苔、脉细而数者，用天王补心丹或者黄连阿胶汤；若心脾气虚，症见心悸健忘、失眠多梦、头晕目眩、面色不华、倦怠乏力、舌淡脉细弱，方用归脾汤加减治之；若见心动悸而脉结代者，乃气虚血少，血不养心之故，宜用炙甘草汤益气养血，滋阴复脉；若心阳不振，症见心悸不安，胸闷气短、动则尤甚，面色淡白，形寒肢冷，舌淡胖嫩，苔白脉沉迟无力或结代，方用桂枝甘草龙骨牡蛎汤加人参、附子；心悸因心血亏而致的临床表现主要有心悸、心烦、易惊、失眠、健忘、头昏、面色萎黄、舌淡嫩、脉细弱等，治疗应补血安神，一般可用四物汤加阿胶以养血、柏子仁以安神。

3. 水饮所致

水饮所致心悸"当以温药和之"。心脾阳虚，水气凌心，症见心悸、眩晕、胸闷痞满、渴不欲饮、下肢水肿、背心冷、形寒肢冷、小便短少、恶心吐涎、舌苔白滑脉弦滑，用苓桂术甘汤治之。脾肾阳虚，症见心悸倦怠、神疲乏力、腹胀便溏、腰痛阴冷、畏寒肢冷、小便不利、舌淡胖嫩、脉沉迟无力或结代，用真武汤治之。太阳膀胱气化不利，症见心悸、四肢水肿、小便不利大便反快者，用五苓散。

4.瘀血阻滞心脉

瘀血阻滞心脉，症见心悸怔忡、短气喘息、胸闷不舒、心痛时作、唇甲青紫、舌质紫暗、脉涩或结代，用血府逐瘀汤加田七、琥珀、丹参、人参、苏木等。

5.痰扰心神

痰扰心神类心悸，当豁痰定悸。痰火扰心，症见心悸，时发时止，受惊易作、胸闷烦躁、发热气粗、面红目赤、口苦发黏、便干、尿黄、舌红苔黄腻、脉弦滑，用黄连温胆汤加栀子。痰热内扰、气血不足，症见心悸、恐惧胆怯、神疲乏力、夜寐不安、舌淡苔黄腻者，用十味温胆汤加减。

6.肝郁血亏

症见心慌、胁胀或痛、嗳气矢气则舒、女子胀痛多连少腹、月经不调、经期乳房作胀、脉弦不静，或有间歇，治宜养血疏肝，用逍遥散；有热象，则加丹皮、栀子；肝血亏虚，心悸伴有虚烦不得眠者，加酸枣仁汤；瘀血阻滞肝经，伴有胸痛欲捶，则加旋覆花、茜草、葱白等。

【医案】

患者，男，15岁，1978年7月12日初诊。病史：心慌心悸已2年余，至医院检查，心率100～130次/分钟。曾做胸透、三大常规等检查，仅发现有蛔虫卵。心电图提示：窦性心动过速，左心室高电压。现症见：自觉心慌、心悸，头昏易出汗，梦多纳可，但食后饱胀，神疲力少，口中黏腻，脘中嘈杂似饥，饥饿时嘈杂更剧，甚则作呕，大便干，1～2日1次，色黄稍黑，关节偶有酸痛，既往有结核及血尿史，舌正、苔薄白，脉弦数较细，心率100次/分钟。辨证：心血、心气两亏，痰湿内扰。治拟化痰湿、益心气，十味温胆汤加减。处方：法半夏10克，云苓10克，橘皮5克，生甘草5克，枳实6克，淡竹茹6克，菖蒲6克，远志5克，西党参10克，生地6克，当归10克，浮小麦15克。5剂，每日1剂。

二诊（1978年7月16日）：药后诸症见减，心率由100次/分钟减为80次/分钟，唯大便较结，小便稍有热感，苔白，脉弦较细略数，效不更方，上方加焦栀仁9克，再服5剂。以后患者曾来诊几次，因病情逐日好转，故坚持用上方服至9月14日，共服20剂，脘胀、口黏、小便灼热感全除，神疲汗出明显减轻，是心气已复、痰湿已化之象，唯心率仍波动在80～90次/分钟，仍感头昏，梦多，脘嘈较甚，脉仍弦略数较细，脉证合参，显属血亏

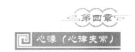

未复，因患者苦于服水药，遂拟三甲复脉汤为丸继续调理。

处方：炙甘草60克，麦冬100克，生地100克，火麻仁60克，大枣30枚，阿胶100克，白芍100克，五味子100克，鳖甲100克，生牡蛎100克，龟板100克。上药共为细末，炼蜜为丸，如梧桐子大，每日3次，每次10克。

三诊：上料丸药服至次年2月6日，患者诉心慌、心悸未发，头昏、脘嘈大减，脉弦稍细，脉搏78次/分钟，是血亏渐复之象，唯觉劳累后有时腰酸，遂于上方加枸杞100克，再做丸药1料，以资巩固。患者服完药后，于7月曾2次来复查，心率均为70次/分钟，诸症均告消失。

按：本案患者病程较久，因心血、心气两亏，痰湿内扰，故初予十味温胆汤加减，益心气化痰湿，待心气来复、痰湿已化，则诸症减轻。后因仍有头昏、脘嘈、脉弦细稍数等症，足见血亏未复，故用三甲复脉汤养血以善后，服后诸症消失，心率亦恢复正常。由此说明，血亏、气虚、痰湿于心律失常虽可单独为病，然亦可合并出现，临床务必辨证求因，审因论治，方不致误。

（康法宝　郑萍红　李飞泽）

【参考文献】

［1］曾建斌，魏明全，姜镜清，等.伍炳彩治疗心悸临床经验[J].江西中医药，2012，43（12）：11-12.

［2］伍炳彩，伍建光.心律失常治法探讨[J].江西中医药，2001，32（5）：1-4.

李飞泽从"心—络—肾"论治迟脉证

【医家简介】

李飞泽（1964—），主任中医师，硕士研究生导师，浙江省名中医，第六批全国老中医药专家学术经验继承工作指导老师，省中医药管理局重点专科心血管科学科带头人。曾获"浙江省优秀医师奖",浙江省"新世纪151人才工程"培养人员、浙江省中医临床骨干。任中华中医药学会亚健康分会常委、中华中医药学会内科分会委员,浙江省中医药学会常务理事,浙江省中医药学会中医经典与传承研究分会、络病分会副主任委员,内科分会、丹溪分会及养生康复分会常委,浙江省中西医结合心血管分会常委。擅长高血压病、冠心病、心力衰竭、心律失常、病毒性心肌炎、眩晕综合征、中风及后遗症、睡眠障碍等疾病的诊治,对中医养生保健及亚健康调理有丰富的经验。获省市级课题成果奖10项。

【诊疗思路】

窦性心动过缓、房室传导阻滞、病态窦房结综合征均属迟脉证范畴,可独自出现,也可伴随其他病症同时出现。李飞泽教授诊治迟脉证首先是着眼络脉,以化瘀行滞为目标,络脉应以通为用,心主血脉,心络受邪,必有血脉瘀滞。其次,重视心肾关系,迟脉证病位在脏,因阳气虚弱之故。脉由心所主,而心乃阳中之太阳,以阳气为用,起鼓舞血脉之职;肾中元阳,是为先天之火,是五脏阳气之根本,能助力推动、温煦心阳。若迟脉证成,必由心肾阳虚而成阴证、虚寒之证。

李飞泽教授以"心—络—肾"相关性的视角为出发点,认为迟脉证的病机应从心虚为本、心为邪扰立论,其中心虚应包含心阳之虚和肾中元阳之虚,邪扰则以瘀血阻滞心络为主。络脉是心肾相济的桥梁。络脉通,则心肾之阳气互通互济;络脉滞,则通道受阻,虚邪贼生。

【治疗方法】

温通心络、温补肾阳、温窦振心为原则,在温补心肾之阳的同时,辅以活血通络祛瘀,以奏提振心率的功效。李飞泽教授辨证治疗迟脉证,倡导分3型。

(1)初期之气虚型:治疗多以益气养心为主,予益气通络汤(经验方)治疗。病程进展,多伤及气阴而呈现气阴两伤之证,此期用炙甘草汤用以益气养阴复脉。病程日深,久可伤阳,则可出现阳气虚衰之证,心肾之阳皆弱,此时当以温补心肾之阳为要。

(2)中期之阳虚血瘀型:通络温窦汤(经验方),药用桂枝15克,鹿角胶9克(烊化),仙灵脾10克,地鳖虫10克,全蝎3克,地龙10克。功能为通心络、温心窦、振奋心肾之阳。主治阳虚血瘀型迟脉证。

（3）后期之阳虚至甚型：酌情选用制附子、吴茱萸、肉桂、薤白、干姜之品以增温补心肾之力；瘀血征明显者，可加丹参、红景天、三七、桃仁等加强活血通络之功；兼痰浊湿邪，可加苍术、瓜蒌皮、石菖蒲、蔻仁、制半夏等健脾除湿化痰之品；病久伤及气阴，或阳损及阴，可于方中加黄芪、党参、白术、珠子参等补气之药，兼见阴虚之象者，选择药性薄润平和之品，诸如麦冬、生地、玉竹、石斛之类。

若心电图提示存在期前收缩，可在通络温窦汤的基础上，依据辨证选择甘松、茶树根、苦参等具有抗心律失常作用的药物。

【医案】

患者，男，76 岁，2016 年 1 月 12 日初诊。主诉：胸闷乏力半月余。现病史：患者半月余前因劳累出现时有胸闷、心悸不适，伴气短乏力，走楼梯时更明显。动态心电图提示平均心率 54 次 / 分钟，大于 2.0 秒的停搏 1313 个，最长停搏时间 3.6 秒，室性期前收缩 216 个，有 21 阵室性二联律，房颤 1429 分钟，有交界性逸搏，伴见二度房室传导阻滞。现症：精神软，平素怕冷喜暖，时腰酸，纳寐一般，二便尚调；血压 116/60 mmHg，呼吸稍促，颈软，颈静脉无充盈，心界不大，心率 57 次 / 分钟，心律不齐，心音低钝，腹软，腹水征阴性，肝脾肋下未及，双下肢无水肿；舌暗，舌体胖大，边见细齿痕，苔白厚腻，舌下脉络色暗曲张，脉结弱。有冠心病、房颤史二十多年，有 2 型糖尿病史 10 余年。中医诊断：迟脉证，证属阳气虚衰、痰瘀阻络。治法：温通心阳、化湿，处以通络温窦汤加味。处方：桂枝 15 克，鹿角胶 9 克，仙灵脾 10 克，地龙 10 克，全蝎 3 克，地鳖虫 10 克，薤白 10 克，石菖蒲 15 克，红景天 10 克，苍术 10 克，甘松 10 克。14 剂，水煎，每日 1 剂，分早晚两次温服。

二诊（2016 年 1 月 19 日）：胸闷、心悸较前有所好转，感乏力气短，精神稍欠，血压 120/62 mmHg，心率 56 次 / 分钟，心律不齐，心音低钝，余无殊。舌暗，舌体偏胖，苔薄白，舌中根部稍厚腻，舌下脉络色暗曲张，脉结细。证属阳虚络瘀、兼夹痰湿之迟脉证，继续予前方 7 剂，煎服同法。

三诊（2016 年 1 月 26 日）：胸闷、心悸、气短明显改善，稍感乏力不适，精神一般，心率 60 次 / 分钟，心律不齐，心音低钝，肺、腹无殊，双下肢不肿；舌稍暗，苔薄白，舌边散在瘀点，舌下脉络色暗，脉迟细。复查动态心电图提示平均心率 58 次 / 分钟，大于 2.0 秒的停搏 132 个，最长停搏 2.7 秒，室性期前收缩 6 个，共有房颤 1290 分钟。中医诊断：迟脉证—心肾阳虚夹瘀，治以温补心肾、活血通络，前方去石菖蒲、苍术、甘松，予 7 剂继续治疗。

四诊（2016 年 2 月 2 日）：自觉无明显胸闷，偶心悸，一般活动下无明显乏力不适，腰酸缓解；血压 130/66 mmHg，心率 66 次 / 分钟，心律不齐；舌淡胖色稍暗，舌边散在瘀点，舌下脉络色暗，脉迟细。复查动态心电图提示平均心率 65 次 / 分钟，大于 2.0 秒的停搏 0 次，共有房颤 985 分钟。辨证同前，继续予前方 7 剂以巩固疗效。

按：本案为高龄患者，阳气渐弱，本有宿疾，多夹痰瘀，又劳而耗气，心失濡养而发为迟脉证。怕冷喜暖为阳虚之症；舌暗，舌体胖大，边见细齿痕，苔白厚腻，舌下脉络色暗曲张，脉结弱，皆为心肾阳虚、心络瘀滞夹痰湿之象。故李飞泽教授治以通络温窦汤，并加薤白、红景天以加强温通之功，石菖蒲、苍术以除湿化痰，甘松抗心律失常。二诊患者症状较前改善，原方案治疗有效，辨证患者阳虚为本的基础上，兼夹痰湿之征，故继续上方治疗。至三诊时，患者自觉症状有明显好转，且复查动态心电图亦明显好转，室性期前收缩基本消失，舌象提示无痰浊征表现，化燥除湿之品多易耗伤气阴，谨遵"毒药攻邪，中病即止"之古训，去石菖蒲、苍术；且患者室性期前收缩消失，故方中同时去甘松。四诊复查动态心电图长停搏消失，治疗有效，继续前方以巩固疗效，最终收到良好效果。

（陈　琳）

【参考文献】

［1］陈琳，李飞泽，李洁，等.李飞泽从心—络—肾论治迟脉证经验 [J].浙江中西医结合杂志，2020，30（4）：278-280.

［2］康法宝，李飞泽.李飞泽临证验案四则 [J].浙江中医杂志，2015，50（3）：217.

［3］郑萍红，李浩洋，李飞泽，等.李飞泽运用经方治疗心律失常经验 [J].浙江中医杂志，2018，53（6）：404-405.

［4］李浩洋，李飞泽.李飞泽治疗杂病验案举隅 [J].浙江中医杂志，2017，52（4）：301.

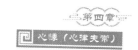
袁海波"理脾三法"辨治心悸经验

【医家简介】

袁海波（1940—），河南郑州人，河南中医学院第一附属医院教授、主任医师、研究生导师。国家有突出贡献专家，河南省优秀专家，全国名老中医药专家学术经验继承工作指导老师。对内科心血管疾病中的冠心病、心绞痛、心肌梗死、心力衰竭、心律失常、风心病、高血压病、心肌炎、高脂血症等疾病有独到学术见解和治疗方法。

【诊疗思路】

袁老认为心为君主之官，若非先天禀赋不足或邪毒较重，少有外邪直中心脏，引起心悸病。多由他脏功能失调或气血阴阳的损伤，导致心气、心血的亏损，继而心神失养，形成惊悸怔忡之证。故心悸病虽然分为虚实两端，但临床上虚证多于实证。根据脏腑五行归属，心主火，脾主土，为母子关系，子盗母气，则脾病及心；母病及子，则心病伤脾。故心、脾在心悸病的发病机制上也是相互影响的。

【治疗方法】

袁老根据脾病及心、心病伤脾的病机变化，立温脾、补脾、运脾三法。

（1）温脾法：脾胃为"后天之本"，先温脾阳，脾阳充足则一身之阳气健旺，心阳得温，心阳充沛则推动脾阳的生化。清代何梦瑶《医碥》曰："脾之所以能运化水谷者，气也，气虚则凝滞不行，得心火以化之，乃健运而不息，是为心火生脾土。"温脾法以理中汤为代表方，临床可以用来治疗阳虚型心悸病。

（2）补脾法：以补养心脾血虚为立足点，朱震亨《丹溪心法》曰："惊悸，人之所主者心，心之所养者血，心血一虚，神气不守，此惊悸之所肇端也。"补养心血可使空虚之脉道变得充实，心神得到心血的充分濡养，悸动得平。补脾法以归脾汤为代表方。

（3）运脾法：心脾气虚、水湿不化引发的心悸病，以参苓白术散为代表方。

【医案】

患者，女，47 岁，2018 年 1 月 3 日初诊。主诉：发作性心慌、气短 2 年，再发 1 周。2 年前，患者减肥节食后始发本病。症见：心慌，气短，胸闷，腰酸，腰痛，畏寒怕冷，胃隐痛，多梦眠差。现病史：患者平素喜食肥甘，面色暗黄，神态倦怠，舌质紫暗，舌体适中，舌苔薄白，脉象右沉细、左细弦无力、频结。既往有频发房性期前收缩病史，行射频消融术后 1 年。西医诊断：阵发心动过速。中医诊断：心悸病，证属心脾两虚弱，阳虚血瘀。治法：温阳健脾，养心活血，给予归脾汤加减。处方：党参 15 克，生黄芪 20 克，云茯苓 18 克，白术 20 克，麦冬 15 克，炒枣仁 20 克，合欢皮 18 克，生龙骨 15 克，生牡蛎 15 克，柏子仁 16 克，桂圆肉 20 克，山萸肉 16 克，紫石英 20 克，徐长卿 15 克，乌药 16 克，丹参 20 克，炒枳壳 16 克，仙鹤草 20 克，炙甘草 6 克，生姜 3 片，大枣 3 枚。7 剂，水煎服，早、晚饭后温服。

二诊：服上药 7 剂，心慌、气短减轻，胸闷好转，腰酸、腰痛减轻，胃脘痛明显改善，仍有畏寒怕冷，睡眠改善，多梦减少，大便黏滞不畅。舌紫暗好转，苔薄白，右脉沉细好转，左脉细弦无力好转，结消。上方继服 7 剂，用法同前。

三诊：服上方 14 剂，心慌、气短明显减轻，胸闷明显好转，腰酸、腰痛明显减轻，胃脘痛基本消失，睡眠恢复正常，大便黏滞不畅改善，畏寒怕冷稍改善，偶有泛酸。舌紫暗明显好转，苔薄白，右脉沉细明显好转，左脉细弦无力明显好转。

按：患者因节食饥饿致脾胃虚弱，化生气血不足，心血失养，脉行不续，心神失于濡养，则发为气短、心慌、胸闷、胸痛等症状；心神濡养不足，心中悸动不安，则可见眠差、入睡难等症状；脾气无以化生，胃失所养，胃络瘀滞，发为胃脘痛。气虚阳弱，失于温煦，则见畏寒怕冷。面色暗黄，舌质紫暗，脉细、弦、结等均为脾胃运化失常、血脉不畅、气血运行不利的所致。根据患者的发病机制，运用温阳健脾、养心活血之法，患者脾胃之气已复，气血生化充盈，心神安定，瘀血得除，气机升降有序，脉络通达，故诸症好转，继服上方巩固疗效。

（陈召起　樊根豪　王永霞）

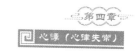
【参考文献】

［1］张栋炎，张领丽，付丽娟，等.袁海波教授理脾三法辨治心悸病经验[J].中医研究，2019，32（10）：32–34.

［2］万宝臣.理中汤治疗脾胃阳虚型心悸43例临床分析[J].中国继续医学教育，2016，8（12）：161–162.

［3］吴晶晶.归脾汤联合美托洛尔治疗心脾两虚型心悸的临床分析[J].中国现代药物应用，2019，13（21）：202–204.

［4］王守富，李五江，卢吉锋，等.参苓白术散治疗心血管疾病体会[J].新中医，2014，46（9）：216–217.

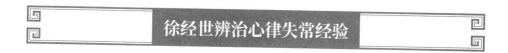

徐经世辨治心律失常经验

【医家简介】

徐经世（1933—），安徽中医药大学第一附属医院主任医师，首届"安徽省国医名师"，第二、第三、第四、第五批全国名老中医药专家学术经验继承工作指导老师，国医大师。曾担任安徽中医药学会学术顾问、安徽省中医肝胆病专业委员会主任委员等职，获中华中医药学会"终身成就奖"。

【诊疗思路】

心脏内环境的改变是其始动因素，外因通过内因方可致病，心脏内环境的稳定，须由心脏阴阳气血平衡相维系，脏无实证。心律失常的发病主要与心脏的阴阳气血亏虚有关。心阴不足、心阳虚衰，心脏气血亏虚均可致心悸。

心主血脉，调控情志，肝主疏泄，调畅气机，舒畅情志，脾主运化，为气血生化之源，为情志之物质基础，所以七情致病最易损伤心、肝、脾。肾藏天癸，储藏着人类的情志基质，情志致病也易损伤肾。

郁有积、滞、蕴结之义，既可为一组临床症状的概括，也可作为气机不畅、气机郁阻，甚则气机逆乱的总括。七情致心悸是临证常见的病因或诱因，情志的过与不及，初则影响本脏，终则因脏腑的生克制化而影响心，发为心悸。

六淫痰瘀互为病因。①六淫致心悸病本在虚，素体不足，易受外邪侵袭。临证多见心体有病，尚处于暂时的阴阳平衡，功能代偿状态，如遇外邪或痰瘀等病邪的侵袭，超过心体的贮备极限，易诱发心悸或心悸状态持续。②痰瘀致悸：痰瘀虽为病理产物，也是临床常见的致病因素。瘀阻心脉，血行不畅，心失所养则心悸怔忡，痰郁久化火，上扰心神致心悸。

据脉象辨虚实。血脉正常运行，必须依赖血脉充盈及心气有序、有力地鼓动。心律失常的脉象变化主要表现为脉搏频率与节律的改变，常见的有迟、缓、数、结、代、促、雀啄脉等，与其他脉象相结合，自然反映脏腑气血功能状态的变化。因此，脉象在心悸病的诊断中尤为重要。

心为十二官之主，与其他脏腑关系密切，临证辨病以心为本，应注意五脏的相关性，不可偏执一脏。心与肺主要是肺主气与心主血的关系。

【治疗方法】

1.心脾两虚

症见心悸，面色不华，头晕，夜寐不安，倦怠乏力，纳差，甚则便溏，舌质淡，脉象细弱，或缓、结、代。补心脾，益气补血，宁心安神为主。健脾养心安神汤：黄芪 20 克，当归 12 克，党参 12 克，白芍 10 克，白术 10 克，茯神 10 克，酸枣仁 20 克，绿梅花 20 克，炙甘草 6 克，桂枝 2 克。阴虚甚者，加用麦冬、阿胶、地黄；阳虚者，加桂枝量，酌加制附片；失眠多梦，加用合欢皮、夜交藤、五味子、柏子仁等；纳呆腹胀者，加陈皮、建曲、内金、枳壳健脾助运。

2.阴虚火旺

症见心悸，易惊善恐，心烦不寐，易怒，烦热，口干，便结，腰酸膝软，舌红，脉促、数等。养肝清心宁神汤加减：酸枣仁 20 克，知母 10 克，川芎 10 克，茯神 10 克，生地 10 克，当归 12 克，牡丹皮 8 克，淡竹叶 8 克，白术 10 克，琥珀 3 克，甘松 12 克，生甘草 5 克。肾阴虚亏、虚火妄动者，加龟板、熟地；阴虚兼有瘀热者，加赤芍、丹皮、桃仁、红花等清热凉血，活血化瘀。

3.痰热上扰

症见：失眠多梦，口干苦，便秘溲赤，舌红或暗红，苔黄腻，脉滑数或促。宗清热化痰、宁心安神之法，拟琥珀黄连温胆汤加减：琥珀 3 克，黄连 6 克，法半夏 10 克，陈皮 10 克，茯神 20 克，竹茹 12 克，蒲公英 20 克，枳壳

12 克，生甘草 5 克。大便秘结，加用大黄；心悸重者，加珍珠母、磁石重镇安神；火郁伤阴，加麦冬、玉竹、生地；脾虚者加党参、白术、谷麦芽益气醒脾。

4.心络瘀阻

症见心悸不安，胸闷不舒，心痛时作，痛如针刺，舌质紫暗或有瘀斑，脉涩或结或代。治以活血化瘀、理气通络安神，活血宁神汤加减：桃仁 12 克，红花 8 克，川芎 12 克，丹参 15 克，生地 12 克，薤白 8 克，龙骨 20 克，甘草 3 克。兼气滞者，加柴胡、枳壳；气虚者，加党参、黄芪；血虚者，加当归、熟地、首乌；阴虚者，加麦冬、玉竹、五味子；阳虚者，加附子、肉桂；痰瘀互结者，加瓜蒌、半夏等。

【医案】

患者，男，58 岁，2009 年 9 月初诊。主诉：心悸、心慌不安 3 个月，活动后略减轻，伴胸闷，甚则胸部闷痛，形体肥胖，舌暗，苔白微腻，脉涩结代。西医诊断：冠心病，病态窦房结综合征，频发房性期前收缩、室性期前收缩，交界性逸搏，建议永久性起搏器植入术。患者拒绝，转诊中医，辨为痰瘀互结之证。活血宁神汤加减，处方：桃仁 12 克，红花 8 克，川芎 12 克，丹参 15 克，生地 12 克，薤白 8 克，龙骨 20 克，甘草 3 克，瓜蒌 12 克，姜半夏 10 克，煎药至沸腾时，加白酒 15 mL，服 10 剂。

二诊：胸闷、胸痛明显减轻，心悸发作次数减少，舌脉同前，效不更方，再服 10 剂。

三诊：胸闷痛缓解，心悸、心慌偶作，舌稍暗苔白，脉缓、偶结代，治拟活血宁神汤续服 20 剂。

四诊：病情稳定，常年口服复方丹参滴丸或麝香保心丸巩固疗效。

按：患者以胸痛、胸闷、心慌为主，辨病为胸痹，舌暗，苔白微腻，脉涩结代辨证为痰瘀互结之证。以活血宁神汤加减，活血化瘀、理气通络安神，再酌加白酒，效果显著，后以经典丸剂巩固前效。

（康法宝　郑萍红　李飞泽）

【参考文献】

[1] 丁碧云.徐经世治疗心律失常证治规律探讨 [J].中西医结合心脑血管病杂志,2011,9(1):112-114.
[2] 李永攀,张莉,李艳,等.谨熟阴阳临症发机——徐经世疑难病诊疗思路浅探 [J].中医药临床杂志,2014,26(1):10-11.
[3] 王化猛,陶永,张国梁,等.徐经世治学思想及学术思想探微 [J].安徽中医学院学报,2008,27(6):27-30.

翁维良"温阳益气活血法"治疗缓慢性心律失常

【医家简介】

翁维良(1937—),男,教授,中国中医科学院首席研究员,博士生导师,博士后导师,第四批全国老中医药专家学术经验继承工作指导老师,第七、八届国家药典委员会委员,科技部中医(973 计划)专家组成员,中华中医药学会临床药理学会副主任委员,北京中西医结合学会常务理事,中国医药信息学会心功能学会常委,首批全国名中医。长期从事心脑血管系统疾病的研究,倡百病多瘀、老年多瘀、久病多瘀、怪病多瘀,提出"活血化瘀十法",尤善活用经方,兼用时方,灵活加减,知常达变。翁老以温阳、益气、活血为主思路贯穿治疗心律失常,并善以散剂配合汤剂治疗,疗效显著。

【诊疗思路】

缓慢性心律失常是心血管常见病证之一,以有效心搏低于 60 次 / 分钟为特征,常见的有窦性心动过缓、传导阻滞、逸搏心律、病态窦房结综合征等,临床主要表现为心悸、气短、乏力、胸闷、胸痛、肢冷、头晕,严重者出现黑蒙、晕厥。翁老认为,阳(气)虚、痰阻、血瘀为缓慢性心律失常的基本病理因素,从虚、痰、瘀立论,以温阳、益气、活血为主思路贯穿治疗始终并注重脏腑关系、平调寒热、安神志、畅郁结,缓缓图之。在治疗上有以下特色。

1.善用温阳药

临床以畏寒、眩晕、心悸、舌质暗、脉沉结代等阳虚血瘀证为主要表现。翁老在活血化瘀的同时，常配伍温阳药，从温心、温脾胃、温肾3个方面温阳祛寒，常用药炮附子（10～12克）、干姜（10克）、肉桂（6～10克）、良姜（10克）、补骨脂（10克），可在一定程度上提高缓慢性心律失常患者的心率，改善临床症状。同时注意阴阳互根。常用方有补中益气汤，以益气升阳，可合用四逆汤或通脉四逆汤以养血温阳复脉，也可加用仙茅、淫羊藿、补骨脂等加强温阳药之作用。

2.寒热并用，清解温补

缓慢性心律失常治疗上若纯用温补则既易助热上火又易耗灼阴液，因此，翁老认为心律失常治疗的关键在于"调"，寒热并用、清补并施。临床根据肺胃蕴热、肝胆郁热、湿热壅滞、痰火上扰、虚火浮越等不同情况适度加入清解滋阴药物以期平衡。若患者在缓慢性心律失常基础上出现阵发性心动过速，如病态窦房结综合征，则考虑胸阳不振、阴液亦损，共致君火不明、相火失位，翁老常在温阳、益气、活血的基础上兼顾滋养心肾之阴并注重清解、镇摄浮越之火。临床常用生地、玄参滋阴、清热、降火，北沙参、麦冬养阴生津，五味子补肾宁心、收敛耗散之气阴，莲子心交通心肾、清心降火，珍珠母潜镇安神。

3.安神养心畅情志

在温阳益气活血、寒热平调的同时，翁老临证重视安心神、畅情志、心肝同治。心肝间神魂相连，气血运行又受肝的调控，若肝失疏泄，气郁不舒，扰动心神，心神不安，则影响心脏搏动节律及血脉的运行。在选药方面，翁老曾常将柴胡、银柴胡合用以疏肝并防柴胡劫肝阴，但因柴胡存在肝损伤，故目前用青蒿代柴胡，取其性寒而辛香透散以调畅肝气兼清郁热之效；并用香附、佛手疏肝理气解郁；同时配合柏子仁养心安神、合欢皮解郁安神、百合养阴安神、五味子补肾养心及酸枣仁养血安神。

4.善用散剂

翁老善用散剂，不经煎煮、药物有效成分不易丢失，服用方便，患者更能坚持用药，散剂中佐以芳香辛温之品，可开窍醒神、宣通气血。对缓慢性心律失常，翁老喜在散剂入药时用芳香温通药，而达到散阴寒、开心窍的目的。具体药物多以芳香温通、活血化瘀之三七粉、郁金、五味子、荜茇、高良姜、细辛、延胡索、赤芍、酸枣仁、党参、肉桂、黄连、补骨脂、炮附片、莲子心、玉竹、太子参等为主，用以通阳复脉、通利心脉。诸药共研末，每日 3 ～ 4 次，每次 3 克，温开水或汤液送服。

【治疗方法】

翁老根据缓慢性心律失常发生发展不同阶段的关键病因病机，予以不同方药，以平衡阴阳、增脉复律。

1. 心阳（气）亏虚，血行迟缓

疾病初期，临床表现为心悸，气短乏力，胸闷，活动后加重，舌质淡红、苔薄白，脉沉细。治以温（心）阳益气，活血通脉。方以炙甘草汤加减（炙甘草、北沙参、桂枝、姜黄、黄芪、麦冬、生地黄、玉竹、五味子、枸杞子、大枣、阿胶）。炙甘草甘温补益心气，桂枝"补心气之不足"，二者合用温通心阳；辅以北沙参、麦冬等滋阴益气之品助阳气化生；益气药常用黄芪、大枣，同时常选用阿胶、姜黄、枸杞子养血活血。

2. 心肾阳虚，血瘀饮停

疾病进展阶段，临床表现为心悸气短，胸闷胸痛，形寒肢冷，神疲乏力，腰膝酸软，舌质淡紫、苔薄白水滑，肢体水肿，小便不利，脉沉弱而迟或涩。治以温补心肾阳气，活血通脉利水。方以冠心 2 号方（丹参、川芎、赤芍、桃仁、红花）合炙甘草汤加减。阴阳互根，阳气不足不能一味温补，必用养阴药以使精化为气，临证多选用红花、赤芍、丹参、川芎、郁金、柴胡、银柴胡、延胡索、炙甘草、北沙参、麦冬、五味子、百合、玉竹。饮停重者，合用苓桂术甘汤温中化饮定悸；胸闷加郁金、延胡索、川芎；头晕加天麻、钩藤、葛根；倦怠懒言加人参、黄芪、桃仁、红花。

3. 心脾肾阳虚，饮停更甚，瘀血水饮上犯

临床表现为心悸怔忡，胸闷胸痛，形寒肢冷，头晕昏沉，咳嗽气短，食少腹胀，面白肢肿，下肢尤甚，倦怠懒言，舌体胖大边满布齿痕、舌质暗、苔白腻或滑腻，脉沉迟无力而弱沉涩而迟。治以温补心脾肾阳气，活血通脉定悸。方以炙甘草汤、苓桂术甘汤合冠心 2 号加减。痰浊壅塞为主，配伍瓜蒌薤白半夏汤、瓜蒌薤白白酒汤，以通阳散结、豁痰下气；纳呆加山楂；水饮上凌于心见胸闷痛、咳嗽气短者，重用桂枝温通心阳、降逆平冲，同时予细辛、高良姜、延胡索等芳香温通药研末冲服，以散阴寒、开心窍。

4. 阴阳气血俱虚

疾病危重阶段，临床表现为心悸，气短乏力，胸闷胸痛，四肢厥冷，

周身浮肿，头重昏沉，甚至晕厥，舌体偏瘦、舌质暗、苔薄黄或少苔，脉沉细无力而迟。治以益气养阴活血，回阳救逆固脱。方以四逆汤、生脉散合苓桂术甘汤加减。患者心、脾、肾诸脏气血阴阳俱虚，阴不敛阳，阳气欲脱，病势偏急，病情加重，急予回阳救逆固脱为法。以四逆汤回阳以救欲竭之元阳，生脉散益气养阴复脉以治本，苓桂术甘汤化饮降逆以治昏眩之标。

【医案】

患者，女，58岁，2009年4月23日初诊。主诉：患者阵发性眩晕半年，当地医院诊断为病态窦房结综合征，曾以西药治疗，效果不明显，建议患者使用心脏起搏器，患者拒绝。目前患者仍有发作性眩晕，心慌，胸闷，神色紧张，面色晦暗，舌质紫暗，苔薄黄，脉迟。Holter 显示 24 小时心率 87 392 次，最慢心率 28 次 / 分钟，平均心率 61 次 / 分钟，R-R 间期＞2.0s 19 次。中医诊断：眩晕，阳虚血瘀证。西医诊断：病窦综合征。治法：温阳行气活血，兼养阴。处方：炮附子 12 克（先煎），良姜 10 克，玉竹 10 克，麦冬 12 克，苦参 12 克，补骨脂 12 克，葛根 15 克，香附 12 克，红花 12 克，川芎 12 克，细辛 3 克，桂枝 10 克，清半夏 10 克。上药为汤剂，每日 1 剂。肉桂 20 克，郁金 100 克，黄连 60 克，赤芍 80 克，枣仁 30 克，五味子 40 克，延胡索 100 克，荜茇 25 克，檀香 20 克。上药研为细粉，每次 3 克，每日 3 次。

二诊（2009 年 7 月 9 日）：患者时有头晕、心慌，胸闷较前好转，舌质淡红，苔薄白，脉迟。时值夏季，原方加藿香 12 克以清解暑热。散剂继续服用。

三诊（2009 年 8 月 7 日）：患者自觉眩晕、心慌、胸闷明显好转，面色晦暗减轻，Holter 显示 24 小时心率 99 180 次，最慢心率为 52 次 / 分钟，平均心率 69 次 / 分钟，R-R 间期＞2.0 秒 3 次。效不更方，原方案继续。

按：翁老认为本病核心病机为心阳亏虚、血行迟缓，宜运用温阳益气活血法，但阳为阴之基，阴为阳之偶，配合滋阴药物以避免一味温补耗伤津液，并以香附、川芎、红花疏肝、行气、活血。全方兼顾温阳益气滋阴、养心安神疏肝。此外，配合散剂，以温通散寒、清心养心，共同治疗阳虚寒凝气滞的胸痹心痛、心动过缓之证。特别指出的是，所服散剂为中国中医科学院西苑医院"宽胸丸"化裁变通而来，原方荜茇 900 克，良姜、延胡索、檀香各 450 克，细辛 450 克，冰片 30 克，共奏温中散寒、理气止痛、芳香开窍之功，灵活变通使用，可有效提高心率。

（白瑞娜）

【参考文献】

[1] 于大君，翁维良.翁维良教授治疗心律失常经验 [J]. 河南中医，2010，30（8）：749-750.

[2] 于大君.翁维良教授治疗心血管疾病临床用药经验初探 [J]. 中华中医药杂志（原中国医药学报），2011，26（12）：2914-2915.

[3] 李秋艳，马学竹，翁维良.翁维良治疗缓慢性心律失常经验 [J]. 中医杂志，2017，58（4）：287-290.

[4] 刘梦阳，翁维良.翁维良教授治疗缓慢性心律失常经验 [J]. 时珍国医国药，2020，31（2）：456-458.

蒋健郁证性心悸病诊治经验

【医家简介】

蒋健（1956—），医学博士，主任医师，教授，博士研究生导师。上海市名中医，上海市领军人才，上海市重点学科负责人，第六批全国名老中医药专家学术经验继承工作指导老师。蒋教授从事中医临床数十年，对郁证性疾病的病因病机有独到的辨证思路和用药经验。

【诊疗思路】

2011 年欧洲心律协会（European Heart Rhythm Association，EHRA）制定的《心悸诊疗专家共识》中提出了"焦虑相关型心悸"的定义，认为其机制是由于负性情绪激活下丘脑—垂体—肾上腺系统，进而使交感神经功能亢进，促使儿茶酚胺分泌增多，最终导致心肌细胞自律性异常，诱发心律失常而见心悸。

蒋教授将心悸分为郁证性心悸与非郁证性心悸，这两类心悸既可以独立存在也可以交互存在。郁证性心悸是指情志病因所引起的非器质性疾病。换言之，这类心悸是披着"心悸"外衣的郁证，或是郁证以心悸表现为主的类型。蒋教授指出，一般临床所诊治的心悸怔忡、胸痹胸痛等病证未必都是器质性心血管疾病，多数属于郁证者。部分心血管器质性疾病也可伴有郁证，谓之"病郁同存"。

郁证性心悸首先需要排除器质性疾病所引起的心悸，通常还具有以下临床特征。心悸由"外源性"或"内源性"情志病因所引起，或由情志变化所诱发、加重。前者包括压力过大、家庭关系不和、亲人去世等。通常伴随悲伤欲哭等情志类临床表现，部分为隐生郁证。既往抑郁症、焦虑症等病史也有助于郁证的判断。

多伴随纷繁复杂的多脏腑、多系统躯体症状，如厌食、纳呆、嗳气、胃脘痞胀、口苦、肠鸣腹泻、胸闷气短、消瘦、健忘等。蒋教授通过系列研究发现，心悸所伴有的上述诸症均可由郁证引起。

诊断郁证最好的方法就是望其眼神，郁证患者眼神多有忧郁暗淡或严峻寒冷，或由于长期郁郁寡欢以致脸部肌肉线条欠柔和。郁证患者通常具有以下特点，如诉说病情往往从很久以前开始、疑病过忧、症状纷繁杂乱及出现"怪异症状"。闻诊需靠问诊得知，故闻诊与问诊是交叉在一起的。医生在接诊时，务须了解患者有无为情所伤，并判断其七情不遂与临床表现的逻辑关系。患者均有因七情不遂引起心悸等诸般不适的病因可循。除了外源性情志病因以外，尚有内源性情志病因，即具有气郁质的禀赋，包括多思善虑、胆怯内向的性格特征等。如果患者缺乏悲伤欲哭、心烦易怒等显现在外的情志类临床表现，又缺乏彰显的情志病因可循，谓之"隐性郁证"，诊断较难，需要医生运用一定的心理学知识进行判断。在一定的条件下，隐性郁证可向显性郁证转化。蒋教授有关郁证的系统四诊方法论弥补了既往之缺，以此为镜，可以发现并检出更多的郁证，减少误诊、漏诊。

郁证性心悸其病位在心，与肝、胆、脾三脏密切相关，常伴有气血阴阳失调。心气虚、心血虚是郁证性心悸的重要发病机制。一方面心气虚不能化血摄神，阴不敛阳，心神浮越，不安其宅，则会出现心悸怔忡等症；另一方面，心气虚弱，无以涵养精神，五脏神机消殆，故出现易惊、易怒及善悲、虚烦等症，二者互为因果。

【治疗方法】

蒋教授认为对于郁证性心悸的治疗应从整体辨证，标本同治，在解郁的同时还应根据患者具体情况具体分析，采用补心疏肝、利胆益脾等治疗方式。蒋教授治疗郁证性心悸病强调"溯本求源"，以"从郁论治"为基本法则，调和五脏气血阴阳，共奏解郁定悸之功。

故治疗郁证性心悸，无论虚实，均以补心为要。蒋教授临证常重用黄芪、人参补益心气，少佐当归、川芎活血行气，并常用茯苓、茯神、远志、柏子仁、酸枣仁、五味子等养心安神之品，收效颇佳，盖解郁与养心双管齐下之故也。

【医案】

病例1：患者，女，48岁，2018年11月3日初诊。心悸、胸闷、气短1年有余，乏力、自汗，不寐，善悲易惊，常无故流泪，心情抑郁时诸证加重。观其面部面色晦暗，眼神郁郁无神。舌淡红，苔白，脉细弱。问其家属得知，1年前因车祸其姐离世，因其自幼胆小怕事，受此冲击后郁郁难以释怀。实验室检查、心电图均无明显异常。辨证：心气虚弱。治法：养心安神，加用解郁之品；养心汤加味。处方：黄芪30克，党参15克，生晒参6克，茯苓12克，茯神12克，远志9克，当归12克，生地黄12克，五味子12克，生龙骨、生牡蛎各30克，合欢皮、合欢花各15克，酸枣仁15克，柏子仁15克。14剂。

二诊（2018年11月17日）：患者述服上药后心悸、胸闷、气短稍舒，不寐明显好转，仍有自汗。原方加用糯稻根15克，14剂。

随访：患者诸症均有所好转，为巩固疗效，嘱患者做膏方长期服用。

按：患者心悸、胸闷、气短年余，伴有善悲易惊，常无故流泪的症状，观其面色晦暗，眼郁无神，当考虑情志因素所致功能性心悸，况患者乏力、自汗，一派气虚之象，家属亦描述其自幼胆小怕事，综合以上，本案为郁证性心悸之心气虚弱证，故以养心汤加味治疗。

病例2：患者，女，61岁，2016年9月2日初诊。患者心悸、胸胁憋闷、气短1年有余，纳食不馨，口干口苦，心情抑郁时加重。观其面部肌肉线条欠柔和，面色晦暗。舌淡红，苔黄腻，脉细弦。追问得知其1年前丧偶，悲思难以释怀。既往因冠状动脉粥样硬化性心脏病行支架术。他院亦考虑有抑郁症，但未行抗抑郁西药治疗。辨证：肝火扰心。治法：清肝泻火，养心安神；龙胆泻肝汤加味。处方：龙胆草 12 克，柴胡 12 克，黄芩 12 克，山栀 12 克，当归 12 克，生地黄 12 克，生龙骨、生牡蛎（先煎）各 30 克，焦麦芽、焦神曲、焦山楂各 15 克，苍术、白术各 9 克，合欢皮、合欢花各 15 克，五味子 12 克，酸枣仁 15 克。14 剂。

二诊（2016 年 9 月 20 日）：心悸、胸闷、气短减少，口仍苦而纳稍开，睡眠仍欠佳。上方酸枣仁增至 30 克，加夜交藤 30 克，10 剂。

随访：服上药后心悸明显改善，睡眠转佳。

按：心悸、胸闷、气短年余而又无器质性心脏疾病，当考虑情志因素所致功能性病证。况患者丧偶悲哀，于心情抑郁时症状加重，他院也考虑抑郁所致。面部肌肉线条欠柔和亦为长期心情不舒所刻画。综合以上，本案为郁证性心悸无误，舌苔黄腻，肝经实热令人口苦，肝火已成并上扰心神，故以龙胆泻肝汤配合养心安神之品，共奏解郁疏肝养心之功。

病例 3：患者，男，62 岁，2014 年 9 月 23 日初诊。患者因妻子重病出现焦虑、紧张已有 2 个月，自觉心中动悸不安、心慌胸闷、口苦，虽纳可，但近 2 个月消瘦近 10 斤，脑中诸事缠绕，健忘，睡眠欠佳，每晚需服用安眠药助眠。舌淡红，苔黄腻，脉细弦。心电图、心脏超声均无异常。辨证：气郁痰凝，痰热扰心。治法：理气化痰，辅以养心安神；黄连温胆汤合柴胡桂枝龙骨牡蛎汤、安神定志丸加减。处方：半夏 12 克，陈皮 12 克，苍术、白术各 12 克，厚朴 9 克，竹茹 10 克，枳实 12 克，黄连 9 克，柴胡 12 克，黄芩 12 克，桂枝 12 克，白芍 12 克，生龙骨、生牡蛎（先煎）各 30 克，夜交藤 30 克，合欢皮 15 克，远志 9 克，石菖蒲 12 克，酸枣仁 15 克。14 剂。

二诊（2014 年 10 月 14 日）：心悸怔忡止，不服安眠药亦可睡眠。原方去白芍，加茯苓、茯神各 12 克，14 剂。

按：因妻子重病而焦虑紧张，遂有心中动悸不安、健忘寐差；脑中诸事缠绕，思伤心脾；短时期内消瘦明显，排除肿瘤等慢性消耗性疾病外，多为劳心多虑所致；口苦提示肝气郁久已有化火之象。综合舌脉，本案为郁证性心悸无疑，痰热内扰、伏火熏蒸津液，液郁为痰，影响心神，治宜苦辛开泄，兼用化痰药以分消之。故以黄连温胆汤、柴胡桂枝龙骨牡蛎汤及安神定志丸为主进行治疗。

病例 4：患者，女，61 岁，2016 年 6 月 28 日初诊。自 2015 年 9 月起心悸至今，入睡困难，纳差，反复口腔溃疡。诉病间唉声叹气，问及是否有不开心事，患者顿时泪水盈眶，自言常有悲伤欲哭之感。舌暗红有瘀斑，苔薄黄，脉细弦。查心电图、心脏超声均未见异常。既往双乳小叶增生、甲状腺弥漫性改变、左颈淋巴结大、腔隙性脑梗死。辨证：心脾两虚，气滞血瘀。治法：补益心脾，辅以理气活血；用归脾汤加味。处方：黄芪 15 克，党参 12 克，白术 10 克，炙甘草 12 克，远志 9 克，当归 12 克，酸枣仁 30 克，茯苓、茯神各 12 克，柴胡 12 克，香附 15 克，川芎 12 克，百合 30 克，生龙骨、生牡蛎各 30 克，合欢皮、合欢花各 12 克，大枣 10 枚。7 剂。万应胶囊 2 盒。

二诊（2016 年 7 月 5 日）：心悸止，睡眠改善为常。今诉右侧乳房外周疼痛。原方加用橘核 15 克，荔枝核 15 克，炙乳没各 9 克。7 剂。

按：心悸不寐善叹息，问诊触及心事，顿时泪水盈眶，悲伤欲哭，进一步体现了隐性郁证向显性郁证的转化；平素善恐易惊，有心虚胆怯郁证禀赋之象。综合以上，本案为郁证性心悸可以成立，故以归脾汤为主合柴胡疏肝散进行治疗，党参、茯苓、白术、炙甘草主以四君子汤甘温可以补脾，酸枣仁、当归、远志濡润可以养心，佐以柴胡、香附者，盖思虑所伤三焦气阻不畅，借其宣畅调气舒脾，则气和而血和。

（刘中良　李飞泽）

【参考文献】

［1］赵婧玮，王莹，赵文芳，等．蒋健治疗郁证性心悸病经验 [J]．中医学报，2019，34（6）：1209-1213.

颜正华从"补虚泻实调气血法"治疗心悸

【医家简介】

颜正华（1920—），男，教授，博士生导师，孟河学派第四代传人，国医大师，第一、第三批全国名老中医药专家学术经验继承工作指导老师，国家级非物质文化遗产项目（中医传统制剂方法）代表性传承人。中国中医药学会终身理事，曾任国家教委科技委员会医药卫生学科组成员、卫生部医学科学委员会委员暨药学专题委员会委员、卫生部第五届药典委员会委员、卫生部药品评审委员会委员、全国高等医药院校中医药专业教材编审委员会委员、国家执业药师资格考试大纲及应试指南编审委员会委员、中华中医药学会中药分会理事会顾问、中国药学会理事暨北京分会理事、中国药学会北京分会理事会顾问等。颜老擅长心脑血管和呼吸、消化等系统疾病的诊治，勤求医理，精研药学，不拘成方，按证调配，擅以补虚泻实和调整气血为基本原则治疗心悸。

【诊疗思路】

颜老认为心悸病位主要在心，与五脏失调相关。脾胃虚弱，气血生化乏源，心血无以荣养，则神不安、志不宁；肾阴阳不足，难以滋心阴温心阳，则心躁动扰神；肝血不藏，肝气不疏，则心惊神慌不自主。临证宜统筹兼顾，审证求因寻核心矛盾。

心悸基本病机为本虚标实，采用"补虚泻实，调整气血"为基本治疗大法。虚者常表现为脏腑气血阴阳不足，致痰浊、血瘀、水饮内停，病久正气耗伤，阴损及阳，阳损及阴可出现气阴两虚、气血不足、阴阳俱损之候。气虚则善惊易恐，坐卧不安；血虚则面色不华，头晕无力；阴虚则烦躁少寐，手足心热；阳虚则胸闷气短，形寒肢冷。心虚胆怯者以安神定志丸为主方加减，心血不足者以归脾汤为主化裁，阴虚火旺者以天王补心丹合朱砂安神丸为主加减，心阳不振者以桂枝甘草龙骨牡蛎汤合参附汤为主治疗。

【治疗方法】

1.益气养阴、安神定志

心悸多见于中老年，随着年龄逐渐增长，老年人脏器功能亦逐渐衰退，单纯实证者少见。治宜益气养阴、安神定志，方以生脉散为主加减，佐黄芪补气升阳，酸枣仁、远志养心安神，珍珠母、生龙骨、生牡蛎镇定安神，丹参活血养血通心络，诸药合用，养心神，定神志。心阴虚较甚者可酌加南、北沙参等补阴之品；若兼痰浊阻滞心络者，可酌加郁金、石菖蒲化痰通络之品；若兼瘀血阻络者，酌加红花、降香活血通络之品。

2. 活血化痰、通络定惊

气滞血行瘀涩，或寒凝血脉，或血热互结，或湿滞络脉，或痰阻心络，阻碍气血流通，以致心络瘀血阻滞而病，故治疗心悸以温阳活血、化痰通络为主。活血常用药有红花、葛根、降香、丹参、赤芍；化痰常用药有郁金、瓜蒌、石菖蒲、薤白；理气常用药有陈皮、枳壳、香附、川芎；兼寒凝者加全瓜蒌、薤白温阳通络之品。颜老认为此法只可治标，临床仍需注意本虚，根据证候适当配伍补心气、益心血之品，如生黄芪、麦冬、五味子、人参。

【医案】

患者，女，69 岁，1993 年 5 月 6 日初诊。病史：2 个月来心慌心悸，气短乏力。既往曾发此病一次，西医通过心电图诊为窦性心律，偶发性房性期前收缩，经治半个月而愈。此次西医诊断如前，经多方治疗乏效，遂来求治。刻下：伴心烦，急躁，眠差，口干而不思饮水，下肢微肿，按之微凹。纳可，便调。舌红，苔薄白而少津，脉细无力。辨证：证属气阴两虚，心神失养，兼水湿停滞。处方：南沙参 15 克，麦冬 10 克，五味子 5 克，生地黄 12 克，丹参 12 克，白茯苓 25 克，炒酸枣仁 15 克，远志 10 克，生龙骨 30 克，生牡蛎 30 克，首乌藤 30 克，生薏苡仁 30 克，赤小豆 30 克。共 3 剂，每日 1 剂，水煎温服。忌食辛辣、油腻及生冷。注意劳逸结合。

二诊：诸症依旧，乏力气短加重，细询其因，方知药后每日腹泻 2～3 次稀便。再问其既往有无脾胃病症，患者又曰：前述纳可、便调不确，近年脾胃欠佳，平日不敢食凉及油腻，食则致泻。治以健脾益气，利湿止泻，佐以宁心安神。处方：党参 10 克，炒山药 12 克，茯苓 24 克，远志 10 克，煅龙骨 30 克（先煎），煅牡蛎 30 克（先煎），五味子 5 克，首乌藤 30 克，炒薏苡仁 30 克，炒泽泻 10 克，煨木香 5 克，陈皮 10 克，共 3 剂。

三诊：腹泻止，心慌、心悸及下肢微肿均减，睡眠转佳。唯乏力、气短未除。治宗原法，仍以二诊方加减，其中党参增量至 12 克，加炒白术 10 克，莲子肉 10 克，去煨木香，减炒泽泻用量至 6 克。再进 7 剂后数日来告，药尽诸症基本消除。嘱其服健脾丸、枣仁安神液，以巩固疗效。

按：平日食凉及油腻即作泻，证属脾胃虚寒。首诊用麦冬、生地黄等凉润缓通之品，引发腹泻，伤气耗阴，故气短乏力加重。本案主以健脾益气，利湿止泻，佐以宁心安神。方中党参、炒山药、茯苓等健脾益气，炒薏苡仁、炒泽泻、陈皮、煨木香等利湿止泻，煅龙骨、煅牡蛎、远志、首乌藤、

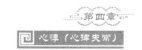

五味子、茯神宁心安神。诸药相合，恰中病机。三诊气虚未复，方中加莲子肉、炒白术，增党参用量，减泽泻用量，去木香，意在增强健脾益气宁心之功。诸药相合，意在脾健湿运，心宁神安，诸症得除，终收全功。

（芦瑞霞　白瑞娜）

【参考文献】

［1］吴嘉瑞，张冰.国医大师颜正华[M].北京：中国医药科技出版社，2011：111–118.
［2］常章富.颜正华学术经验辑要[M].北京：人民军医出版社，2010：130–131.

颜德馨心律失常治疗经验

【医家简介】

颜德馨（1920—2017），主任医师，教授，博士生导师，首届"国医大师"。国家级非物质文化遗产传统医药项目代表性传承人。2003 年中华中医药学会特授予其终身成就奖。获中国医师协会首届"中国医师奖"及"中国铁道学会铁道卫生学科带头人"称号，颜德馨教授在学术上开拓创新，提出的"衡法"治则，为诊治疑难病症建立了一套理论和治疗方法，尤其是运用于心脑血管病领域，颇有成效。

【诊疗思路】

颜德馨教授认为心律失常是中医"心主血脉"系统方面的病理变化，其基本病机是心神不宁，而心神不宁主要由气、血、神三者失衡所致，因此从调整气、血、神三者功能入手开展临床治疗。

脉为心之府，心主血、主神，血在脉中运行有赖于阳气之推动，心之藏于脉者，气血耳，脉之舍于神者，也气血耳。心气是推动血行脉中之动力，心血是濡养神舍脉中之基宅，心神的调节取决于阴阳之平衡，气血之畅遂。

气血失常，扰乱心神，神不清明，则发惊悸怔忡。而气血变化失常不外虚实两端，实证多由气滞血瘀、气郁痰阻所致，虚证通常有心气不足、心血虚弱、气阴两虚、心阳式微之分。

其病机演变多由瘀致虚，由实转虚。初期心血不通，瘀阻气道，心气不行，全身气机受阻，气滞血凝而致悸；中期瘀阻血道，气滞津停，津液不化，停痰伏饮，积于胸中，干扰阳位，发展为痰瘀交阻型；后期心中气血痰饮瘀滞心脉日久，血无以生气，必致心气虚弱，常进一步呈现为虚中夹瘀，虚实并见。

【治疗方法】

1.心气不足，心阳不振

素体气血两虚，或心病日久，气虚及阳，无力行血，导致心脉不利，心神失养，易发为心悸怔忡。

（1）益气通阳：患者两手交叉按其心上，伴有呕吐，体疲无力，少气懒言，脉缓软无力或结，舌苔薄白，舌质淡嫩。治当益气安神，用保元汤化裁。若脉来或结或代，心惕不安，神疲乏力，此为营卫俱衰，治当阴阳并调，方用炙甘草汤加减。

（2）温阳安神：阳气衰惫，多见于各种心脏疾患发展的慢性阶段。出现心律失常，畏寒、面色苍白或晦滞，心胸憋闷或作痛，小便不利，肢体水肿不温，舌淡或紫暗瘀胖，脉细数或沉迟或结代，治宜温阳通脉，化瘀安神，治以参附汤合补阳还五汤加减。若兼失眠者，加茯苓、柏子仁、五味子；四肢厥冷者，加用茯苓四逆汤。

2.脾血不充，心阴亏虚

脾虚则气血乏源，心血不足，心失所养致心悸。心阴不足，脉道失充，虚火乱神，出现心主血脉功能的异常，可出现代脉、促脉，甚至危及生命。

（1）健脾补血：多用于贫血、神经官能症、全身性营养障碍等引起的心律失常。心悸、头晕、健忘、失眠、脉象细弱为基本症状，当从心脾论治，以补脾为主，治以归脾汤、人参养荣汤。

（2）滋阴安神：时悸时烦，面色无华、眩晕、入夜难寐，唇舌色淡、脉细弱为心阴亏虚。滋阴降火，安神宁心，养心安神方（自天王补心丹优化而成）：党参、麦冬、五味子、丹参、柏子仁、枣仁、茯苓、远志、黄连、桂枝、炙甘草。

3.痰浊水饮，血脉瘀阻

脏腑功能失调，水液代谢障碍，以致水湿津液停积凝聚而成，痰瘀常相伴为虐，水饮凌心，心血瘀阻，使气血运行不畅，心神失宁则会产生惊悸怔忡。

（1）理气祛痰：心悸胸闷，肢困麻木，气促痰多，胃纳不振，口干且苦，舌红，苔黄腻，脉弦滑结代。理气用逍遥散，化痰用二陈汤及其化裁而出的温胆汤、涤痰汤、导痰汤等。酌加丹参、川芎、葛根活血化瘀，可缓解胸闷、胸痛症状；苦参可清心化痰，抗心律失常效显。若胸闷、胸痛甚者，加瓜蒌、薤白、郁金等通阳泄浊、活血止痛；若头晕者，加钩藤、磁石；若血脂高，加升麻、荷叶、姜黄。

（2）活血宁神：症见心悸气憋，间有胸痛，失眠，女子或月经不调，乳房胀痛，舌青，苔薄，脉弦细结代，治以活血宁神、疏肝理气。血府逐瘀汤加减，配以石菖蒲、生蒲黄意在活血安神；若寐差加桂枝配黄连构成交泰丸；若惊悸不安，加龙骨、牡蛎等镇心安神之品；若心下空虚，加灵芝、远志、龙齿，三者合用，以养心安神。

4.药对

颜德馨教授在临床中常根据不同证情，在辨证论治基础上加入不同药对，取得良好疗效。

（1）桂枝配甘草：是最原始的治疗心悸药对，炙甘草汤亦本于此二味药，桂枝入心而益阳，炙甘草补虚益气，温通血脉，是治疗冠脉供血不足、窦性心动过缓等病的要药。

（2）附子配枣仁：附子性雄壮剽悍，走串十二经脉，既行气分，又入血分；酸枣仁酸平，宁心安神，敛汗生津，二药同用，强心效显，常用于伴有心功能不全的心律失常，见脉数、促、沉细、自汗气促，溲短肢肿，形寒舌淡者。

（3）石菖蒲配生蒲黄：菖蒲禀天地清气而生，有怡心情、舒肝气、化脾浊、开心窍之功；蒲黄主入血分兼行气分，二药气味芳香，合用能行气血、化痰瘀、开心窍、通脑络、复神明，习用于心悸合并脑血管病者。

（4）琥珀、人参、珍珠：琥珀有纠正心律、镇静催眠作用，琥珀粉1.5克，人参粉1.0克，珍珠粉0.5克，调匀吞服，适用于心悸心慌、易惊难寐之候。

【医案】

患者，女，52岁。病史：罹风湿性心脏病十六年，近月来因感冒而引发心悸、胸闷、气促、肢肿。超声心动图示二尖瓣狭窄与关闭不全。心脏听诊可闻及Ⅲ级收缩期杂音及Ⅱ级舒张期杂音。现症见：心悸不宁，胸闷气促，咳嗽，咳白色泡沫样痰液，面浮肢肿，小便量少，腹鸣便溏，完谷不化。唇绀，舌紫苔白，脉沉细结代。辨证：心阳不振，瘀浊内困，气机受制，生化无权。治法：拟温运心阳，活血通脉。处方：淡附片6克，炙甘草6克，桂枝4.5克，煅龙牡（先煎）各30克，茯苓9克，枣仁9克，党参9克，淮小麦30克，远志9克，百合9克，白术9克，丹参15克，琥珀粉1.5克（吞），7剂。

二诊：心悸气促明显改善，精神亦振，大便成形，水肿消退大半，唯关节酸痛，腰脊尤甚。舌紫苔薄，脉小数，心律尚齐。辨证：阳气初复，血瘀未消。治则：活血通痹法继进，7剂。

三诊：上方出入治疗两月有余，诸症次第消失，偶尔有心悸、肢体作痛，入夜难寐。舌淡苔薄白，脉细缓。治则同前。原方增损。处方：附子9克，桂枝6克，干姜2.4克，片姜黄4.5克，威灵仙9克，枣仁9克，远志9克，当归9克，木香2.4克，黄芪30克，党参9克，炙甘草3克，茯苓9克，苍白术各9克，21剂。心血得养，心气得畅，心悸遂解。

按：风湿性心脏病可归入"水气病"范畴，另外添"心主血，合脉"，以及"久病必有瘀"的认识，决其水肿乃"血不利则为水"所致。凡心瓣膜受损，治疗并非易事，但能把握心阳不振、瘀血内停这一主要病机，投以桂枝甘草汤、附子汤加减增损，多具巧思，定能奏效，其间又参合《外台秘要方》而加龙骨牡蛎汤、甘麦大枣汤等，寓阴阳互生之理。三诊加入归脾汤意补益心脾以善后，为风湿性心脏病的治疗立一章法。

（刘中良　李飞泽）

【参考文献】

［1］韩天雄，夏韵，余飞.颜德馨教授治疗心律失常的思路与方法 [J].贵阳中医学院学报，2016，38（4）：68-70.

［2］孔令越.颜德馨教授从气血为纲论治心律失常经验 [J].中国中医急症，2014，23（4）：641-643.

［3］胡晓贞，颜乾麟，颜德馨.颜德馨论心悸证病机及其治法 [J].中国中医药信息杂志，2007，14（11）：82-83.

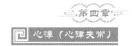

火树华辨治高脂血症临床经验

【医家简介】

火树华（1934—2012），上海人，中西医结合内科主任医师、研究员、新疆优秀科技工作者，第三批全国名老中医药专家学术继承工作指导老师，享受国务院政府特殊津贴专家。曾任中国中西医结合学会常务理事、中国中西医结合急救医学专业委员会委员、中国中西医结合心血管病专业委员会委员、新疆中西医结合学会副会长、新疆老年保健协会副会长。擅长诊治心血管疾病和老年性疾病。

【诊疗思路】

高脂血症的发生与年龄、饮食、体质及遗传等因素有关。病因主要为饮食不节、劳倦内伤、脏腑功能失调。涉及脾胃、肝胆、肾等脏器，脾胃具有腐熟食物、运化水谷到达全身的功能，若过食肥甘厚味可致水谷精微在人体内堆积成膏脂，也可加重脾胃的负担，脾胃受损，不能布散水谷精微及运化水湿，湿浊内生而变生痰浊，留滞经络，血流受阻而致痰瘀互结。肝主疏泄，关系到人体气机的升与降，肝的疏泄功能正常不仅可促进脾胃对饮食物的消化吸收，也对脾升胃降的协调功能有利，能维持气血运行，一旦情志失调、气机运行不畅导致气机壅滞，脾胃运化失司，痰湿内生，瘀血内阻，则导致膏脂的利用、排泄紊乱，令血脂升高而发为此病。故病机可以概括为气、血、痰、瘀四个方面。

【治疗方法】

火老师认为高脂血症以痰湿内阻、瘀血内停证多见，倡用痰瘀同治法治疗，用二陈汤或瓜蒌薤白半夏汤合桃红四物汤或血府逐瘀汤加减治疗，喜用陈皮、茯苓、瓜蒌、桃仁、红花、当归、赤芍、白芍、大黄、胆南星、郁金、川芎、香附、泽兰等。具体如下。

（1）患者肥胖，头重如裹，胸闷，呕恶痰涎，肢重，口淡，食少，舌胖，苔滑腻，脉滑。辨为痰湿内阻证，用二陈汤加味以健脾化痰祛湿。方中喜用生薏米、佩兰叶、砂仁等药物。

（2）胸胁胀闷，走窜疼痛，舌质暗有瘀点或瘀斑，脉弦或涩。辨为血瘀证，选用桃红四物汤或血府逐瘀汤加减治疗。

（3）乏力，头晕，胸闷，纳呆，恶心，身困，脘胀，舌淡，舌体胖大有齿痕，苔白腻，脉细弱或濡缓，为脾虚湿困证，多以参苓白术散加减治疗。

（4）眩晕，耳鸣，腰酸，膝软，健忘，失眠，口干，舌质红，少苔，脉细数，为肝肾阴虚证，以一贯煎加减治疗。

【医案】

患者，男，42岁。主诉：头晕、头蒙间作3个月，烦热胸闷，纳呆，大便偏干，2～3日1行，小便调，夜寐安。舌质略暗、苔白腻，脉弦细。血压110/80 mmHg，心率76次/分钟，胆固醇6.89 mmol/L，三酰甘油4.42 mmol/L。西医诊断：高脂血症。中医诊断：血浊。辨证：痰湿内阻，瘀血内停证。治法：健脾利湿，活血通络，方药予二陈汤合桃红四物汤加味。处方：半夏、桃仁、红花、香附各9克，石菖蒲、当归、山楂、茯苓各15克，陈皮、砂仁（后下）各6克，佩兰叶、川芎各12克，赤白芍各10克，火麻仁30克。7剂，每日1剂，水煎服。

二诊：大便得通，1日1行，头晕头蒙、胸闷、烦热等症稍减轻，纳尚可，脉弦细，苔薄白稍腻，守方继法。

三诊：头晕头蒙、胸闷、烦热等症好转，脉弦，苔薄白，上方去砂仁6克，继服半月，诸症缓解。复查血脂总胆固醇为5.2 mmol/L，三酰甘油3.77 mmol/L，嘱其巩固治疗2个月。

按：本案根据症状、体征辨为痰湿内阻、瘀血内停证，痰湿阻滞气机，气滞则血瘀，血行不畅，瘀血内停，治当痰瘀同治。选方为二陈汤合桃红四物汤加味，以达祛痰化瘀之效。

（王新陆　张孟孟　王永霞）

【参考文献】

[1] 阿衣努尔·木合买提巴克，陈健. 火树华教授治疗高脂血症的中医临床经验[J]. 新疆中医药，2007，25（4）：89.

第五章 其他心血管疾病

朱良春"脏腑辨证"同"八纲辨证"结合治疗心系病

【医家简介】

朱良春（1917—2015），男，江苏镇江丹徒人，后迁居江苏南通市，教授、国医大师。1935年至武进孟河拜御医世家马惠卿先生为师，学习中医，1936年转至苏州国医专科学校学习，1937年因抗战爆发，转入上海中国医学院跟随章次公先生侍诊实习，1938年毕业，1939年2月至南通设立诊所开业行医。1945—1948年除诊病外，创办南通中医专科学校，任副校长。1952年参与创办中西医联合会诊所，任所长，后改为联合中医院，任院长，1956年无偿将医院全部设备捐给政府，成立市级中医院，任院长。1987年国务院授予"杰出高级专家"称号，1990年被国家确认为首批全国老中医药专家学术经验继承工作指导老师，2009年荣获首批"国医大师"称号。

【诊疗思路】

朱良春教授认为心系病治疗应主要围绕中医理论中"心"所发生的各种病变，主要包括胸痹、心痛、心力衰竭、心胀、心悸、怔忡、眩晕等。

肾主水，肾阳虚则水气泛溢而为肿胀；肾主纳气，肾阳虚则气不归元，而发为喘促；水邪上犯，水气凌心则心悸怔忡；心阳不足，心气虚损，则血脉鼓动无力。心阳亏虚，必及肾，阳虚则内寒，寒凝血脉则脉行迟缓；肾阳亏虚，必及心阳，心阳不振，日久心肾阳虚，心之气血运行不畅，瘀血痰浊痹阻心胸，发为胸痹；肝肾同源，精血互生，肝肾阴阳之间既可出现水不涵木的阴虚阳亢之证，又由于阴阳互根，病变日久必然导致阴损及阳、阴阳两虚、虚风内动。气为血帅，血随气行。心主身之血脉，血在脉中运行，心是主导、是动力，这种动力主要是指心气的作用，若肾阳不足，势必累及心阳，心阳不足，则推动血液运行的功能减弱，血行瘀滞。因此，心系病以心肾阳虚为本，血瘀贯穿心血管疾病全程。

心与肾关系密切，心系病当培补心肾，同时辨别阴、阳、寒、热、表、里、虚、实，辨治心系病时，特别要注意分辨阴阳、虚实，坚持对证用药。

【治疗方法】

朱良春教授诊治心系病善于将"脏腑辨证"同"八纲辨证"相结合，在治疗胸痹、心悸等疾病时灵活应用。

治疗胸痹时，考虑心脉痹阻不通，常用活血化瘀之法，但是应当注意辨证，不可忽视虚实、滥用化瘀。若冠心病患者属实证，当化瘀宜通；若属虚证，应扶正养营；若虚实夹杂，当清养结合。一味化瘀有损伤正气之弊。《黄帝内经》有"肾心痛""胃心痛""脾心痛""肝心痛""肺心痛"之说，除心以外，其他四脏不调和亦可引起胸痹、心痛，故治疗上应抓住病机，认准脏腑、虚实关系。

朱良春教授治疗心系病时，常以培补心肾为主，善用虫药活血化瘀。如辨证治疗冠心病时，常用化瘀通脉、降脂解凝之水蛭，解惊通脉之蝉衣，活血止痛之五灵脂，通经活络之地龙，破血逐瘀之地鳖虫；冠心病溶栓后采用益气、活血、通络之"芪蛭散"；治疗风心病，自拟温阳利水、活血化瘀之"心痹汤"；治疗高脂血症合并高血压，采用益气、活血化瘀之"双降汤"。朱良春教授在辨治心系疾病培补肾阳的同时，善于将虫药活血贯穿于治疗中。

朱良春教授在治疗心系病时，善用药对。

地龙、地鳖虫药对：地龙15克，地鳖虫10克。化痰祛瘀通络。主治咳喘日久、顽固不愈者，如肺源性心脏病、风湿性心脏病等。以地龙化痰平喘，地鳖虫活血祛瘀，一化痰，一活血，通利经络。

水蛭、地龙药对：水蛭、地龙各2份，参三七1份。活血化瘀，化痰通络，消肿定痛。用于血瘀痰凝之高脂血症、高黏血症、冠心病、脑梗死、卒

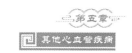

中后遗症、高血压病等。

五灵脂、蒲黄药对：五灵脂10克，蒲黄20克。活血散瘀、通络止痛，主治气血瘀阻之胸胁痛。

三七、血竭药对：血竭6克，三七3克。活血化瘀，主治冠心病心绞痛等。

三棱、莪术药对：三棱、莪术各8克。行气活血、散结化积，主治冠心病、心肌梗死等气血瘀积证。

五灵脂、人参药对：人参6克，五灵脂10克。益气活血，行瘀止痛，主治气虚血瘀，虚实互见证，如冠心病心绞痛。

人参、苏木药对：人参6克，苏木15克。补益心肺，祛瘀通经。主治肺源性心脏病及风湿性心脏病之心肺气虚血瘀，症见胸闷、咳喘、唇绀、水肿者。

黄芪、莪术药对：黄芪20～30克、莪术6～10克。益气活血，化瘀生新。用于冠心病之气虚血瘀证者，如益气为主，黄芪可用30～60克，佐以党参或太子参。

黄芪、川芎药对：黄芪30克，川芎12克。益气活血，主治气虚血瘀性高血压病、胸痹等。

【治疗绝技】

（1）治疗心力衰竭自拟"心痹汤"。基本组方：生黄芪、党参、炒白术、茯苓各15克，当归尾、丹参、桃仁、红花各9克，水蛭粉1.5克，虻虫1.5克，炙甘草10克。两颧或口唇发绀，舌紫瘀者，加丹参、苏木、花蕊石、桃仁、杏仁、炙甘草益气活血。功效：益气活血，利水通络。

（2）治疗冠心病心绞痛自拟"川芎芪蛭汤"。组方：川芎10克，黄芪30克，水蛭4克，太子参20克，麦冬10克，五味子6克，桂枝10克，黄精15克，檀香10克，丹参15克，蝉蜕10克，郁金10克，炙甘草6克。功效：益气活血，通络止痛，治疗冠心病心绞痛之气虚血瘀证。

【医案】

患者，女，49岁。现病史：患者于9年前出现心动过缓，心率约60次/分钟，曾多方求治，均收效不著，2个月前突然头晕目眩、心悸心慌，昏仆于地，于某医院行心电图检查提示心室率41～43次/分钟，阿托品试验提示即刻心率56次/分钟，8分钟后心率降至43次/分钟，诊断为病态窦房结综合征，给予复方丹参片及益气活血、温阳通脉之中药口服均无效，遂来本院就诊。

现症：面浮肢肿，胸闷心悸，神疲乏力，心率43次/分钟，血压19.7/12 kPa（约148/90 mmHg），舌质紫，苔白腻，脉细缓无力。西医诊断：病态窦房结综合征。中医诊断：心悸，证属心阳失展，瘀阻水停。治法：温阳通脉。处方：太子参20克，炙黄芪20克，降香8克，川桂枝（后下）10克，川芎10克，当归10克，炒白术15克，炙甘草5克。

二诊：服药8剂，病情如故。此非矢不中的，乃力不及谷也，故重其制进治之。上方桂枝改为12克，加丹参15克，娑罗子12克。

三诊：服药8剂，心阳略振，心动过缓之象稍有改善，心率上升至50～54次/分钟，面浮肢肿消退。

四诊：上方桂枝加至18克。服药8剂，心率活动后为64次/分钟，静息仍在50～54次/分钟。治以温阳通脉，佐以养阴和络。处方：太子参30克，川桂枝20克，丹参15克，炙黄芪15克，川芎10克，降香10克，玉竹10克，麦冬8克，炙甘草5克。

五诊：服药20剂，心率维持在61次/分钟，精神振作。以上方20剂，配合蜂蜜1000克，熬制成膏，服用以巩固之。

按：患者系中年女性，心动过缓9年，病程较长，心电图提示心室率减慢，传统中医虽无心率减慢的概念，但是有脉缓、脉迟之说，间接反映了心动过缓。患者心气不足、心阳不展故见头晕目眩、心悸心慌；患者发病后于某医院就诊，给予复方丹参片及益气活血、温阳通脉之中药口服无效，其原因应引起思考；阳虚水泛、中气不充，故见面浮肢肿、神疲乏力，舌苔白腻，脉细缓无力；气滞血瘀，见舌质紫。中医诊断为心悸，辨证考虑为心阳失展、瘀阻水停，治则为温阳通脉，选用《伤寒论》桂枝甘草汤加减，以太子参、炙黄芪、川桂枝益气温阳，降香、川芎、当归行气活血，炒白术健脾祛湿，炙甘草甘温益气，服药8剂，效果不理想。此时反思患者于某医院就诊时给予中药为何无效，认定辨证准确，按既定治则增加剂量，加强药效，上方温阳之桂枝加量，加丹参、娑罗子等活血行气药。8剂后症状稍有改善，面浮肢肿消退，桂枝继续加量，此后治疗坚持大剂川桂枝温阳通脉，佐以养阴和络之品，长期调养，收效良好。

（赵金伟　李飞泽）

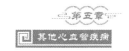

【参考文献】

[1] 朱良春.心病证治点滴 [J].中医杂志，1985（2）：13-14.

[2] 周玲风.国医大师朱良春教授治疗心悸经验 [J].中医研究，2011，24（7）：64-65.

[3] 郑晓丹，高想，朱良春.朱良春"培补肾阳治其本，虫药活血治其标"法论治心系疾病经验 [J].山东中医药大学学报，2016，40（3）：255-257.

[4] 郑晓丹，高想，朱建华.朱良春教授"虫蚁搜剔通络法在心病中的应用"学术经验浅析 [J].中西医结合心脑血管病杂志，2019，17（15）：2390-2394.

[5] 朱步先，朱建华，朱婉华.国医大师朱良春教授学术思想与临床经验 [J].中医药通报，2016，15（5）：1-4.

[6] 吴坚，高想，蒋熙，等.国医大师朱良春高血压病辨治实录及经验撷菁 [J].江苏中医药，2014，46（7）：1-3.

刘亚娴从"大气理论"治疗心血管疾病

【医家简介】

刘亚娴（1944—），男，教授，博士生导师。河北省省级优秀专家，享受国务院政府特殊津贴专家，全国老中医药专家学术经验继承工作指导老师，河北省十二大名中医之一。中华中医药学会理事，内科分会委员，肿瘤学会常委。河北省中医药学会副主任，肿瘤专业主任委员，疑难病专业委员会名誉主任委员，《河北中医》杂志编委会副主任，主编及参编著作 16 部，从事中医和中西医结合临床、教学、科研数十年，精研经典，博采众长，识练结合，积累了丰富的经验。

【诊疗思路】

刘老认为，心血管疾病的治疗应重视大气及元气的问题。以冠心病为例，目前针对冠心病本虚标实的病机常规采用活血化瘀、化痰涤浊、温阳散寒、芳香通络等祛邪佐以益气养血、补益心脾、养阴助阳等扶正之法，这种扶正祛邪法是有效的，但有些患者的大气下陷证是在长期使用活血化瘀等法的过程中出现的，越通越不通的情况常见，故应重视大气下陷与心脏疾病的关系。

"大气下陷"为近代名医张锡纯所提出，大气非元气非宗气，但与两者密切相关。"夫元气藏于脐下，为先天生命之根底，道家所谓祖气也。大气积于胸中，为后天全身之桢干，《内经》所谓宗气也。"张锡纯认为，人未生时，皆由脐呼吸，其呼吸之原动力在元气，不在大气，胸中也没大气，胎气日盛，脐下元气渐充，上达胸中而生大气，大气逐渐充盈，鼓舞肺脏呼吸，便脱离母腹由肺呼吸而通天地之气。大气不但为后天诸气之纲领，并为全身血脉之纲领。膈上心肺为脏，若膈上之大气入于膈下脏腑，则膈上无大气鼓动肺脏，致使呼吸顿停，此乃胸中大气下陷之证。

刘老认为大气下陷包含了"虚""陷"两个方面，故"升""补"是治疗的关键，以补兼升，使大气充足，统领全身气血。大气下陷的表现有两个要点：一方面脉力不足、脉率迟，脉律紊乱，脉律紊乱以脉力不足为基础；另一方面气短难以接续而非气逆之喘。大气下陷，血脉不能运行，呼吸不能相续，气血难以布散，出入废绝，可出现气短喘息、呼吸困难、胸中满闷、心悸怔忡，喘不得卧，假寐片时气息即停，心下突然胀起，急呼醒之，连连喘息数口气息稍续，六脉有雀啄之象或叁伍不调。应用大气理论，大气贯心脉，行血气，可以治疗心脏疾病。

【治疗方法】

1. "升陷汤"升补大气助心阳

有呼吸微弱、心中怔忡、冷汗淋漓、神志模糊、胸中满闷、四肢厥冷、二便不禁、张口呼气外出而气不上达等心脏疾病大气下陷证者，可予升陷汤升补大气，助心阳。药用：生黄芪六钱，知母三钱，柴胡一钱五分，桔梗一钱五分，升麻一钱。气虚下陷者，可加人参补气，山萸肉敛气。

2. 冠心病猝死预防

冠心病等多种心脏基础疾病可导致心搏骤停甚则猝死，《灵枢·五色》云："雷公问曰：人无病卒死，何以知之？黄帝曰：大气入于脏腑者，不病而卒死。"刘教授认为大气若全数下陷，难以挽回；若下陷仅一半，可挽回其下陷之气以复本位，大气下陷是冠心病猝死的重要原因，大气的盈亏可能会提供一丝迹象，为心搏骤停的防治提供一条思路。临床上若冠心病患者出现呼吸短气难续、气不上达等大气下陷证的表现，可予升陷汤、回阳升陷汤、理郁升陷汤等治疗，回阳升陷汤药物组成为黄芪、干姜、当归、桂枝、甘草；

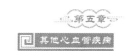

理郁升陷汤药物组成为黄芪、知母、当归、桂枝、柴胡、乳香、没药。

【医案】

患者，女，43岁，1986年3月10日初诊。主诉：心慌、胸闷3月余。病史：患者以心悸胸闷，发作性心前区疼痛，痛则大汗，于1985年12月14日住院。心电图示频发房性期前收缩，超声心动图检查见左房内径增大、左室心肌收缩力减弱，室间隔运动减低，靠左室面有约6 mm缺血带。诊为冠心病、心绞痛、心律失常。入院后予多种扩张冠状动脉药、抗心律失常药及心肌营养药乏效，遂出院转中医治疗。诊查：患者面色萎黄、体丰而少气，脉沉细无力而结，舌淡苔白滑。辨证：心气、心阳虚。治法：补心气，助心阳。处方：炙甘草汤和参附汤合方加减治疗。

二诊（1986年3月18日）：服药一周，病情无改善。细询知患者除心悸外，伴明显气短，自述气难接续，乃大气下陷证也，遂予升陷汤化裁。

处方：黄芪30克（后曾用至50克），知母10克，升麻6克，柴胡6克，桔梗6克，山萸肉10克，党参10克，桂枝10克，炙甘草6克，炒枣仁10克。

服药后症状明显好转，4月10日期前收缩消失，以后多次复查心电图正常。上方间断服至5月28日，停药恢复工作。1988年1月随访病未再发，且超声心动图检查示恢复正常。

按：初诊时患者面色萎黄，脉沉细无力而结，考虑是阳气虚弱，心脉失养，遂予炙甘草汤、参附汤益气滋阴，通阳复脉，回阳固脱。二诊细问，患者气难接续，辨证大气下陷，予升陷汤益气升阳举陷。黄芪善补中益气，为升阳举陷之要药，柴胡引清阳之气上升；知母辛苦寒凉，清热滋阴，制黄芪之热性；党参补益肺气，扶正祛邪；升麻为升阳举陷之要药，善引清阳之气上升；桔梗开宣肺气，为诸药舟楫，载之上浮；山萸肉补益兼收敛固涩之功，炒枣仁养心安神，用于心肝血虚之心悸；桂枝和炙甘草颇有炙甘草汤之意，炙甘草汤补心气，桂枝助阳通脉。全方温阳不燥，补气不壅，补心复脉，升补阳气，可缓解症状，提高疗效。

（芦瑞霞　白瑞娜）

【参考文献】

[1] 刘亚娴. 刘亚娴医论医话 [M]. 北京：学苑出版社，2008：96-99.
[2] 张锡纯. 医学衷中参西录 [M]. 石家庄：河北人民出版社，1974：31-54.

陈绍宏从"痰""气"辨治肺心病

【医家简介】

陈绍宏（1942—），主任中医师、教授、博士生导师，现任成都中医药大学附属医院急诊科主任、全国中医急症医疗中心主任、中华中医药学会急救学会副主任委员、中华中医药学会内科学会常委，国家有突出贡献专家，享受国务院政府特殊津贴专家。陈绍宏教授从事中医临床工作五十余年，善用成方、经方治疗急危重症和疑难杂症，对中西医结合治疗肺心病急性发作期合并心力衰竭有着独特的见解。

【诊疗思路】

陈绍宏教授认为，本病病变首先在肺，继之损伤脾、肾，后期则波及心。临床症状有"闷""咳""喘""痰""悸""肿"六大特点，基本病理变化与"痰""气"最为相关。

本病之初，外邪从口鼻或皮毛而入，首先侵袭肺系，肺气被郁，肺失宣降而为咳，肺失清肃则为喘。久则肺虚，肺主气功能失常，肺气壅塞则表现胸闷如塞；肺病及脾，子耗母气，或是苦寒之物直伤中阳，脾阳受损，肺通调水道失司，脾失健运，则水湿内停，湿聚痰生，上干于肺，加重痰、咳、喘等。肺脾久病不愈，损及肾脏，肾气衰惫，摄纳无权，则气短不续，动则益甚。且肾主水，肾虚不能制水，可使水湿停聚而成痰饮，痰饮上犯则使肺气壅遏而加重咳、喘、痰。"凡水肿等证，乃肺、脾、肾三脏相干之病"，水邪泛溢则肿，水气凌心则心悸。

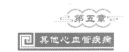

【治疗方法】

肺心病急性发作期的基本证型为痰浊蕴肺、肺气闭郁证，表现为咳嗽阵作或昼夜频咳，痰多易咳或痰黏难以咳出，痰色白稠或黄白相间或脓性痰，胸闷、气喘，动则加重，脘腹胀满，舌质淡、苔白腻，脉弦滑。以宣肺平喘、化痰止咳为基本治法，基本方药为三拗汤、瓜蒌薤白半夏汤、桔梗汤合方。药用：麻黄15克，杏仁12克，瓜蒌30克，薤白、法半夏各15克，桔梗30克，炙甘草10克。

本病最易兼见肺脾气虚及阳虚。肺脾气虚者，症见气短乏力，语声低微，面色萎黄，不思饮食，便溏或虚坐努责，舌质淡、苔薄白或白腻，脉细弱。治以健脾化痰，培土生金，香砂六君子汤为基本方。药用：木香、砂仁、陈皮各15克，党参30克，茯苓15克，炒白术30克。

疾病后期多伤及肾、心，阳虚水泛，兼见心慌、心悸，咳而上气，动则喘甚，不能平卧，身肿以下肢为甚，小便短少，颜面晦暗、形寒肢冷，舌淡胖或紫暗，苔白滑，脉沉细或结代等。治以宣肺平喘，化痰止咳，温阳利水。在上述基本方基础上加五苓散。药用：茯苓30克，桂枝15克，炒白术、泽泻各30克。

陈教授在治疗该病时提出应注意"三宜""三忌"。宜宣肺、忌敛肺，宜温化、忌寒伐，宜补气、忌逐瘀。

【医案】

患者，女，65岁，2006年1月16日初诊。主诉：因"反复咳嗽20余年，心累、气紧8年，双下肢水肿3年，复发1周"入院。入院症见：咳嗽、咳痰，心累，气紧，动则喘甚，不能平卧，膝以下水肿，小便短少，畏寒肢冷，舌淡胖苔白，脉沉细。主要阳性体征：端坐呼吸，口唇发绀，颈静脉怒张，桶状胸，双肺闻及中量细湿性啰音，心音低钝，剑突下心音强，P_2增强，肝脏右肋缘下3 cm，肝颈征阳性，双膝以下凹陷性水肿。辨证：痰浊壅盛，肺气闭郁，阳虚水泛。治法：宣肺平喘，化痰止咳，温阳利水。处方：陈老经验方，三拗汤、瓜蒌薤白半夏汤、桔梗汤、五苓散合方：麻黄15克，杏仁12克，全瓜蒌30克，薤白15克，法半夏15克，桔梗30克，甘草10克，云苓30克，桂枝15克，炒白术30克，泽泻30克。水煎服，每日1剂，1日3次，每次100 mL，连服14天。西医诊断：慢性肺源性心脏病急性发作期，右心衰。治疗：氧疗，抗感染，维持水、盐、电解质、酸碱平衡，营养支持。

患者经中西医结合综合治疗 14 天后，入院各症明显缓解，高枕卧位休息，肝颈征阴性，双肺湿鸣音明显减少，仅足背轻度凹陷性水肿。原治疗方案不变，继续维持 1 周，患者心累、气紧明显减轻，能自行下床行走，水肿消退，临床好转出院。

按：本案为慢性肺源性心脏病急性发作期，治疗着重于"痰""气"，且患者病史较长，变生水肿，且畏寒肢冷，舌淡胖苔白，脉沉细，属于痰浊壅盛、肺气闭郁、阳虚水泛证，选用三拗汤、瓜蒌薤白半夏汤、桔梗汤为基础方，再加以五苓散温阳化气行水，共奏宣肺平喘、化痰止咳、温阳利水之效。

（王新陆　张孟孟　王永霞）

【参考文献】

[1] 成玉，徐学功，张怡. 陈绍宏以中医治疗肺心病急性发作期临床经验体悟 [J]. 辽宁中医药大学学报，2007，9（4）：91.

[2] 刘艳霞，徐学功. 陈绍宏教授谈肺心病急性发作期中医施治思路 [J]. 世界中西医结合杂志，2008，3（9）：508-509.

[3] 王筠，李力，赖正熬，等. 陈绍宏教授治疗肺心病心衰的临床经验总结 [J]. 四川中医，2009，27（1）：8-9.

[4] 于白莉，张晓云. 从"火郁发之"谈陈绍宏治疗肺心病的经验 [J]. 中医杂志，2012，53（16）：1424-1426.

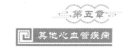

庞敏"五位一体"膏方治疗心肌桥

【医家简介】

庞敏（1963—），博士研究生导师，国家第六批老中医药专家学术经验继承工作指导老师，国家优秀中医临床人才，辽宁省名中医，辽宁省高层次中医药人才。国家中医药管理局十二五重点专科心病科项目负责人。兼任中华中医药学会膏方专业委员会副主任委员，世界中医药联合会膏方专业委员会副主任委员，辽宁省中医药学会膏方专业委员会主任委员，辽宁中医药学会五运六气专业委员会主任委员。

【诊疗思路】

庞敏教授总结出"五位一体"膏方处方思路，即辨天、辨人、辨病、辨证、辨机。"辨天"即辨运气，以五运六气理论为基础，根据患者出生、患病、发病时的运气特点，结合主运、客运、主气、客气等指导选方用药。"辨人"乃辨体质，人的体质分为平和、阳虚、阴虚、痰湿、湿热、气虚、气郁、血瘀特禀九种体质，据此辨人来选取所对应的方或药。"辨病"乃知晓所患疾病，包括中西医范畴的病，明病施方，亦可准确施用。"辨证"即辨证施治，包括八纲辨证、六经辨证、气血津液辨证等，亦包括经方辨证等。"辨机"乃辨病机。结合这五个方向准确定位，为治疗提供明确方向，再结合临床实际，取"五位"之或一，或多，或全，灵活运用辨证方法，行方效如桴鼓。辨天为"理"，辨机为"法"，辨人、辨病、辨证为"方"和"药"，五位一体理论为理、法、方、药的多维度临床思维。

心肌桥病理变化引起血流通过壁冠状动脉近段时，速度减慢，对血管壁的压力增加，剪切力减低，增加了脂质对血管壁的损伤，为近段冠状动脉硬化的发生提供基础。此处活性物质的高表达易引发动脉粥样硬化，造成动脉管壁增厚变硬、失去弹性，在动脉壁沉积更多血脂、胆固醇，形成脂肪斑块，恶性加重动脉狭窄，有形成分容易淤积，形成血栓，这与中医血瘀证素不谋而合。治疗时运用益气养阴、活血化瘀之法，来改善血管的供血状态。通过增强舒张期心脏血流灌注量，提高心脏本身的循环功能，增强冠状动脉血管正常代谢所需的氧气和血液，改善血管狭窄，降低血脂斑块，最终使血脉通利。气阴亏虚，血脉瘀阻为心肌桥的基本病机。脏腑虚弱、正气不足，推动血液循环无力，水谷精微不能输布至心脏，是导致临床症状发生的根本原因。结合五位一体辨证内容，临证根据患者实际情况进行加减。

【治疗方法】

以益气养阴、活血化瘀为治疗法则，自拟心脉舒宁膏治疗心肌桥致心绞痛。

心脉舒宁膏：基本组成为党参、麦冬、五味子、黄芪、桃仁、红花、川芎、当归、熟地、赤芍、柴胡、枳壳、桔梗、牛膝、甘草。既补气滋阴又调畅气血，使补而不滞，滋而不腻，气血行畅，此病可愈。

加减：心肺气虚，声低气短喘促者，加升麻、茯神、款冬花、桑白皮以养心补肺；心阴不足，失眠多梦者，加酸枣仁、柏子仁、远志、夜交藤以养心安神；阳虚失于温煦，四肢欠温兼腰酸膝软者，加附子、桂枝、龙骨、牡蛎以温补肾阳；脾气虚弱，纳少便溏者，加焦三仙、白术以健脾消食；瘀痛入络，可加全蝎、三棱、莪术、丹参等以破血通络止痛；气机郁滞较重者，加川楝子、香附、郁金、青皮等以疏肝理气止痛。

【医案】

患者，女，65 岁。2018 年 4 月 2 日初诊。主诉：反复性心前区闷痛 2 年，加重半个月。病史：患者于 2 年前无明显诱因反复发作心前区闷痛，偶伴随后背痛，呈憋闷性，无放射，每次持续 5 ～ 15 分钟或 30 分钟。于当地医院门诊行冠状动脉 CTA，诊断为左前降支心肌桥，予美托洛尔缓释片 47.5 mg，每日 1 次口服。患者述 2 年间规律服药，但心前区闷痛仍有反复发作。半个月前无明显诱因上述症状加重，口服美托洛尔缓释片症状无缓解。现症见：心前区闷痛伴后背疼痛，无放射，伴有气短、乏力、心热、烦躁、善叹息，头晕目眩，手足冷，面色萎黄，口唇发绀，纳可，寐差，二便调。舌淡，苔白少津，脉弦细涩。心电图示窦性心律，T 波低平。冠状动脉 CTA 示左前降支远段局部见完全性浅表型心肌桥形成，壁冠状动脉管腔狭窄 20% ～ 30%。此为心肌桥。辨证：气阴两虚兼血瘀证。治法：益气养阴，活血化瘀。处方：炮姜 100 克，木瓜 150 克，茯苓 150 克，牛膝 100 克，诃子

100 克，枸杞子 100 克，防风 100 克，麦冬 200 克，五味子 150 克，黄芪 200 克，郁金 100 克，百合 100 克，当归 150 克，桃仁 100 克，红花 100 克，炙甘草 150 克，枳壳 150 克，赤芍 100 克，柴胡 150 克，熟地黄 150 克，川芎 100 克，桔梗 100 克，川楝子 100 克，木香 100 克，葛根 100 克，丹参 100 克，全蝎 30 克，党参 250 克，阿胶 200 克。膏方 1 料，早、晚各 25 克口服，勿劳累，注意休息。

二诊（2018 年 5 月 4 日）：患者心前区闷痛好转，但夜寐差，多梦。处方：上方加酸枣仁 250 克，首乌藤 100 克，远志 150 克。膏方 1 料，口服。

三诊（2018 年 6 月 8 日）：诸症状均较前有明显改善，舌淡红，苔薄白，脉细。复查心电图示窦性心律，大致正常心电图。该患者年过半百，气血渐衰，为巩固治疗，效不更方，继服膏方 1 料后复诊，症状基本消失。

按：该患者于 2018 年 3 月出现症状加重，辨天 2018 年属戊戌年，太阳寒水司天，太阴湿土在泉。《黄帝内经》云："太阳司天，寒淫所胜。太阴在泉，湿淫所胜。"寒气流行，邪害心火，可见心热，烦躁，手足冷。气化运行先天，可运用《三因司天方》中的静顺汤。该患者面色萎黄，善叹息，常有气短乏力，辨人为气虚与阴虚体质并见。辨病西医诊断为壁冠状动脉心肌桥，中医诊断为胸痹。辨病机为气阴两虚，其症见气短乏力，善叹息，舌质淡，皆为气虚之象。气虚则无力行血，阴血亏虚，可见心热、烦躁、头晕目眩、面色萎黄、苔白少津。脉中血行不畅，瘀阻于中，可见脉弦细涩，脾难以统血，以致口唇发绀。气属阳，气虚则阳虚，可见手足冷。阳不入阴，心失所养，可见夜寐差，多梦。四诊合参，辨证属气阴两虚兼血瘀证。一诊方中枸杞子（甘）、炮姜（苦辛温）、茯苓（甘淡）、防风（甘辛温）、牛膝（苦酸）、木瓜（酸温）、诃子（苦温）所属静顺汤，其治司天之寒淫，主以辛热，佐以甘苦。治在泉之湿淫，主以苦热，佐以酸淡。甘温平其水，酸苦补其火，折其郁气，资其化源，抑其运气，扶其不胜也。党参、黄芪、麦冬、五味子、葛根合用补益肺气，顾护津液；当归、熟地黄补血养阴；桃仁、红花、赤芍、牛膝、丹参活血化瘀；桔梗、枳壳、柴胡调畅气机；川芎，血中气药，既能行气又能行血；全蝎通络止痛；川楝子、木香行气止痛；郁金、百合养心安神解郁；炙甘草调和诸药；全方共奏益气养阴、活血化瘀行气之功。二诊患者心痛症状好转，仍留夜寐不安，方中加酸枣仁宁心安神；阿胶养血、首乌藤养血安神；远志安神益智，三药合用，更增安神之功效。三诊患者诸症均改善明显，效不更方，以期能够去症固本。

（庞天霄　高　静　庞　敏）

洪广祥辨治肺源性心脏病经验

【医家简介】

洪广祥（1938—），教授，国医大师，全国老中医药专家学术经验继承工作指导老师。从事中医呼吸疾病、内科疑难病症临床50余年，在呼吸系统疾病的中医药治疗方面积累了丰富的诊疗经验，尤其对肺源性心脏病、支气管哮喘、支气管扩张、慢性阻塞性肺疾病等有其独特的临床见树。洪老提出了一系列学术观点，如"痰瘀伏肺为哮喘的宿根""治痰治瘀以治气为先""治肺不远温""全程温法治疗哮病""补虚泻实是慢性阻塞性肺疾病的全程治则"等新学说，研究开发出国家三类新中药"蠲哮片""冬菀止咳颗粒"及"咳喘固本冲剂"。

【诊疗思路】

（1）阳气虚弱、痰瘀伏肺是慢性肺源性心脏病的主要病理基础，肺心病急性发作期以肺肾阳虚为本，痰瘀伏肺为标；临床可见咳喘甚、口唇暗、舌质暗、苔腻、脉滑等痰瘀伏肺证。痰、瘀均为阴邪，易为外感之寒邪所引动，内外相激加重痰瘀气阻的病理变化，使阳气更虚，形成恶性循环。寒痰瘀阻，心阳不振，临床见咳喘不能平卧，畏寒，面色、口唇暗，舌质暗淡，肢端青紫或颈部青筋显露等。心肺俱受痰瘀阻滞，则上焦壅遏不通，三焦决渎失司，聚水而肿；临床可见咳嗽，气喘，气短，动则尤甚，心悸，心慌，畏寒，肢冷，双下肢水肿，甚至出现全身水肿或腹水，形成咳、喘、悸、肿四大相关联的主症。

（2）肺心病治疗重在治肺而不在治心。由于痰瘀伏肺日久，肺、肾、

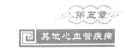
心、脾脏器亏虚，复感受外邪，出现虚人受邪特点。本病病位在肺，涉及脾、肾、心诸脏。平素痰瘀伏肺，而致肺气宣肃不利，出现喘咳不休、咳痰不止，在感受风寒之后，咳喘明显加重，痰量骤增，肢末及唇发绀，不能平卧，并见肢肿尿少等症。寒邪易伤阳气，致使肺、脾、肾、心阳气更虚，出现本虚标实之候。因肺素有痰瘀内伏，加之外邪束肺，使肺功能更加低下，肺的功能失常，不能进行正常的体内外气体交换。肺失通调水道之功，发生水液停聚而成痰、成饮。肺主治节，肺为相辅之官，助心行血。内外合邪，肺气壅塞，助心行血功能无力，导致心脉瘀阻，心主营运过度，进一步瘀血内停，血不利化为水，水邪留滞，渐至颜面及肢体水肿和尿少。肺气为外邪郁闭和痰瘀壅塞，以致心血瘀阻，只有宣散外邪、涤除痰瘀，使肺气得宣、得降，则水道自通，瘀血之证也能缓解。洪老独具特色地提出"重在治肺而不在治心"，水肿的发生尤关于肺。在肺心病心力衰竭时用涤痰除瘀、宣散外邪法，促使肺的各种功能复原。肺主气之功能恢复，则帅血运行全身，促进血液进行气体交换，心主营运功能能得到辅佐，即不复出现心血瘀阻。人体气血运行畅通，心力衰竭就可以得到纠正。这同西医认为治疗该病重在控制肺部感染，而不是重在强心的看法一致。

（3）外邪犯肺必须及时宣散。痰瘀伏肺是肺心病的主要矛盾，痰瘀留滞肺内损伤肺气，肺气虚极易感受外邪，内外相引而发生心力衰竭。因此必须及时宣散外邪，涤除痰瘀。凭脉辨证，其绝招在于凭右寸脉浮以判定外感，验之临床，非常灵验。本病多在气温骤降时发病，由于患者素体阳虚，不能抗御外邪。气温突降身体难以适应，易感外邪。阳虚之人感受风寒，往往易从寒化，此时必须及时宣散风寒，避免留邪作祟。

【治疗方法】

急性发作期多呈阳气虚弱，寒痰瘀阻证，此时不宜过早使用寒凉之品，免致寒邪内闭，阳气更伤，促使病情加重，宜温阳与涤痰并举。温阳应从温肺肾之阳着手；涤痰祛瘀应从疏利气机着手，因为气顺则痰消，气行血亦活。治气之法，应从调肝气、行脾气、泄肺气、利腑气着手，以达到气通壅除之目的。

1. 肺肾阳虚，痰瘀伏肺证

症见咳嗽、气喘、怯寒、肢冷，平素易感冒，唇、舌暗，苔白黄腻，脉细弦滑。治以温阳益气，涤痰祛瘀法，常用药物：生黄芪、熟附子、葶苈子、牡荆子、槟榔、青皮、陈皮、卫矛、生大黄。肺寒证明显者，配合温散，加生麻黄、干姜、细辛等；痰热明显者，配合清化，合麻杏甘石汤，或选加金荞麦根、十大功劳、七叶一枝花、紫背天葵、鱼腥草等。

2. 脾肾阳虚，水气攻心证

症见心悸、心慌，气短不能平卧，水肿，尿少，口唇暗，舌质紫暗、苔腻，脉沉滑略数。治以温肾健脾，利水宁心，佐以涤痰祛瘀，方用真武汤、苓桂术甘汤加减（制附子、桂枝、白术、茯苓、生姜、椒目、泽泻、车前子、法半夏、陈皮、益母草、水蛭胶囊）。

3. 气阴两虚，痰瘀胶结证

症见咳嗽，痰难咳出，气喘，气短，口干，口唇暗红、苔少或无苔，脉细弦滑数。治以益气养阴，涤散痰瘀，方用生脉散加味（西洋参、麦门冬、五味子、淮山药、法半夏、竹沥、海蛤壳、海浮石、葶苈子、青皮、陈皮、水蛭胶囊）。

4. 痰浊蔽窍证

症见意识模糊，神昏谵语，喘促痰鸣，舌质紫暗、苔腻，脉弦滑数。治以除痰开窍，方用菖蒲郁金汤合涤痰汤加减等，常用药：石菖蒲、郁金、法半夏、制南星、竹沥、礞石、生大黄、桃仁等；若有阳气暴脱者，宜回阳救脱，用参附汤合生脉散加减。

【医案】

患者，女，53岁，1990年12月12日初诊。主诉：患者以反复咳嗽，咳痰，气喘30余年，加重伴头痛5天入院。病史：患者于30年前无明显诱因出现咳嗽、咳痰、气喘，服消炎止咳平喘西药好转，此后每年冬季易发，曾在某医院诊断为慢性支气管炎、肺气肿、肺心病。本次发病因5天前受寒而诱发，咳嗽明显，吐黄白黏痰，量约300 mL/d，气憋，伴头痛、烦躁，入院时神志模糊，倦怠嗜睡，气喘不能平卧。体温37 ℃，呼吸27次/分钟，脉搏101次/分钟，血压15/9 kPa（112.5/67.5 mmHg），球结膜水肿明显，口唇青紫，颈静脉怒张，胸廓呈桶状，双肺满布湿性啰音，腹部叩诊移动性浊音阳性，双下肢水肿至膝，舌暗无苔，脉浮大无根。白细胞 6.2×10^9/L，动脉血气分析示 PO_2 30.41 kPa，PCO_2 36 kPa。诊断：慢性支气管炎（单纯型）合并感染、阻塞性肺气肿、肺源性心脏病合并心力衰竭，呼吸衰竭Ⅰ型，肺性脑病。辨证：阳气虚衰，痰瘀伏肺，上蒙清窍，水

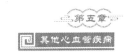

气不化，心阳欲脱。治则：回阳救逆，涤痰祛瘀，开窍醒神，温阳利水。处方：红参（另煎）、麦冬、五味子、青皮、陈皮、槟榔、卫矛、生大黄、石菖蒲、郁金各10克，熟附子、葶苈子、牡荆子、防己各15克，益母草30克，每日1剂，分2～3次煎服。结合西药对症处理。

二诊：中西药治疗5天后，症状明显好转，神志清楚，头痛消失，两肺湿性啰音较前局限，腹部叩诊移动性浊音阴性，双下肢踝部有轻微水肿，咳吐少许黄白痰，舌暗红、苔少，脉弦滑数。化验：WBC 5.3×10^9/L，N 0.70，L 0.26，E 0.02，动脉血气分析示 PO_2 30.8 kPa，PCO_2 34 kPa，停用西药，继续中药涤痰祛瘀，温补阳气为治。处方：葶苈子、金荞麦根、泽泻各15克，七叶一枝花20克，鱼腥草30克，桃仁10克，续服1周后症状明显改善，生活已能自理。体检示肺部可闻及散在的细小水泡音，余无异常。动脉血气分析 PO_2 38.4 kPa，PCO_2 33.1 kPa，显效出院。

按：本案为心肾阳衰之重症，其主要机理为阳气虚衰，痰瘀伏肺。洪老衷中参西，取中西医之长，间用西药抗感染、纠正心力衰竭、呼吸衰竭，待病情缓解后，以中药温补阳气以扶正，涤痰祛瘀以除凤根更显其长，由于始终坚持温阳与涤痰并举，达到阳气充、痰瘀去、咳喘自平之目的，因而收效满意。

（康法宝　郑萍红　李飞泽）

【参考文献】

［1］蔡灿林，赵凤达.洪广祥治疗肺心病心衰的经验 [J]. 江西中医药，1993，24（3）：8-9.
［2］赵凤达.洪广祥教授治疗慢性肺源性心脏病的经验 [J]. 新中医，1994（10）：9-10.

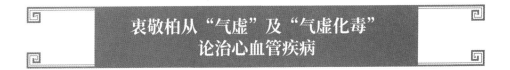

衷敬柏从"气虚"及"气虚化毒"
论治心血管疾病

【医家简介】

衷敬柏（1963—），男，汉族，江西省万安人，中国中医科学院西苑医院主任医师，北京中医药大学兼职教授，全国第三批优秀中医临床人才，中国中医科学院中青年名中医。兼任中华中医药学会心血管病分会常委，北京中医药学会养生康复专业委员会主任委员。获国家科学技术进步二等奖 1 项，中华中医药学会、中国中医科学院等颁发的科学技术进步奖 3 项。

【诊疗思路】

心血管疾病作为一种慢性病，其发病是从虚开始，以虚为发病基础，实邪是出现症状及疾病加速的原因。从心血管疾病包括冠心病及高血压来看，其虚始于潜虚，此时虽无明显的虚损症状表现，但其抗病能力下降，从《金匮要略·脏腑经络先后病脉证并治》篇所述"若五脏元真通畅，人即安和"，体会到五脏之气即元气之别称，随所入脏腑不同、功能不同而名称各异。

高血压病虽然在古代不得其名，但确有其病，21 世纪以来，青年高血压发病有增无减，临床观察到患者往往有神疲乏力、纳呆，而脉弦、面红等症状反而不显，故认为其有气虚，但当因气虚，肝气调畅失度，气机升降违和，则有肝阳上亢或脾虚失运兼痰浊水饮。因此青年高血压治疗，应以补肝气为基础，据其兼证而施治。

冠心病心绞痛同样有潜伏期长，发病隐匿的特点，在冠状动脉粥样硬化形成过程中，悄然无声，一旦发病，则往往表现为正虚邪实，正仲景所谓"阳微阴弦"，其阳微当指气阴亏虚，阴弦当指瘀、毒、寒、热、痰、风。稳定型心绞痛患者临床以气虚血瘀居多，或兼肾精不足，或兼脾虚失运等，而不稳定型心绞痛及冠脉支架术患者往往存在气虚从化为毒，毒损气血，败坏形体（心肌和血管内皮）之表现，如心肌细胞的缺血性死亡及程序性凋亡、血管内皮的炎症、斑块破裂等不稳定病机。而在冠心病、高血压的发生过程中，其气虚从化为毒而损坏心肌，导致心肌的程序性死亡达到一定的程度即发生心力衰竭。

【治疗方法】

以辨证论治为基础，在治疗高血压及冠心病方面常用以下治疗方法。

（1）益气平肝法：主要用于青年高血压而有头晕、神疲乏力或有纳呆或有情绪不畅，舌淡红，脉弦。用复方黄龙汤加减，生黄芪 30 克，地龙 15 克，黄芩 15 克，葛根 15 克，夏枯草 15 克，茵陈 10 克，生麦芽 15 克，生山楂

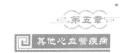
10～15克。

（2）益气养阴、活血解毒法：主要用于不稳定型心绞痛及冠脉支架术后早期，症见心痛发作加重或进展，或有发热或无发热，舌质淡红或红或暗，苔黄，脉数。但多有白细胞轻微升高，或高敏C-反应蛋白升高，常用药物有太子参15～30克，人参2～5克，连翘10～20克，丹参15～30克，川芎6～12克，瓜蒌10～30克，酒军6～10克，麦冬10克。

（3）益气复心固涩法：用于治疗慢性心力衰竭稳定期，症见胸闷气短，活动后加重，甚则夜不平卧，夜尿清长，时有腹胀纳呆，神疲乏力，舌质淡胖或淡红，苔薄，脉细弱或弦但重按无力。人参5克，黄精10克，玉竹15克，山茱萸15克，丹参15克，红花15克，葶苈子15克，大枣10～30克。

【治疗绝技】

1. 内外合治

治疗高血压常内服中药及穴位贴敷合用，常用穴位有涌泉、三阴交、曲池、肾俞左右交替使用。

2. 形神兼调

在高血压及冠心病辨证治疗基础上加调神之品，如贯叶金丝桃、醋鳖甲、远志、石菖蒲、茯神。

3. 心胃同治

治疗冠心病必兼调理脾胃，常于方中加土茯苓、蛇舌草、三棱、佛手、香橼、生麦芽。

【医案】

患者，男，37岁，2021年3月16日初诊。病史：患者有高血压病史多年，长期在本院门诊就诊，病情稳定后用比索洛尔治疗，2020年入冬以来，症状时有反复，血压控制不佳，自2020年12月即在门诊就诊。现症有困倦，尿微量蛋白升高，尿酸近期在500 μmol/L以上，同型半胱氨酸7.02 mg，舌质红，苔薄黄，脉细。生化检查（2021年2月22日）尿酸429 μmol/L，HDL 0.9 mmol，LDL 1.73 mmol，MALB 44.16 mg/24h，NAG 13.5 IU。诊断：高血压，高同型半胱氨酸血症，高尿酸血症。辨证：肝阳上亢，气虚湿阻。处方：太子参15克，炒白术15克，茯神15克，黄连6克，葛根15克，黄芩12克，生麦芽15克，泽泻10克，玉米须10克，茯苓皮30克，生黄芪30

克，生赭石 15 克（先煎）。7 剂，水煎服。每天服用比索洛尔 2.5 毫克。

二诊（2021 年 3 月 23 日）：仍有困倦头晕，舌质淡红，苔薄，脉细数，血压 138/85 mmHg。诊断及辨证如前，处方：太子参 15 克，炒白术 15 克，茯神 15 克，黄连 6 克，葛根 15 克，黄芩 12 克，生麦芽 15 克，泽泻 10 克，玉米须 10 克，红花 15 克，茯苓皮 30 克，生黄芪 30 克，莲子心 3 克。7 剂，水煎服。

三诊（2021 年 3 月 30 日）：前天晚餐时发作头晕，时间极短，当时血压 130/100 mmHg，脉细沉。诊时血压 125/100 mmHg。诊断同前，辨证为肝阳上亢，心气不足，拟方如下：石菖蒲 10 克，制远志 10 克，茯神 15 克，茯苓 15 克，煅紫石英 15 克（先煎），生龙齿 15 克（先煎），牡丹皮 10 克，柴胡 15 克，生黄芪 30 克，葛根 30 克。7 剂，水煎服。另：人参 3 克，与中药同煎。

四诊（2021 年 4 月 6 日）：服前方症状好转，因而未量血压，近 1 年来隔日服比索洛尔半片，舌质暗红，苔薄，脉细沉。诊时血压 120/75 mmHg（注：此日未服比索洛尔），效不更方，原方续进。石菖蒲 10 克，制远志 10 克，茯神 15 克，茯苓 15 克，煅紫石英 15 克（先煎），生龙齿 15 克（先煎），牡丹皮 10 克，柴胡 15 克，生黄芪 30 克，葛根 30 克。7 剂，水煎服。另：人参 3 克，与中药同煎。

按：该患者患高血压多年，有困倦头晕、舌淡红、脉沉细，当辨证为心肝气虚，肝失条达，阳气亢于上，故以大剂益气药为君，合葛根芩连汤加理脾和胃升清之生麦芽、泽泻、玉米须而经三周症状缓解，血压稳定控制。传统认为青年人以肝阳上亢为主，临床实际并不如此，与现代青年人压力大、工作劳累、耗损心肝之气有关。其中肝气不足有三症，一是神疲，二是乏力，三是纳食差或易腹泻。

（韩　睿　袁敬柏）

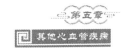

黄春林诊治扩张型心肌病经验

【医家简介】

黄春林（1937—），男，广东省惠阳人，广东省中医院教授、主任医师。曾任广州中医药大学第二临床研究所副所长。兼任广东省中西医结合学会肾病专业委员会副主任委员，广东省中医药学会肾病专业委员会副主任委员，广东省中医药学会糖尿病专业委员会委员。1993 年被广东省政府授予"广东省名中医"称号，全国老中医药专家学术经验继承工作指导老师。

【诊疗思路】

黄教授认为本病的主要病机之本虚在于心肾阳虚，加之岭南气候环境湿热，易伤脾阳。清代广东名医何梦瑶曰："岭南地卑土薄，土薄则阳气易泄，人居其地，腠理汗出，气多上壅。地卑则潮湿特盛，晨夕昏雾，春夏淫雨，人多中湿，肢体重倦，病多上脘郁闷，胸中虚烦。"导致心肾阳虚的原因主要有先天禀赋不足和后天劳损过度。

【治疗方法】

（1）黄教授认为，扩张性心肌病证情复杂，有七种证候、七个基本治则、七种不同的方药，临证之时，必须依据实际情况灵活运用。

1）扩张性心肌病轻症，心力虚弱者用加味生脉散益气养心。

2）病情加重，出现心力衰竭表现为水气凌心、心悸喘息不能平卧者，用葶苈生脉苓桂术甘汤以温脾蠲饮、泄肺救心。

3）心力衰竭表现为阳虚水泛、尿少水肿者，用加味真武汤以温阳利水消肿。

4）严重心力衰竭，出现阳气虚脱者，先用参附注射液救脱，而后用回阳救急汤口服巩固疗效。

5）外感病邪，出现痰热困肺时，选用清金化痰汤清热除痰护心。

6）扩张性心肌病出现心脉不整时，用养心复脉汤或麻黄附子细辛生脉汤整律复脉。合并心血瘀阻时，可用活血化瘀中成药预防。

7）若发生卒中，可选用血府逐瘀汤治疗。

（2）重视气、血、水同治，温阳化饮为心力衰竭的基本治法。对于扩张型心肌病所致的心力衰竭，临证单纯用温阳化饮法，效果往往欠佳，因其涉及气、血、水三者病变。在此基础上，黄教授灵活运用《金匮要略》名方苓桂术甘汤、五苓散、真武汤等，辨证配伍桂枝、茯苓、猪苓、泽泻。除桂枝外，亦可用麻黄宣通郁阳，达到通阳以利水的目的。患者或畏寒，或喘，常兼施少量麻黄以宣通阳气，平喘利水。

患者病久，以心阳气亏虚多见，心阳气虚衰，则血运乏力，气血津液运行不畅，阻滞成饮化瘀，其病机不离气、血、水。临床施治时三者需同治分消，以温阳化饮为法。治以真武汤加减，加黄芪补心、肺、脾之气，兼利尿消肿。肢肿明显者，加川牛膝利水通淋、活血通经。

标实方面，瘀血水饮胶结阻滞，导致持续进展，症状无法缓解，常以麻黄附子细辛汤加减辨证施治。方中细辛辛温发散，擅长通络，佐以全蝎、蜈蚣通络散结，脉络通，瘀血去，水饮方得以消散。

肾阳温煦肾阴化肾气以使心气充沛，心肾之间水火既济，维持心肾生理功能正常运行。除常用附子补火助阳之外，临床多辨证使用益智仁、菟丝子等补肾助阳之品，方中少佐养阴之品，如山茱萸、石斛等，取"阴中求阳"之意。

【医案】

患者，男，48岁，2017年3月16日初诊。主诉：因"反复胸闷、气促、肢肿1年余"就诊。病史：既往患有扩张型心肌病1年，目前口服缬沙坦胶囊80 mg，每日1次；琥珀酸美托洛尔片47.5 mg，每日1次；呋塞米片10 mg，每日1次；螺内酯20 mg，每日1次。症见：精神疲倦，面色黧黑，气喘，伴咳嗽咳痰，痰少色白，下肢水肿，畏寒无汗，尿少，大便稀溏，纳眠差，舌淡暗，苔白腻，脉沉细涩。西医诊断：DCM、心功能Ⅲ级。中医诊断：喘证。辨证：心肾阳虚、瘀水互结。治法：通阳益气，活血化饮。方拟真武汤合麻黄附子细辛汤加减。处方：熟附子15克（先煎），干姜9克，黄芪30克，山茱萸15克，白术15克，茯苓皮30克，白芍9克，泽泻15克，桂枝9克，川芎15克，炙麻黄9克，细辛6克，全蝎3克。7剂，水煎服。原西医方案调整为：呋塞米片10 mg，每日3次；螺内酯10 mg，每日2次；余方案不变。

二诊（2017年3月24日）：患者诉气喘明显缓解，胸闷减轻，纳食较前好转，双下肢水肿基本消退，小便较前通畅。前方炙麻黄减为6克，细辛3

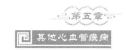
克，茯苓皮 15 克。7 剂，水煎服。

三诊（2017 年 3 月 31 日）：患者诸症好转；前方去全蝎，续服 14 剂。后随访 3 个月，长期服中药汤剂，患者无明显胸闷、气促，可轻度活动，双下肢水肿基本消除。

按：水凌心肺故见心悸、气喘、咳嗽咳痰，水泛肢体故见肢肿，患者面色黧黑，脉沉细涩，兼有瘀血与水饮互结，心肾阳虚无以温煦，气化失司，故见畏寒、尿少、纳差、便溏、乏力之肾阳虚及脾阳之征兆。拟方以麻黄附子细辛汤合真武汤加减。全方以附子、干姜为君，振奋一身阳气，黄芪补气升阳，炙麻黄通营卫之郁滞，桂枝温通血脉，合白芍调和营卫，合白术、茯苓、泽泻通阳化气利水，川芎活血化瘀，细辛、全蝎通络散结，一诊病情好转之后，减炙麻黄、细辛、茯苓皮温通、辛散、利水之品，防止药物伤气耗阴，全方以温阳化饮为基础，注重心肾同治，兼通阳化气，化瘀通络，气血水同治，故疗效显著。

（谢杨春　周迎春）

【参考文献】

［1］吴启俊，尹克春 . 黄春林教授治疗扩张型心肌病经验采撷 [J]. 天津中医药，2019，36（1）：15–17.

［2］周敏，邹川，黄春林 . 黄春林治疗扩张型心肌病经验介绍 [J]. 新中医，2017，49（6）：187–189.

崔金涛糖尿病性心肌病及肺源性心脏病诊治经验

【医家简介】

崔金涛，男，武汉市中医院副院长，第五批全国师承导师，湖北中医药大学博士研究生导师。中国中医药学会武汉分会副会长、秘书长，湖北省中医药学会心脑专业学会副主任委员，湖北省中医学会理事，湖北省心脑血管专业委员会副主任委员。从医四十载，潜心研究糖尿病心血管病和肺源性心脏病的治疗，结合中、西医理论，以益气养阴、消瘀化浊、养心通络为法治疗糖尿病性冠心病，从痰瘀论治肺源性心脏病。

【诊疗思路】

1.糖尿病性心肌病

崔教授认为消渴初起多以阴虚为本、燥热为标，日久伤阴耗气，渐致气阴两虚；气虚则运血无力，血行不畅；阴虚燥热，炼液成痰，痹阻心脉；心情抑郁，气机阻滞，血脉瘀阻；痰瘀互结，痹阻经络，血脉瘀滞，气机壅塞，最终导致心气亏虚，鼓动无力则出现气滞血瘀，心络瘀阻，发为消渴胸痹。气阴两虚、脉络瘀滞、本虚标实是本病的病因病机。本虚导致标实，即寒凝、血瘀、气滞、痰浊，则使胸阳失运、心脉阻滞，发为胸痹。瘀阻脉络，血行滞涩，瘀血不去，新血不生，心气痹阻而胸痛。病位在心，而根植于肝、肾。糖尿病心肌病治疗上宜益气养阴，消瘀化浊，养心通络。

2.肺源性心脏病

一般学者认为该病病情迁延，老年人多见，虚证更为多见。崔教授却认为，在重视虚证的同时，仍应该重视"痰瘀"。痰证贯穿肺心病的始终。痰证又可分为寒痰证、热痰证、湿痰证。从病位而言，可有痰邪壅肺、痰蒙清窍。在临床施治中，肺心病的治疗原则是化痰祛瘀，兼顾虚实。

【治疗方法】

1.五参汤益气养阴、活血化瘀治疗糖尿病性心肌病

五参口服液源自古方五参散，载于北宋《太平圣惠方》第六卷。用治肺脏风毒，皮肤生疮，欲似大风者。由西洋参、黄芪、北沙参、南沙参、三七、丹参、降香、苦参等中药组成。

加减：肾阴虚者，加女贞子、旱莲草；气阴虚甚者加麦冬、五味子；气血俱虚者，加当归、何首乌、益母草；心阳虚者，加桂枝；肝郁气滞者，加香附、郁金、玄胡；痰湿者，加瓜蒌、薤白、法半夏、石菖蒲；食滞便秘者，加莱菔子、枳实、鸡内金；心脾两虚失眠者，加茯神、远志、柏子仁、酸枣仁；夜寐欠宁者，加酸枣仁、柏子仁、麦冬、天冬；湿盛者，加藿香、薏苡仁；心慌者，加龙齿、珍珠母；脾虚纳差者，加砂仁、茯苓、山药、陈

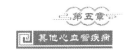

皮；气滞者，加用柴胡、白芍、郁金；痰盛者，加全瓜蒌、薤白、枳实。

2. 从痰瘀论治肺源性心脏病

崔教授从痰、瘀两方面对肺心病进行施治。寒痰证，遵照仲景"病痰饮者，当以温药和之"的原则，选用小青龙汤、苓桂术甘汤、三子养亲汤等治疗；热痰证，用清热化痰法治疗，治用清气化痰丸；对痰热证合并腑实证者，选用宣白承气汤；对湿痰证，用燥湿化痰之法，常用方剂有二陈汤；对痰迷清窍，出现意识障碍者，治以化痰开窍，多用导痰汤和苏合香丸；对肝风内动，出现抽搐、癫痫样发作、烦躁不安者，宜平肝息风、豁痰开窍，用至宝丹合羚羊钩藤汤。

论治肺心病血瘀证，崔教授临床上常用温胆汤合血府逐瘀汤。随证加减：阴虚加用当归、麻仁、桃仁、黄芩、大黄等，以养阴利痰，润肠通气；阳虚加用附片、红参、干姜、白术、瓜蒌壳、车前子、丹参、当归、甘草以温阳益气；气虚加用山茱萸、山药、毛冬青、全瓜蒌、牡丹皮、泽泻、五味子等补益肺肾。结合药理研究用药，如用参麦注射液、三子养亲汤、清宁口服液、肺心灵、肺压宁等降肺动脉高压，用川芎嗪、当归、黄芪、青心酮等改善肺循环，增强心肌收缩力。

【医案】

患者，男，72 岁，2014 年 10 月 18 日初诊。主诉：患者反复发作咳嗽、胸闷、气短 15 年，再发加重 1 周。病史：平素吸烟 1 包／日，喜食肥甘厚腻，多次住院治疗，诊断为慢性阻塞性肺疾病、肺心病、心功能Ⅱ级。1 周前因贪凉，自觉上述症状加重，咳嗽痰多，色黄，胸闷，间有心前区针刺样疼痛，面色晦暗，胃部胀满，口苦，有恶心感，气短，夜间可以平卧入睡，小便黄，大便干，夜寐欠安，舌红，边尖可见瘀点，苔黄偏厚，脉濡涩。辨证：胸痹心痛（痰瘀阻络型）。治法：化痰祛瘀，行气止咳。拟温胆汤合血府逐瘀汤加减。处方：半夏 10 克，竹茹 12 克，枳实 12 克，陈皮 15 克，茯苓 15 克，桃仁 15 克，红花 15 克，川芎 10 克，当归 12 克，牛膝 8 克，桔梗 10 克，苏子 10 克，白芥子 10 克，莱菔子 10 克，甘草 10 克，毛冬青 10 克。水煎取汁 400 mL，每日 1 剂，分 2 次，饭后温服。

二诊（2014 年 10 月 25 日）：患者诉痰较前明显减少，色白，易咳出，胸闷较前明显好转，胸痛未作，仍觉口苦、口干，夜寐欠安，故上方减三子养亲汤之苏子、白芥子、莱菔子，加麻仁 10 克，黄芩 6 克，夜交藤 15 克。

续服1周。

三诊（2014年11月5日）：患者咳嗽、咳痰、胸闷症状基本消失，有乏力感，上方桃仁、红花减量至各10克，减黄芩，加黄芪10克，党参10克，山药10克。

按：本案属痰瘀阻络型，患者长期吸烟，喜食肥甘厚腻，炼液成痰，进而致脉络瘀滞，气机不畅，肺气不宣，发为咳嗽、咳痰，痰浊郁久化热，脉络瘀阻不畅，发为胸痹，脾胃运化受阻，故胃部胀满，气失升降，心胆不宁、痰热内扰，则夜寐欠安。崔教授治疗上以化痰祛瘀为其大法，以温胆汤合血府逐瘀汤加减。患者症状得以控制后，还应考虑其年龄大，加之久病，在守原方的基础上加用益气养阴之品。

（陈红梅　周迎春）

【参考文献】

［1］李敏，梅凌，张军，等.崔金涛治疗糖尿病性冠心病临床经验 [J].实用中医药杂志，2013，29（2）：121.

［2］肖凤英.崔金涛学术思想与临床经验总结及益气养阴法治疗糖尿病心肌病临床与实验研究 [D].武汉：湖北中医药大学，2015.

［3］贺劲.崔金涛从痰瘀论治肺源性心脏病经验总结 [J].中西医结合研究，2015，7（5）：271-272.

［4］柳健雄，崔金涛.崔金涛治疗胸痹经验 [J].湖北中医杂志，2013，35（12）：29.

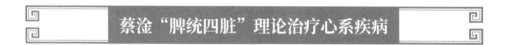

蔡淦"脾统四脏"理论治疗心系疾病

【医家简介】

蔡淦（1938—），男，上海中医药大学附属曙光医院终身教授、博士研究生导师，全国首批中医药传承博士后导师，第三、第四、第五批全国名老中医药专家学术经验继承工作指导老师，中华中医药学会内科分会顾问，上海市中医药学会常务理事，享受国务院政府特殊津贴专家。在其50余载悬壶生

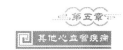

涯中，潜心研究脾胃学说，尊崇东垣"内伤脾胃，百病由生"之观点，强调"脾统四脏"理论对于内伤杂病治疗的指导。现将蔡淦教授运用"脾统四脏"理论治疗心系疾病经验加以整理，与同道共飨。

【诊疗思路】

蔡老基于"脾统四脏"理论将心系疾病从脾论治。在生理上，心的主血功能，必须以心气充沛、血液充盈、脉道通利为前提；心主神明的功能，也必须以气血为物质基础。所以脾胃之气旺盛，其纳磨、运化如常，血之来源充足，心血也随之盈满，心才能有所主，神志活动也才能有充裕的物质基础。且脾气健运，统摄功能正常，才能使血于脉道中正常运行而不致溢出脉外，也有助于心主血脉功能的正常发挥。正如明代武之望《济阴纲目》云："脾气入心而变为血，心之所主亦借脾气化生。"一方面，心为"五脏六腑之大主"，心主血和主神志的功能正常，脾胃才能得到气血的濡养而使运纳功能健旺，在病理上，若脾失健运，气血生化不足，或统摄无权而失血过多，可致心血亏虚；另一方面，思虑劳神过度，不仅暗耗心血，还可影响脾的运化功能，上述由脾失健运而导致的心血亏虚，或由劳神过度而导致的脾失健运，其最后结局均为心脾两虚。

若脾胃虚弱，气血生化乏源，血虚则心无所主，宗气匮乏，则不能贯心脉而行血，心气亦随之不足，可致心阳不振；若脾胃失和，清阳不升，浊气上逆，则痹阻胸阳；脾失健运，痰浊内生，心血瘀滞，痰瘀互结，终致心脉痹阻。临床可见心悸、胸闷、胸痛、口唇发绀等症。心虽主血、主脉，但心病发病多因脾胃病在先，只有脾胃运化与升清正常，血的生化之源不断，脉道得养，无痰浊湿热之邪潴留于内，才能使心的功能活动正常。

【治疗方法】

脾胃功能失调所致之心系疾病，蔡老通常采用健脾益气、补血养心，健脾温中、通脉宁心，健脾化痰、活血通络等法治之。

1.健脾益气，补血养心

临床主要用于脾失健运所致之心气虚弱、心血亏虚及心脾两虚之证。临床症见心悸怔忡、眩晕、纳谷不馨、夜寐不酣、大便溏薄、神疲乏力、面色无华、舌质淡红或淡暗、脉细弱或结代等，常以归脾汤加减治疗。《严氏济生方》中指出归脾汤"治思虑过度，劳伤心脾，健忘怔忡"。

2. 健脾温中，通脉宁心

临床主要用于脾阳虚衰所致之心阳虚证。心阳不振是心病的重要病机之一。临床症见心悸怔忡，卒然心胸憋闷或痛，气短自汗，脘腹冷痛，形寒肢冷，大便稀溏，小便清长，面色㿠白，面唇发绀，舌质淡胖或紫暗，苔白滑，脉弱或结或代。常用附子理中汤与桂枝、高良姜、石菖蒲、远志、丹参等加减治疗。既往有研究证实附子理中汤能一定程度改善冠心病心脾阳虚证动物模型病理，对心律失常患者有显著疗效。

3. 健脾化痰，活血通络

临床主要用于脾阳虚衰、脾失健运所致之痰浊扰心证之胸痹、心痛。临床症见心胸憋闷胀满，气短，咳吐痰涎，形体丰盈，乏力，纳呆，大便溏薄，舌苔厚腻，脉弦滑或结代等。临床常用瓜蒌薤白半夏汤、涤痰汤加减治疗。对于屡投瓜蒌薤白半夏汤等无效且脾虚甚者，常加《金匮要略》之人参汤以健脾益气；痰浊偏热者改用《证治准绳》之十味温胆汤、小陷胸汤等方以化痰和胃、宽胸宣痹。

心悸怔忡，心胸憋闷疼痛，神疲乏力，痛引肩背内臂，时作时止；或以刺痛为主，兼见神疲乏力、气短、舌质紫暗或有瘀点、脉细涩或结代，为心脉瘀阻，若使用血府逐瘀汤、丹参饮之类活血化瘀通络方无效，可予健脾益气方，以资生化之源，临床常用四君子汤、补阳还五汤、举元煎等加减治疗。蔡老强调，上述诸症乃营血亏虚、脉道滞涩不通所致，治宜健脾益气、养血通脉，不可过用峻猛破血逐瘀之品，唯有调补脾胃，资生化源，才能使血脉流畅。

【医案】

病例1：患者，女，52岁，2014年2月15日初诊。主诉：心悸反复发作2年余。病史：患者1个月前因过度劳累后出现心悸、胸闷、头晕，心电图显示窦性心律，偶发室性期前收缩，当时未予重视。临床症见：心悸，胸闷，乏力，头晕，少气懒言，纳谷不馨，夜寐不酣，大便溏薄，舌质淡，舌体胖大，苔薄腻，脉细弱。辨证：心悸（心脾两虚）。治法：健脾益气，补血养心。处方：黄芪18克，党参15克，白术9克，山药12克，当归9克，茯神9克，酸枣仁12克，远志6克，合欢皮15克，木香6克，葛根9克，炙甘草6克。14剂。

二诊：患者心悸未作，纳佳，夜寐改善，效不更方，守方，14剂。

随访：守方加减调治近 2 个月，心悸未作，诸症悉平。

按：心与脾五行母子相生，心主血脉，脾主统血，血脉充盛有赖脾胃运化水谷精微化生气血。脾气虚弱，运化失司，则心血不足，心脉失养而见心悸、胸闷、气短、夜寐欠安；脾气亏虚则乏力、少气懒言、纳谷不馨、大便溏薄；头晕、舌质淡、舌体胖大、苔薄腻、脉细弱均属气血不足之征。方中以黄芪、党参、白术、炙甘草、山药补脾益气，脾气旺则血自生；当归补血养心；木香理气醒脾；茯神、酸枣仁、远志、合欢皮宁心安神；葛根升阳止泻。诸药合用，心脾同治，以健脾为主，脾运得健则气血生化有源；气血双补，以补气为重，气旺则血自生，血足则心有所养。如是心脾得补，气血得养，诸症自除。

病例 2：患者，女，61 岁，2014 年 4 月 19 日初诊。主诉：心悸、胸闷反复发作 10 余年，心电图检查提示频发室性期前收缩，曾予美心律、普罗帕酮治疗，期前收缩控制不佳。临床症见：心悸，胸闷，畏寒喜暖，神疲乏力，面色少华，纳谷不馨，大便溏薄，夜寐不酣，多梦易醒，舌质淡暗，苔薄腻，脉结代。辨证：心悸（脾阳虚衰，心失所养）。治法：健脾温中，通脉宁心。处方：制附片 9 克（先煎），桂枝 6 克，党参 12 克，白术 9 克，炮姜 3 克，高良姜 6 克，葛根 12 克，黄连 3 克（后下），砂仁 3 克，白豆蔻 3 克（后下），石菖蒲 6 克，远志 6 克，丹参 12 克，生龙骨 18 克（先煎），生牡蛎 18 克（先煎），炙甘草 6 克。14 剂。

二诊：药后 2 周内期前收缩只发作 1 次，平时尚稳定，大便溏薄兼有，余症同前，守方并加山药 12 克。14 剂。

随访：守方加减调治 2 个月，期前收缩未有发作。

按：本患属中医"心悸"范畴，中焦阳气受损乃其病机关键。患者平素畏寒，喜厚衣被，大便稀溏，面色少华乃中土阳虚之征；脾阳虚衰，心失所养，故心悸、胸闷、脉结代。全方寓意同附子理中汤，以附子、桂枝为君，温运脾阳、振奋心阳；党参、炙甘草益气补中；白术健脾燥湿；炮姜、高良姜温中驱寒；葛根升阳止泻；黄连燥湿运中；砂仁、白豆蔻行气温中化湿；石菖蒲、远志醒脾理气宁心；丹参活血化瘀；生龙骨、生牡蛎重镇安神。诸药合用，中阳得振，血脉通利。

病例 3：患者，男，53 岁，2014 年 11 月 8 日初诊。主诉：胸闷、胸痛、心悸反复发作 10 余年，每于劳累后加重，曾予速效救心丸、麝香保心丸舌下含服后缓解。近 1 周胸闷气短、咳吐痰涎、心悸加重，乏力纳呆，夜寐不酣，乱梦纷纭，大便溏薄，舌质暗红，苔薄黄腻，脉细结代。心电图示室性期前收缩，心肌劳损。辨证：胸痹（脾虚失运，痰浊扰心）。治则：健脾化痰，养心通脉。处方：太子参20克，茯苓20克，半夏9克，陈皮6克，枳实12克，郁金12克，远志6克，甘草6克，瓜蒌12克，丹参18克，石菖蒲10克，生地黄12克，麦冬9克，五味子10克，生龙骨30克（先煎），生牡蛎30克（先煎）。14剂。

二诊：诸症悉减，脉缓有力。心电图示窦性心律，心肌劳损改善。效不更方，守方。14剂。

随诊：守方加减调治3个月，期前收缩未有发作，诸症悉平。

按：脾失健运，气血运行受阻，成痰成瘀，阻滞心脉，发为胸痹。脾虚痰湿内生，痹阻心脉则胸闷、气短、乏力；心气亏虚，鼓动无力，心失所养，故悸动不安。方中太子参、茯苓、甘草健脾益气，半夏、陈皮、枳实、郁金、石菖蒲、远志化痰顺气，瓜蒌、丹参宽胸涤痰、活血化瘀，生地黄、麦冬、五味子养阴宁心，生龙骨、生牡蛎重镇安神。诸药合用，则健脾益气宁心与顺气化痰通脉兼顾，药证合拍，而获良效。

（刘中良　李飞泽）

【参考文献】

［1］申定珠，张正利，蔡淦.蔡淦运用"脾统四脏"理论治疗心系疾病经验[J].世界中医药，2016，11（11）：2351-2353.